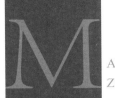

MANXING SHUIZHONG YU CHUANGMIAN
ZHILIAO HE KANGFU

慢性水肿与创面治疗和康复

主 编 韩 杰 罗 蔓 王 玲 潘一衡

副主编 阎 赢 王光扬 张 欣 尤渺宁
　　　　李 飞 田 然 王海燕 成 瀚

科学技术文献出版社
SCIENTIFIC AND TECHNICAL DOCUMENTATION PRESS
·北京·

图书在版编目（CIP）数据

慢性水肿与创面治疗和康复 / 韩杰等主编. —北京：科学技术文献出版社，2024.2

ISBN 978-7-5235-1152-7

Ⅰ.①慢⋯ Ⅱ.①韩⋯ Ⅲ.①水肿—创伤外科学 ②水肿—康复医学 Ⅳ.① R442.5

中国国家版本馆 CIP 数据核字（2024）第 040657 号

慢性水肿与创面治疗和康复

策划编辑：付秋玲　责任编辑：郭　蓉　何惠子　责任校对：张　微　责任出版：张志平

出　版　者　科学技术文献出版社
地　　　址　北京市复兴路15号　邮编 100038
编　务　部　（010）58882938，58882087（传真）
发　行　部　（010）58882868，58882870（传真）
邮　购　部　（010）58882873
官　方　网　址　www.stdp.com.cn
发　行　者　科学技术文献出版社发行　全国各地新华书店经销
印　刷　者　北京地大彩印有限公司
版　　　次　2024 年 2 月第 1 版　2024 年 2 月第 1 次印刷
开　　　本　787×1092　1/16
字　　　数　465千
印　　　张　23.25
书　　　号　ISBN 978-7-5235-1152-7
定　　　价　178.00元

编 委 名 单

张　欣　首都医科大学附属北京同仁医院

林毓华　香港大学深圳医院

罗　蔓　武汉市第三医院

岳春河　首都医科大学附属北京同仁医院

赵　英　国家电网公司北京电力医院

秦马丽　香港大学深圳医院

高　寒　北京仁泽佳扬健康管理有限公司执行董事

阎　赢　北京栎燊健康管理有限公司董事长

梁新新　国家电网公司北京电力医院

彭　历　华中科技大学同济医学院附属协和医院

董　哲　南部战区总医院

韩　杰　首都医科大学附属北京同仁医院

鄂　婧　沧州市中心医院

蔡新良　香港大学深圳医院

翟军亚　郑州大学附属肿瘤医院

潘一衡　香港大学深圳医院

韩杰，本科学历，任中华护理学会理事，第26届、第27届中华护理学会眼耳鼻喉科专业委员会主任委员，现任中国老年保健协会理事及慢性水肿与创面治疗康复专委会主任委员。曾任首都医科大学附属北京同仁医院护理部主任，从事临床护理、护理管理工作30余年，主要研究方向为护理管理，护理科研教学及耳鼻咽喉头颈外科护理。在2013年与团队共同创办中德国际伤口北京培训学校，现任CasIey-Smith国际淋巴水肿学校副校长。主编书籍：《耳鼻咽喉头颈外科临床护理手册》《实用耳鼻咽喉头颈外科护理技术》《眼耳鼻喉头颈外科特色护理技术》《耳鼻喉临床护理思维》等10余部，承担2011年卫生标准制（修）订项目《手术室质量控制》等5项课题。

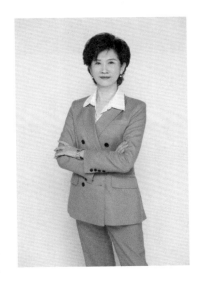

罗蔓，护理学硕士，硕士生导师，淋巴水肿治疗师，伤口治疗师，澳洲淋巴水肿Casley-Smith课程认证讲师，现任武汉市第三医院护理部主任，武汉市护理学会科普教育专委会主任委员，武汉市护理学会伤口造口失禁专委会副主任委员，湖北省护理学会伤口造口失禁专委会常委，中国医学装备协会创面修复专委会常委，国际创面治疗协会会员。

长期从事慢性伤口护理和淋巴水肿综合消肿治疗临床护理工作。主持和参与下肢慢性溃疡相关研究4项，其中2项获武汉市科技进步三等奖。参编慢性伤口相关专著2部，参与编译淋巴水肿相关专著1部。

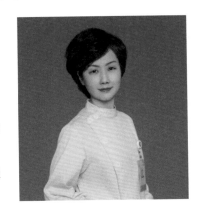

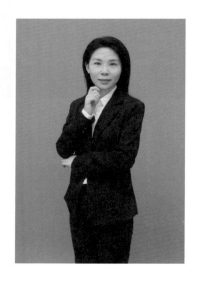

王玲，博士，副教授；博士后学习经历。国际淋巴水肿治疗师；中国老年保健协会慢性水肿与创面治疗和康复专业委员会副主任委员、培训讲师；中国微循环学会周围血管疾病淋巴水肿委员会委员。

从事乳腺癌护理、康复相关的研究，专注于乳腺癌相关淋巴水肿方面的研究。获批省、校级科研课题5项；发表中英文论文20余篇；参加国内外学术会议10余次，获得口头汇报一等奖、二等奖多项；先后荣获省级教坛新秀、省级教学成果奖二等奖和三等奖、校级教学成果特等奖；参与编写教材6部；获批国家实用新型专利4项。

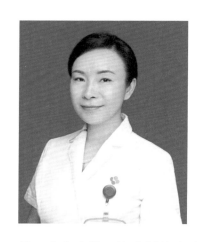

潘一衡，本科学历，香港大学深圳医院资深护师（APN），慢性伤口造口门诊、淋巴水肿门诊专职护士，ICW中德国际伤口治疗师，Casley-Smith国际淋巴水肿治疗师。从事普外科护理工作19年，专职从事急慢性伤口造口、淋巴水肿临床护理工作11年。专科特长：术后复杂感染性伤口、血管性溃疡、压力性损伤、肠造口、压力治疗等急慢性伤口及淋巴水肿的治疗和护理。参与专科译文书籍1部，专科论文5篇。

任中国老年保健协会慢性水肿与创面治疗专业委员会副主任委员、广东省护理学会造口伤口专委会常务委员、广东省护士协会慢性水肿与创面修复分会副会长、广东省医疗安全协会伤口造口失禁安全管理专业委员会副主任委员。Casley-Smith国际淋巴水肿治疗（DLT）师认证讲师，广东省伤口造口专科护士培训课程、广州市伤口造口专科护士培训课程授课老师；EWMA伤口治疗师培训学校（深圳）讲师及临床带教老师中国老年保健协会"慢性水肿与创面修复治疗师"培训基地（深圳）负责人。

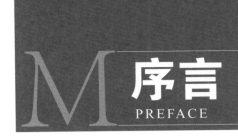

淋巴水肿是由于淋巴液生成或淋巴循环障碍，导致淋巴液在组织间隙滞留所引起的，包括原发性及继发性淋巴水肿。乳腺癌、妇科肿瘤、头颈部肿瘤、泌尿生殖系统肿瘤的手术和放射治疗等都有可能导致继发性淋巴水肿。淋巴水肿一直是被高度关注却又很难被解决的问题，特别是慢性水肿和以褥疮为代表的创面治疗与康复问题，越来越引起人们的高度重视。积极、有效地预防和处理慢性水肿和各类伤口对减少淋巴水肿，以及降低损伤导致的伤残、严重感染、慢性溃疡等有重要的意义，有助于显著改善患者的生活质量。

由韩杰，罗蔓，王玲，潘一衡主编的《慢性水肿与创面的治疗和康复》一书汇聚了国内众多专家的临床实践经验，涵盖了慢性水肿及创面领域的最新进展，并从慢性水肿的解剖、病理与生理、评估与诊断、预防与治疗，逐渐深入到水肿对皮肤营养状况的影响及临床表现，再通过对慢性水肿与创面的典型临床案例的评估、处理，将慢性水肿与创面的理论知识与其治疗及康复的临床实践密切结合在一起，具有很好的实用性、针对性和可操作性，弥补了该领域医学参考书的空白。

该书是国内第一本将慢性水肿与创面治疗和康复有机结合在一起的专著，全书内容丰富，层次清晰，循序渐进，图文并茂，是一本对临床和科研都具有参考价值的学术专著。我愿为此书作序，希望该书的出版，能够为在慢性水肿和创面治疗与康复领域的专业技术人员提供明确、清晰的指导与帮助。

中国工程院院士，肿瘤内科专家

中国医学科学院、北京协和医学院　长聘教授

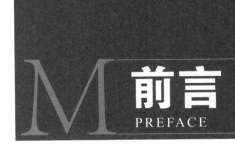

前言
PREFACE

目前由于我国人口老龄化及肿瘤疾病高发，各种慢性水肿与创面的出现已逐渐成为人们关注的重点。现代医疗机构中有越来越多的医护人员已成为慢性水肿与创面治疗师，使慢性水肿与创面的治疗和康复成为一门跨学科的专业技能。

近年我们带领医护团队编著的《慢性水肿与创面的治疗和康复》一书，可谓是第一本将慢性水肿与创面有机结合在一起的学术性教科书。该书内容丰富完整，且是由全国各地淋巴水肿及创面专家组织编写，我们将自己丰富的临床经验详实地描述出来，图文并茂，便于参考。该书分为三篇，第一篇介绍慢性水肿，详细阐述了不同的慢性水肿的解剖结构与生理功能、病理机制、评估与诊断、预防与治疗。第二篇介绍慢性水肿与皮肤，具体阐述皮肤的解剖结构与生理功能、水肿对皮肤营养状况的影响及临床表现，创面与慢性水肿三个层面的内容，层次清晰，逐层递进，由浅入深。第三篇介绍创面愈合与慢性水肿，重点讲述各种类型的创面合并慢性水肿的临床案例，从案例的评估、处理方法、效果评定几个方面阐述。该书具有实用性、先进性、可操作性和指引性。授人以鱼不如授人以渔！当医护人员在临床上碰到水肿、伤口问题时，可通过阅读此书，得到处理方法，帮助解决实际问题。

当今，我国淋巴水肿治疗师和伤口治疗师的培训机构蓬勃发展，但将慢性水肿与创面联合办学的机构较少。而二者结合办学后，尤其缺乏统一的、规范的教材。我们希望该书的出版可以弥补慢性水肿与创面联合办学中教材缺乏的不足，既能成为今后慢性水肿与创面治疗师培训学校的统一教材，又能为奋斗在慢性水肿与创面领域的一线医务工作者提供临床理论与实践指引。

谨此，特向为编写本书付出辛勤劳动的各位编委及工作人员致以最诚挚的谢意。如果读者有任何疑问或需要进一步的解释，敬请随时提出。我们也期待着您的反馈和建议，以便我们能够不断完善改进书中内容。

M 目录
CONTENTS

第一篇

慢性水肿

水是人体的主要组成成分，2/3 的水位于细胞内，形成细胞内液；1/3 的水位于细胞外，形成细胞外液。在细胞外液中，1/5 的水位于血管内，称血液；其余的液体分布在组织间质内，形成组织液。毛细血管与组织间质之间不断交换液体、气体（氧气和二氧化碳）、营养物质和代谢废物。毛细血管是身体微循环的一部分，此外还包括毛细淋巴管、组织通道等。液体从毛细血管动脉端滤出后，90% 经毛细淋巴管重吸收，10% 经毛细血管静脉端重吸收。如果过多的液体离开毛细血管，或位于组织间隙中的水没有有效地重新吸收回到血管中，就会发生水肿。根据水肿发生的部位，分为全身性水肿和局部性水肿。水肿本身是一个症状而不是疾病，常见引起水肿的原因如充血性心力衰竭、慢性静脉功能不全等导致的毛细血管静水压增高；营养不良、肝脏疾病、肾脏疾病、蛋白丢失性胃肠病等导致蛋白质的摄入和合成减少或丢失过多，引起血浆胶体渗透压降低；烧伤、创伤、感染、生物毒素或化学药物中毒等引起的毛细血管通透性增高；淋巴系统结构异常、受损或功能不全引起的淋巴回流障碍；甲状腺功能亢进或减退等内分泌失调性疾病引起的水钠潴留等；体位或活动受限导致的水肿，如久站、久坐；肢体活动障碍等。

　　水肿可以是暂时的或永久的，如创伤导致急性组织水肿一般是暂时的，数天内可以消退。蛋白质浓度降低导致的水肿，通过纠正原发病因得以改善。有些如淋巴系统功能不全、静脉系统功能不全等导致的水肿，无法去除病因且长期存在，称为慢性水肿。由静脉系统功能不全导致的水肿称为静脉水肿，常见的原因有下肢静脉曲张、血栓性静脉炎、深静脉血栓形成等；或先天性的静脉壁薄弱、静脉瓣膜功能不全造成的静脉反流等。淋巴回流障碍导致的水肿称为淋巴水肿，常见的原因是淋巴系统发育异常（原发性淋巴水肿）或淋巴系统受损（继发性淋巴水肿）引起的，如先天性淋巴系统发育不良，或一些继发性因素如癌症手术中淋巴结被清扫或放射治疗、淋巴系统感染等造成的淋巴系统结构和功能受损。淋巴水肿和静脉水肿可合并存在，长期的静脉功能不全可导致淋巴水肿的发生。本篇重点介绍静脉水肿、淋巴水肿两种常见类型的水肿，此外，还会介绍一些其他类型水肿如肢体活动障碍、营养不良导致的水肿。

第一章

淋巴水肿

淋巴系统属于人体第二套循环系统。淋巴系统起自组织间隙的毛细淋巴管，它吸收组织液形成淋巴液，当血液流经毛细血管动脉端时，部分液体透过毛细血管壁进入组织间隙，形成组织液。组织液与细胞进行物质交换，小部分经毛细血管静脉端回吸收入血，大部分含大分子物质的组织液进入毛细淋巴管形成淋巴液，机体每天可产生 4 ~ 8 L 的淋巴液。淋巴液是透明无色的，可转运蛋白质、透明质酸等大分子物质，由淋巴管输送到淋巴结，再流入淋巴干、淋巴导管，最终汇入锁骨下静脉，将淋巴液输送入血液系统，完成淋巴液的循环。淋巴系统遍及全身，形成庞大的网络，是由淋巴结、淋巴液、淋巴管及器官和腺体（如扁桃体、脾脏及胸腺）所构成。

第一节　淋巴系统的解剖与生理

一、淋巴系统的解剖结构

（一）淋巴管道

起自组织间隙的毛细淋巴管，依次汇集成前集合管、集合管；集合管到达区域淋巴结，进入淋巴结的集合管称为输入集合管，离开淋巴结的集合管为输出集合管。输出集合管汇集成更大的淋巴干，人体有 9 条淋巴干，最终汇入到胸导管和右淋巴导管。

1. 毛细淋巴管

皮肤的淋巴系统起始于纤细、多孔的网状毛细淋巴管，位于组织间隙的结缔组织中。其一端是盲端（指状突起），另一端互相交汇成毛细淋巴管网。与毛细血管相比，毛细淋巴管的管径更大（> 100 μm），且不规则（图1-1-1）。毛细淋巴管由单层内皮细胞构成，内皮细胞之间呈叠瓦状重叠，在重叠处形成可以打开的连接，是组织液进入淋巴管的通道。内皮细胞的非管腔面有一个特殊结构，称为锚丝，当组织间隙充满水分，压力增高时，锚丝受牵拉后，内皮细胞瓣膜连接处开放，组织间液随即流入。淋巴回流的动力源于组织间隙内压力及血液循环系统间的压力差和锚丝的牵拉。

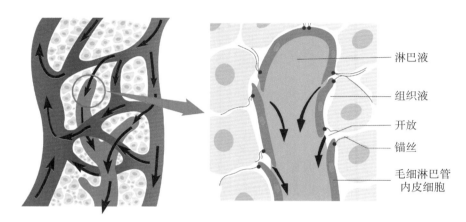

淋巴液
组织液
开放
锚丝
毛细淋巴管
内皮细胞

图1-1-1　毛细淋巴管

2. 前集合管

前集合管是毛细淋巴管向集合管的过渡结构（图1-1-2），管径约150 μm，其组织结构变化较大，连接毛细血管处的前集合管，其结构是由单层内皮细胞构成，靠近集合

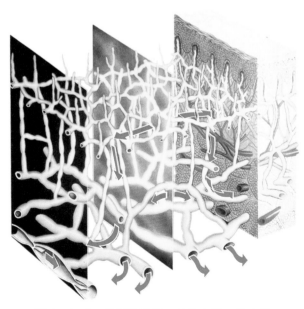

图1-1-2　毛细淋巴管、前集合管、集合管

管处，部分前集合管的管壁有平滑肌层和胶原外膜层，管腔内有瓣膜结构，可以保证淋巴液的单向流动。

3. 集合管

集合管的管壁有与静脉类似的三层结构，即内膜层、中膜层或肌层和外膜层（图1-1-3）。内膜层由内皮细胞和基底膜组成，内皮细胞之间的连接处比较少，但仍然可以透水。中膜层最厚，由2~3层平滑肌组成，外膜层由纤维蛋白和弹性蛋白构成。淋巴管腔内分布瓣膜，依管径的不同，瓣膜之间的距离为0.6~2 cm，两个瓣膜之间的淋巴管为淋巴管节段，淋巴液流动从远心端的淋巴管节段向近心端的淋巴管节段进行推送，流动方向取决于淋巴节远侧端瓣膜的关闭和近侧端瓣膜的开放。

集合管按照分布位置和功能，可以分为：浅表集合管、深部集合管、穿支集合管、内脏集合管（图1-1-4）。浅表集合管位于真皮，引流皮肤和结缔组织的淋巴液；深部集合管位于筋膜以下，引流肌肉、关节等部位的淋巴液；穿支集合管能够穿过筋膜层，连接浅层和深层的集合管；内脏集合管位于器官的内层，引流内脏的淋巴液。浅表的集合淋巴管与较大的皮静脉伴行，在皮静脉的深层，集合淋巴管形成广泛的淋巴束，其引流范围与所伴行的静脉相似。相邻的淋巴管之间有连接。深部的集合管与动脉和静脉伴行，位于动脉、静脉、神经的鞘内。深部淋巴管的管径比浅部淋巴管的管径大。内脏的集合淋巴管是深部淋巴管的一支（亚组），通常与血管伴行。

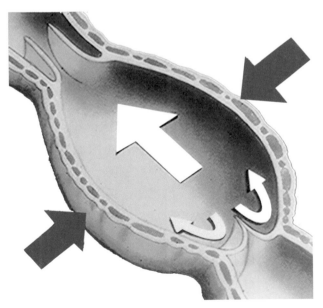

图1-1-3 集合管

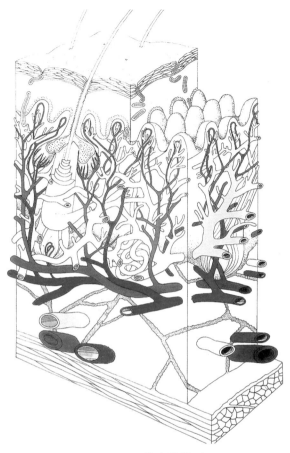

图 1-1-4　集合管类型

4. 淋巴干

　　集合管进一步汇集成淋巴干，人体有9条淋巴干，分别为左、右颈干，左、右锁骨下干，左、右支气管纵隔干，左、右腰干、肠干（图1-1-5）。①左、右颈干：收集头颈部的淋巴液。②左、右锁骨下干：收集上肢和胸壁的淋巴液。左上肢的集合淋巴管汇集到腋部，经过腋淋巴结形成左锁骨下淋巴干，后者可直接注入左侧静脉角；右上肢的集合淋巴管经腋淋巴结形成锁骨下淋巴管成为右锁骨下淋巴干，与来自头颈部的淋巴干汇成右淋巴干后，注入右侧静脉角。③左、右支气管纵隔干：收集胸腔和部分腹腔的淋巴液。④左、右腰干：收集下肢、盆腔、腹腔成对脏器的淋巴液。下肢的集合淋巴管经腹股沟淋巴结伴髂血管继续上行成髂淋巴干，经髂淋巴结上行后成左、右腰干；左、右腰干与肠道淋巴干汇合，在第2腰椎的水平形成乳糜池，这就是胸导管的起始。⑤肠干：收集腹腔不成对脏器的淋巴液。一根或数根肠系膜浅淋巴管汇合成肠干。肠干也可直接汇入胸导管。

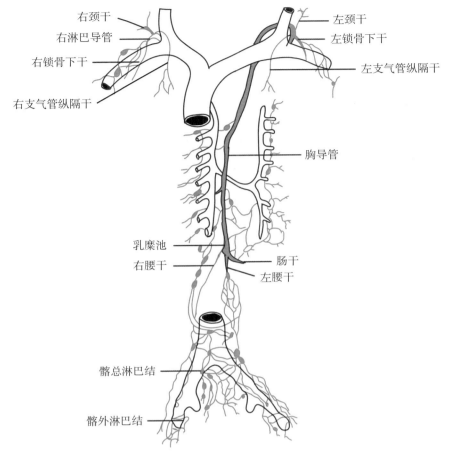

右颈干
右淋巴导管
右锁骨下干
右支气管纵隔干
左颈干
左锁骨下干
左支气管纵隔干
胸导管
乳糜池
右腰干
肠干
左腰干
髂总淋巴结
髂外淋巴结

图 1-1-5　淋巴干

5. 胸导管和右淋巴导管

胸导管是最大的淋巴管干（图 1-1-6），胸导管起源于乳糜池（为左、右腰干汇集的膨大池，长 3 ~ 8 cm，宽 0.5 ~ 1.5 cm，池内淋巴液呈乳白色，故名为乳糜池，其位于第 11 胸椎至第 2 腰椎之间），在纵隔的后方上行，最后注入左颈静脉角，长 36 ~ 45 cm，宽 0.1 ~ 0.5 cm。其沿途汇集了左支气管纵隔干、左颈干、左锁骨下干、左腰干，收集了人体 3/4 的淋巴液，包括下半身和腰背部深层、脊柱旁胸膜、纵隔后方，以及左上半躯干和左上肢的淋巴液（图 1-1-6）。每天流经胸导管的淋巴液有 2 ~ 4 L。

右淋巴导管收集了右侧头部、右手臂、右上半躯干的淋巴液，注入右侧的静脉角。收集人体 1/4 的淋巴液（图 1-1-6）。

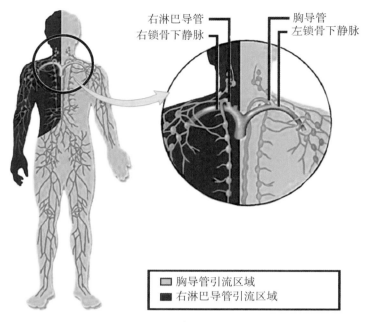

右淋巴导管
右锁骨下静脉
胸导管
左锁骨下静脉

■ 胸导管引流区域
■ 右淋巴导管引流区域

图 1-1-6　胸导管和右淋巴导管

（二）淋巴器官

1. 一级淋巴器官（中枢淋巴器官）

（1）骨髓：是人体的主要造血器官，所有类型的血细胞都是在骨髓中产生的。淋巴细胞被归类为白血细胞，它们有一个共同的前体细胞，这个前体细胞已经部分分化然后形成 T 淋巴细胞、B 淋巴细胞和自然杀伤细胞。未成熟的 T 淋巴细胞在骨髓中产生，迁移到胸腺进一步发育成熟。B 淋巴细胞在红骨髓中发育生长，又在一个分化的阶段转化为 T-淋巴细胞而离开骨髓，最终在遇到抗原之后在次级淋巴器官中成熟。

（2）胸腺：位于胸骨柄后方，大血管前面，由左右两叶构成，每叶呈扁平状。新生儿和幼儿时期比较大，成年后开始萎缩。胸腺的表面包有结缔组织，并深入腺实质，将胸腺分为若干个胸腺小叶，后者又分为皮质和髓质。胸腺小叶由许多密集的淋巴细胞和网状细胞构成，发挥免疫功能。胸腺是 T 淋巴细胞发育的场所。

2. 次级淋巴器官（周围淋巴器官）

（1）脾脏：是机体最大的淋巴器官，位于左季肋区后外方的肋弓深处，与第 9～11 肋相对，由几条韧带将其"悬挂"在上腹部。脾脏的基本结构为网状结缔组织，被称为网状淋巴器官。脾脏表面有致密的结缔组织被膜，向脾内伸展形成索状小梁，构成脾的支架。从此囊扩展至脾的中心，将脾脏分为软细胞组织和脾髓。脾髓分为红色和白色，红髓占脾的 3/4，负责红细胞和血小板的合成。红髓内部，血液在称为脾窦的不规则毛细血管中流动。脾窦有空的内壁，以接纳即将被巨噬细胞粉碎的老化红细胞，并释放健康的红细胞。白髓构成其余的脾软细胞组织，由动脉周围的淋巴鞘和淋巴结组成。

有研究发现，在脾髓中并没有毛细淋巴管。组织液和淋巴细胞通过脾窦上的开口进入该区域。脾软组织细胞的淋巴液收集者在脾门处与稀疏的浆膜下网状结构的收集者混合，进入脾淋巴结。脾脏含有大量的淋巴细胞和巨噬细胞，是机体细胞免疫和体液免疫的中心。人体中其他的淋巴组织，如胸腺、扁桃体及肠道集合淋巴结都有结缔组织包膜和淋巴细胞，但是并不过滤淋巴液；有输入淋巴管而没有输出淋巴管。

（2）淋巴结：人体大约有 500 ~ 1000 枚淋巴结。淋巴结呈成组或成群分布，以肠系膜的淋巴结数目最多，其次是腋淋巴结、颈淋巴结和腹股沟淋巴结群。颈区约 150 枚淋巴结，引流头部淋巴液；腋区有 20 ~ 40 枚淋巴结，引流上肢和躯干淋巴液；腹股沟区有 8 ~ 20 枚淋巴结，引流下肢和躯干下部淋巴液；大多数淋巴结位于腹部，引流脏器淋巴液。

淋巴结的结构：淋巴结被致密的结缔组织膜所包绕，结构分为外围的皮质区和中心部的髓质区（图 1-1-7）。皮质区有淋巴滤泡，后者由 B 淋巴细胞（分布在浅层）和 T 淋巴细胞（位于深层）组成。在髓质区的髓索是向内突出的皮质淋巴组织，由淋巴细胞、巨噬细胞和网状细胞组成。髓索被大的毛细淋巴管分隔。

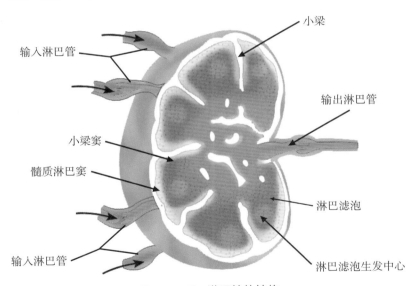

图 1-1-7　淋巴结的结构

淋巴结的功能：淋巴液经输入淋巴管进入淋巴结，经淋巴窦过滤，然后经输出淋巴管（淋巴门）流出。淋巴液经过淋巴结时，一是淋巴液可以被过滤，去除微生物和细胞碎片，其中 40% ~ 50% 的淋巴液流入静脉，淋巴液被浓缩；二是激活免疫功能，淋巴液在淋巴结过滤时，受到巨噬细胞和淋巴细胞的检查，可以攻击外来的异物，激活体内的免疫机制。淋巴液往往要经过数个淋巴结的过滤才得以滤清。输入淋巴管的数目要多于输出淋巴管，淋巴的流速在经过淋巴结时明显减慢，传出淋巴管的压力可达100 mmHg，以便淋巴液有足够多时间存留在淋巴结中，完成免疫应答。

（三）淋巴分区和分水岭

皮肤的一个区域，被集合管引流进入同一组淋巴结，称为淋巴分区（也称为根区或根引流区），淋巴分区之间的边界称为分水岭。毛细淋巴管和前集合管是无方向、无分界线的。在分水岭上，有较小的淋巴管连接它的另一侧的集合管，因此液体交换可以跨过分水岭。人体的躯干根据淋巴引流的方向可以分为 4 个区域，上肢可以分为 6 个区域，下肢可以分为 4 个区域。

1. 躯干

以人体的正中线和平脐水平，将人体的躯干部位分为左上躯干、左下躯干、右上躯干、右下躯干 4 个区域（图 1-1-8）。左上躯干和右上躯干的淋巴液引流到同侧的腋窝淋巴结，左下躯干和右下躯干的淋巴液引流到同侧的腹股沟淋巴结。

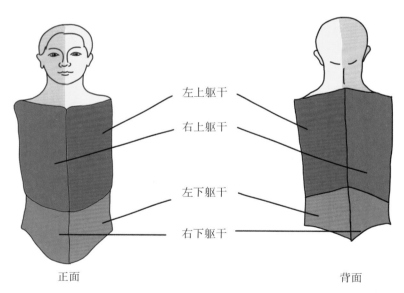

左上躯干
右上躯干
左下躯干
右下躯干

正面   背面

图 1-1-8 头部和躯干淋巴分区

2. 上肢

上肢的淋巴引流方向分为 6 个区域，分别为上臂后外侧、上臂后内侧、上臂腋窝前、前臂桡侧、前臂尺侧、前臂肘前（图 1-1-9）。上肢淋巴分区引流淋巴液经过腋前淋巴分区到腋下淋巴结；肘前淋巴分区先引流淋巴液到肘窝淋巴结，然后再深入至腋窝淋巴结；有些人存在绕过腋窝淋巴结的一个额外的肩三角肌区淋巴分区。

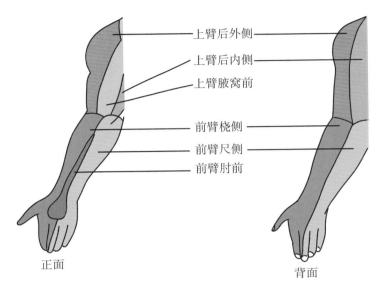

正面　　　　　　　　　　背面

图 1-1-9　上肢淋巴分区

3. 下肢

下肢的淋巴引流方向分为 4 个区域，分别为大腿后外侧、大腿后内侧、大腿前侧和小腿（长腿区）、腘窝（足跟区），见图 1-1-10。所有的腿部淋巴分区引流淋巴液到腹股沟淋巴结，穿过大腿前侧和小腿淋巴分区；但腘窝淋巴分区引流淋巴液到腘窝淋巴结，然后深入到腹股沟淋巴结。80% 的小腿淋巴集合管传输到膝关节周围。

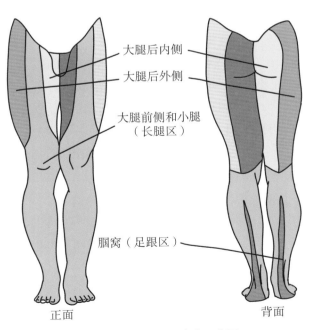

正面　　　　　　　　　　背面

图 1-1-10　下肢淋巴分区

二、淋巴系统的生理功能

（一）微循环组成和液体交换机制

微循环是由毛细血管、毛细淋巴管、组织通道、巨噬细胞组成，毛细血管又分为毛细血管动脉端和毛细血管静脉端。

毛细血管壁是一个半透膜，水、无机盐通过半透膜滤出，少量大分子物质（白蛋白、球蛋白、脂蛋白）不断从毛细血管移到组织间隙，血浆中大多数蛋白质分子不能自由通过。因此，血浆中蛋白质的浓度比组织间隙中蛋白质的浓度高，由此形成的血浆胶体渗透压高于组织胶体渗透压。由心脏收缩产生的动脉内压使毛细血管动脉端的压力高于血浆的胶体渗透压，因而水分从毛细血管的动脉端滤出进入组织间隙，形成组织液。然而在毛细血管静脉端，因血浆胶体渗透压高于血管内压，所以组织中的水分再次回吸收进入毛细血管。著名英国科学家 Starling 将组织液的生成归结为四个决定因素：毛细血管压（静水压）、血浆胶体渗透压、组织间隙静水压、组织间隙胶体渗透压。并提出 Starling 定律：毛细血管动脉端的有效滤过压（35 mmHg）大于有效回吸收压（25 mmHg），因此水分从毛细血管的动脉端滤出；而在毛细血管静脉端，因为有效回吸收压（25 mmHg）大于有效滤过压（15 mmHg），所以水分被吸收入毛细血管。

根据 Levick 等人的研究发现，只有 10% 的组织液由静脉端重吸收，90% 的液体是通过淋巴管重吸收的。被淋巴管重吸收的不仅包含液体，还有蛋白质、大分子物质等，共同形成淋巴液，由淋巴管运输。毛细淋巴管是淋巴系统的起始部位，是一个盲端结构，由内皮细胞组成，相邻的内皮细胞连接处有间隙，是液体、蛋白质、大分子物质等进入的通道，也被称为内皮细胞瓣膜。该瓣膜的打开和关闭是由组织间隙的总压力（total tissue pressure，TTP）变化驱动的。TTP 是凝胶压力和溶胶压力之和，是所有压力之和，是不断变化的，受外部压力的影响，尤其浅表的淋巴区域，容易受皮肤伸展、按摩、活动、呼吸、动脉搏动等影响而发生变化。

存在于组织间隙的巨噬细胞在蛋白质的转运中发挥着重要的作用，巨噬细胞可以吞噬和降解蛋白质和其他的垃圾碎片，便于淋巴的运输。正常的组织间隙，大部分空间（90%）是一种凝胶状态，只有 10% 的间隙允许液体流动。从毛细血管中滤出的液体，从高压区流向低压区，在细胞外基质形成的通道就称为组织通道。组织通道在没有淋巴管区域的情况下也可以作为"前淋巴管"，如视网膜和一些淋巴损伤和缺失的区域。

（二）淋巴液的生成、组成和运输

1. 淋巴液生成

当血液流经毛细血管动脉端时，部分液体物质透过毛细血管壁进入组织间隙，形成组织液。90% 的组织液经淋巴系统回吸收，10% 的组织液经过静脉系统回吸收。组织液进入淋巴系统称为淋巴液，淋巴液生成的位置在毛细淋巴管。

毛细淋巴管也称为初始淋巴管，由单层内皮细胞构成，内皮细胞之间重叠处称为摆动瓣，类似于瓣膜的结构，又称单向瓣膜或入口瓣膜，能防止毛细淋巴管内的液体返流。内皮细胞的非管腔面有一个特殊结构，称为锚丝，它的另一端与组织间隙中的纤维相连。当组织间隙充满水分时，锚丝牵拉摆动瓣，使"入口瓣膜"开放，内皮细胞间的连接处成了一个开放的通道。正常情况下，毛细淋巴管呈闭合状态，当组织间隙水分增多，压力增高时（ -7 ~ 2 mmHg），毛细淋巴管受管壁锚丝的牵拉，内皮细胞间的连接处开放，管腔容积增大，允许水分和大分子物质进入，这一过程称作充盈期。当毛细淋巴管充满淋巴液后，淋巴管内的压力超过了组织间隙的压力，内皮细胞瓣膜关闭，淋巴液流向前集合管，这个过程称为排空期。

2. 淋巴液的组成成分

淋巴液是组织液进入淋巴管后形成的透明无色液体。淋巴液内不仅有水分，还有血浆蛋白质、从组织间隙内回吸收的大分子、细胞成分（淋巴细胞、巨噬细胞、树突状细胞）、脂肪、细胞因子、细菌和外来微生物。

（1）大分子物质：淋巴运送的大分子物质包括蛋白质和透明质酸。组织间隙的蛋白质主要来自从毛细血管动脉端渗漏的包括白蛋白、纤维蛋白原和少量球蛋白。透明质酸由组织间质中的成纤维细胞合成，透明质酸可被转送至淋巴管，主要是由于淋巴管内皮细胞有特异结合透明质酸的受体——淋巴管内皮细胞透明质酸受体 1（LYVE-1），然后再随淋巴液运至淋巴结，回流到血液循环系统，运输过程中一部分透明质酸在淋巴结中分解，大部分经血液运到肝脏，被肝窦内皮细胞分解。

（2）水分：从毛细血管动脉端超滤出来的水分到达组织间隙，组织间隙中 90% 的液体经过淋巴系统重吸收，在静脉角进入血液循环系统，每日经颈静脉角回流入血的淋巴液总量为 2 ~ 3 L。身体每天生成的淋巴液达到 4 ~ 8 L。淋巴液在淋巴管运输过程中，可通过淋巴管壁上许多孔不断漏出，还有一部分从淋巴结处过滤的液体直接进入静脉。

（3）细胞与颗粒：从毛细血管内皮细胞结合处移出的白细胞和少量的红细胞进入毛细淋巴管。输入淋巴管收集的细胞有淋巴细胞、巨噬细胞、粒细胞、红细胞和朗格汉斯细胞。细菌也是淋巴液的成分之一，它们经输入淋巴管到达淋巴结，继而被吞噬。还包括组织代谢过程中产生的细胞碎片，以及癌细胞脱离原发肿瘤后经淋巴管转移到淋巴结，如果进入血液，则可能转移到其他脏器。此外，淋巴液中还有一些经过呼吸道、消化道进入身体中的其他颗粒如灰尘、真菌孢子和其他细胞成分。

（4）脂肪：从食物中摄取的某些脂肪化合物经过肠道的代谢后，不能被小肠血管重新吸收。如经过小肠的代谢后，重新合成的甘油三酯与胆固醇酯相混合，并且被一层含有蛋白质、游离胆固醇和甘油三酯的磷脂所包裹，形成脂蛋白，又称乳糜微粒。因为乳糜微粒体积太大，难以被毛细血管所摄取，因此需要淋巴管来输送。小肠的淋巴又称乳糜。食入高脂肪餐后，乳糜的外观像牛奶。肠淋巴管也称乳糜管，承担淋巴的脂肪负荷。

3. 淋巴液的运输

关于淋巴液的运输可以用"力泵"理论和"吸泵"理论进行解释。淋巴液在毛细淋巴管生成后，经过前集合管，在集合管中进行运输。集合管的管壁中层均有平滑肌细胞，管腔内有瓣膜。两个瓣膜之间的淋巴管为淋巴管节段，靠近心脏的为近心端瓣膜，远离心脏的为远心端瓣膜。瓣膜的功能保证了管内的淋巴液呈向心性流动。淋巴液的流动主要靠淋巴管的自主收缩功能。淋巴管的收缩频率由交感神经调节，当淋巴管充盈后，管壁受到牵拉，平滑肌反应性收缩。在休息状态下收缩 6～10 次/分，活动状态下可以增加到 10 次以上。平滑肌收缩挤压淋巴液流向下一个淋巴管节段，称为"力泵"理论。排空的淋巴管节段，具有负压吸引功能，利于远心端的淋巴管节段的液体流入，称为"吸泵"理论。淋巴液的运输遵循逆向蠕动，先排空近心端的淋巴管节段，再排空远心端的淋巴管节段。淋巴液在运输过程中，经过区域淋巴结。淋巴结有输入淋巴管和输出淋巴管，输出淋巴管的口径也比输入淋巴管的要小、数量少，因此在淋巴结中淋巴液流动出口的阻力比淋巴管中高 100 倍。在淋巴结中，淋巴液会被浓缩，大约 40% 的淋巴液通过淋巴结的静脉回吸收。

此外，骨骼肌收缩、关节活动、大动脉的搏动、胸腔呼气和吸气的交替运动，以及中央静脉的负压等都是促进淋巴液流动的因素。运动刺激骨骼和肌肉收缩，提供肌肉泵机制，即肌肉收缩、放松交替运动，从而刺激淋巴管收缩，增加静脉和淋巴液回流；同时，运动中关节的屈伸活动提供了关节泵机制，对淋巴结有刺激作用，可促进淋巴结功能，增加淋巴管运动。呼吸训练在淋巴回流中起到关键作用，缓慢的深呼吸并保持呼吸会产生压力变化，使淋巴系统在右淋巴导管和胸导管的出口点进入静脉系统。在吸气时，胸腔内的压力较低，导致淋巴液（和静脉血）从腹部流向胸腔内。在呼气时，胸腔内区域的压力升高，促进淋巴液流入靠近锁骨内侧的右淋巴导管和胸导管出口点，进而回流入静脉系统。吸气和呼气后都要停顿一下，确保最佳的压力以一个均匀的速率变化。此外，血管的搏动对邻近的淋巴管起到挤压的作用，肠道在主动蠕动时，肠道淋巴液的流动明显增加。

4. 淋巴系统的生理功能

淋巴系统具有循环功能和免疫功能。淋巴系统作为机体的第二套循环系统，是组织液回收的主要途径：从组织间隙回吸收大分子物质如蛋白质、透明质酸，细胞成分包括淋巴细胞、巨噬细胞等，细菌和外来微生物、代谢产物等，以及水分。淋巴系统的作用在于维持机体内环境的稳定，维持最佳的细胞外液和基质的成分，保证细胞生存在生理的微环境中，以维持组织细胞结构的完整和细胞的正常功能。淋巴系统具备免疫功能，产生淋巴细胞，运送抗原提呈细胞和细胞介质，清除自身死亡的变异细胞和外来微生物，以及坏死组织碎片和细胞。

参考文献

[1] M. 福迪，E. 福迪. 福迪淋巴学 [M]. 3 版. 曹烨民，阙华发，黄广合，等译. 北京：世界图书出版公司，2017.

（王海燕　王玲）

第二节　淋巴水肿的病因和病理机制

淋巴水肿是因淋巴循环障碍引起的淋巴液在组织间隙滞留所导致的，包括组织水肿、慢性炎症和组织纤维化等一系列的病理改变。按照发病原因，可分为原发性淋巴水肿和继发性淋巴水肿两类。由于淋巴系统发育不良或功能障碍，在人体生长发育的不同阶段出现的水肿，为原发性淋巴水肿。继发性淋巴水肿是指有明确病因和诱发因素的淋巴水肿，根据发病因素的不同，继发性淋巴水肿有以下类型：放射治疗（放疗）以后、外伤后、医源性、感染后、恶性肿瘤治疗或转移引起的淋巴水肿。恶性肿瘤根治术后的继发性淋巴水肿中最常见于女性的乳腺癌、子宫颈癌、子宫内膜癌、卵巢癌根治手术后；男性阴茎癌、前列腺癌、会阴部的 Paget 病术后。还有一些由丝虫病导致的淋巴水肿，在一些非洲国家比较多见。

一、淋巴水肿的病因和分类

（一）原发性淋巴水肿

原发性淋巴水肿是由淋巴系统的发育异常导致的。常见发育异常的类型如淋巴管、淋巴结不发育；瓣膜功能不全；血管畸形伴有淋巴管的畸形。根据发生的时间，可分为先天性-遗传型和先天性-非遗传型。对于先天性-非遗传型，根据发生的时间，可分为早发型（发生年龄在 35 岁以前）、迟发型（发生年龄在 35 岁以后）。

1. 先天性-遗传型

先天性淋巴水肿在出生时或出生后不久发病，显性遗传，病变可累及四肢及头面部、生殖器等。淋巴系统表现为淋巴管或淋巴结发育不良或畸形发育。其中，先天性淋巴水肿患者有一个家族遗传模式，称为米尔罗伊病（Milroy disease）。该病的特征是起初一侧下肢水肿，后期可能发展到双下肢水肿。皮肤有"木质感"，继发皮肤褶皱加深和皮肤的乳头瘤样变。

2. 先天性-非遗传型

如果原发性淋巴水肿发病在出生后，但在 35 岁之前，则称为早发性淋巴水肿，这也是最常见的原发性淋巴水肿类型，最常在青春期或妊娠期发病，可能与这个时期体内雌激素水平增高，导致体内水钠潴留，淋巴管收缩功能减弱，毛细血管通透性增加有关。35 岁以后发病的为迟发性淋巴水肿。原发性淋巴水肿几乎只影响下肢（单侧和双侧），并且主要影响女性。水肿通常最先出现在足背和踝部，并逐渐影响肢体的其余部分。常在一些诱发因素作用下发病，如昆虫叮咬、注射、扭伤、拉伤、烧伤、割伤、感染、不活动等，这些诱发因素对已经功能不全的淋巴系统施加额外的负荷，导致淋巴系统的运输能力进一步下降，出现水肿。

（二）继发性淋巴水肿

继发性淋巴水肿有明确的病因和诱发因素，常见的原因如恶性肿瘤手术治疗清扫了淋巴结，恶性肿瘤转移、放疗后，创伤，感染，肢体活动能力下降，静脉功能不全等。

1. 恶性肿瘤

恶性肿瘤治疗后继发淋巴水肿常见于乳腺癌、子宫颈癌、子宫内膜癌、卵巢癌、前列腺癌、阴茎癌等。癌症治疗中的外科手术通常包括淋巴结的清扫，破坏了正常的淋巴结构，导致淋巴系统的运输能力下降。在手术治疗的基础上，局部进行放疗，使组织纤维化，进而导致淋巴液运输受阻，阻碍淋巴管的再生，进一步加重淋巴系统的负担。在癌症相关淋巴水肿中，其中乳腺癌相关淋巴水肿大约占 1/3。乳腺癌的发病率高，淋巴水肿潜在风险人群比较多。癌症治疗后，患者发生淋巴水肿的时间差异性比较大，有的患者癌症治疗后数月发病，有的会在数年或数十年后发病。发病通常有些诱发因素如拎重物、过度使用肢体、感染、皮肤损伤等。

恶性肿瘤可能从外部压迫淋巴管而机械性地阻止淋巴液流动。恶性肿瘤细胞也可能浸润淋巴系统，并在淋巴管或淋巴结中增殖，从而阻断淋巴液流动，如淋巴管肉瘤，又称 Stewart–Treves 综合征。

2. 创伤

正常淋巴管区域的大面积创伤，如车祸伤、撕脱伤、挤压伤等，可导致皮肤浅表淋巴管和深层淋巴管的损伤，正常情况下人体淋巴管的再生修复能力比较强，对于损伤不严重的淋巴管，机体可自行修复。机体修复过程中可产生瘢痕，瘢痕形成可压迫新生的淋巴管，阻断淋巴回流的通路，导致瘢痕远心端肢体淋巴液回流受阻，进而引起水肿的发生。创伤后继发淋巴水肿应与创伤性水肿相区别，创伤性水肿由软组织损伤导致的急性炎性水肿，一般数天便可消退。

3. 感染

（1）急性淋巴管或淋巴结炎：复发性急性（慢性）淋巴管或淋巴结的炎症导致淋巴管发生纤维化，如管壁增厚、狭窄和闭塞，最终引起淋巴回流受阻。淋巴结和淋巴管感染可由细菌（特别是链球菌）和真菌感染引起，常见的致病菌是链球菌和葡萄球菌，热带地区可见于炭疽杆菌和沙眼衣原体。主要由于皮肤损伤继发感染，下肢常见于足癣导致皮肤损伤引发的感染。感染的发生给淋巴系统造成不可逆的破坏，淋巴水肿患者由于富含蛋白质淋巴液的积聚，免疫功能下降容易发生感染。感染和淋巴水肿互为因果，恶性循环。

（2）丝虫病感染性淋巴水肿：淋巴丝虫病是世界范围内淋巴水肿的主要原因，世界卫生组织（WHO）已将其确定为世界上终身残疾和长期残疾的第二大病因。它是一种热带高发病，在非洲、印度地区，东南亚和南美洲的 80 多个国家，以及太平洋岛屿和加勒比地区流行。2007 年世界卫生组织审核认可我国已经成功消灭了丝虫病。

丝虫病是由三种类型的圆形寄生丝虫引起的，其中最常见的是班氏丝虫，还有马来丝虫、布鲁格丝虫。丝虫病通过蚊子进行传播，蚊子体内携带丝虫的幼虫，叮咬人类后，幼虫进入伤口并留在被叮咬人的皮肤里，然后幼虫迁移到淋巴系统，经过 6～12 个月发育为成虫进行交配。丝虫寄生在淋巴系统中，可引发淋巴管的扩张和损伤，阻碍淋巴液的回流，导致肢体的肿胀、组织的纤维化和淋巴系统的感染。

4. 慢性静脉功能不全

慢性静脉功能不全，可导致静脉回流不足而引发静脉血压升高。随后毛细血管血压的升高会导致净滤液增加。淋巴系统的基本功能是积极避免水肿，通过代偿机制来降低较高的淋巴负载量，长期的静脉高压可导致淋巴系统负荷过大，出现机械功能不全，进而促使淋巴水肿的发生。

5.肢体活动障碍

患者因为一些疾病（如脊髓损伤、脑卒中或脑出血）而造成的肢体不能自主活动或活动受限，导致肌肉泵功能下降，淋巴管自主收缩功能降低，静脉和淋巴回流的动力不足，导致静脉或淋巴水肿的发生。

二、淋巴水肿的病理机制

（一）淋巴管病理改变

淋巴水肿组织中淋巴管的变化包括增加淋巴管体积和长度，基底膜增厚，扩张的淋巴管周围有Ⅳ型胶原沉积。毛细淋巴管或前集合淋巴管的部分或全部堵塞也较常见，此时淋巴管内皮细胞多退化、变性或坏死。原发性淋巴水肿如果是由淋巴管发育不良或不发育导致的，其淋巴管在发育过程中可发生继发性的改变（与正常淋巴管发育不一样），如肌纤维的纤维化、玻璃样变和萎缩。这些继发性的病理变化导致管腔的部分或全部堵塞。淋巴管增生性的淋巴水肿则不同，特征是淋巴管扩张，瓣膜关闭不全；一般没有管腔闭塞，内皮细胞外观正常，肌层增厚肥大。

继发性淋巴水肿的概念是基于淋巴系统本身的发育是正常的，由于淋巴管受损或淋巴结被摘除等原因，淋巴循环中断后未能恢复而导致组织液滞留在组织间隙引起的局部肿胀。因此，继发性淋巴水肿的病理改变是由淋巴循环被迫阻断，淋巴液滞留在淋巴管引发的。淋巴液积聚可引发一系列的淋巴管病变，在显微镜下，皮肤毛细淋巴管出现扩张，最终导致锚丝断裂，淋巴管塌陷、狭窄、闭塞。正常情况下，淋巴液的输送靠淋巴管自主收缩，约 6 ~ 10 次/分。淋巴管受阻后，管内充满瘀滞的淋巴液，管腔极度扩张，管内压力持续增高，管壁受到牵扯，淋巴管的自主收缩频率加快，淋巴管内的压力可从 15.5 mmHg 上升到 200 mmHg。淋巴管内持续的高压会最终导致淋巴管疲惫，自主收缩功能下降并且越来越弱，最终会停止搏动，导致瘫痪；管内压力过高也可导致集合管破裂。

淋巴管内压力增高导致集合管瓣膜功能失效，瓣膜环被拉开，淋巴管节段远心端的瓣膜在淋巴管收缩时不能关闭，导致淋巴液反流，不能进行向心性流动。

高蛋白质液体的积聚，会刺激毛细淋巴管再生，数量增多；高蛋白质的淋巴液刺激集合管的平滑肌增生，可能原因是巨噬细胞分泌白介素-1，成纤维细胞活化，组织增生，导致淋巴管出现纤维化。

在阻塞性淋巴水肿肢体淋巴管扩张破裂，淋巴液渗漏及淋巴管再生是动态性的病理过程，受损的淋巴管是有再生能力的。然而确实有的破裂或断裂的淋巴管没有获得再生，导致破裂点远端的淋巴管持续扩张，近端的淋巴管却因为无淋巴液灌注而闭塞。

（二）淋巴结的病理改变

淋巴结由输入淋巴管、边缘窦、中间窦、髓质窦和输出淋巴管组成。淋巴窦是机体与淋巴循环交流的场所，也是免疫反应始发部位。淋巴结内部的平滑肌细胞过分增长，高蛋白质的淋巴液刺激淋巴结发生纤维化。淋巴结内的病变不仅会改变淋巴结的结构，同时会影响其功能。影响淋巴液的运输和再吸收；影响内源性和外源性物质及细胞和细胞碎片的分解。淋巴结作为重要的免疫器官，发生淋巴水肿时，可出现淋巴结炎症，表现为淋巴结的肿大和疼痛。淋巴结出现部分或完全的纤维化，外形不规则，质地不均匀。

（三）组织学的病理改变

1. 脂质沉积

晚期淋巴水肿肢体皮下组织内脂肪沉积比较常见，淋巴水肿早期组织中主要滞留的是淋巴液，随病程延长，脂质沉积日益加重。晚期淋巴水肿，可见增厚的皮下层内有大团增生的脂肪组织和淤积的水分共存。脂质的沉积让肢体的体积增加，皮下组织增厚，肢体变形，影响日常活动的能力。目前，关于脂质沉积的机制尚不明确，可能的原因有淋巴液的滞留伴随脂肪生成调节因子的表达显著增高，如过氧化物酶体增殖激活受体 γ（PPAR-γ）、CCAAT/增强子结合蛋白 α（CEBP-α）和代谢敏感蛋白脂联素。淋巴液瘀滞影响了脂质的生成和代谢。

2. 组织的纤维化和皮肤角化

表皮的病变表现为角质层棘状增生和增厚，角化明显，或向外突出生长为乳头状瘤，其质地逐渐变硬，颜色逐渐变黑，如同黑刺状。真皮层和皮下组织的纤维化也随病程的延长而加重，3 期淋巴水肿的真皮层的纤维化明显，真皮层纤维细胞增生，皮下组织层明显增厚。皮肤的质地从最初柔软的凹陷性水肿到晚期坚硬的象皮样肿。在光镜下，淋巴水肿组织最突出的改变是密度增加，主要是纤维的成分增加，以胶原纤维和弹力纤维为主。真皮层增厚，增厚的部分不仅向皮肤表面突出，而且伸向皮下的脂肪组织。增生的纤维易于辨认，形态不规则，呈束状。

慢性淋巴水肿组织的纤维化改变原因不明，可能原因与淋巴水肿组织中的慢性炎症改变和大分子物质刺激有关。淋巴循环障碍导致滞留的外来微生物和细菌，发生慢性炎症反应，导致毛细血管周围大量的单核细胞和巨噬细胞渗出，诱导和促进组织细胞合成胶原纤维。组织间积聚的蛋白质和透明质酸大分子物质可能刺激成纤维细胞合成胶原纤维增多。淋巴水肿刺激组织纤维化的发生，组织的纤维化进一步加重淋巴水肿，形成恶性循环。

三、淋巴水肿相关并发症

1. 感染

由于淋巴系统在机体的免疫防御中所起的重要作用，某一部位的淋巴回流受阻时就会影响该淋巴引流流区域组织的免疫功能。由于淋巴回流受阻，正常情况下进入皮肤的外来微生物和细菌不能被输送到淋巴结内加以清除，以及淋巴细胞和朗格汉斯细胞等免疫细胞从组织中回流到淋巴结的路途受阻，外来微生物和抗原难以被清除，加上淋巴回流受阻导致淋巴循环输出组织的大分子，如蛋白质和透明质酸等在组织中堆积，诱发和加重感染。淋巴水肿的组织学特征是小血管周围大量的淋巴细胞和单核细胞的渗出及胶原结缔组织的沉积。从病理学角度来看，淋巴水肿就是组织的慢性炎症。慢性淋巴水肿患者常见的感染包括淋巴管炎、蜂窝织炎、丹毒。

（1）淋巴管炎：以大的淋巴管感染为主，表现为沿肢体长轴皮肤上的一条红线，伴皮温高和疼痛。致病菌一般为 A 族溶血性链球菌，也可是葡萄球菌或其他细菌。部分患者发病急，数分钟内出现明显症状，有的迁延数周。另有部分患者可先出现全身症状，包括寒颤、高热、头痛及呕吐。感染的诱发因素有慢性皮肤溃疡、静脉炎、皮肤抓伤或蚊虫叮咬等。

（2）蜂窝织炎：比丹毒的感染范围广、症状更重，可波及皮下、筋膜下或深部结缔组织，呈急性、弥漫性炎症，或形成化脓性病灶。其特点是不易局限，且迅速扩散，与正常组织无明确界限。伴有寒颤、发热、头痛、乏力等全身症状。常见的致病菌为溶血性链球菌、金黄色葡萄球菌、厌氧菌或腐败性细菌感染。溶血性链球菌引起的蜂窝织炎，由于链激酶和透明质酸酶的作用，病变扩展迅速，有时能引起败血症。由葡萄球菌引起的蜂窝织炎，比较容易局限为脓肿（图 1-2-1）。

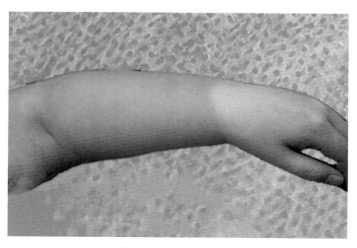

图 1-2-1 蜂窝织炎

（3）丹毒：指较广泛的皮肤和皮下组织感染，也称急性浅表性蜂窝织炎。临床表现为大片状皮肤红、肿、热和痛，边缘清晰，边界硬肿。主要致病菌为链球菌（图1-2-2）。

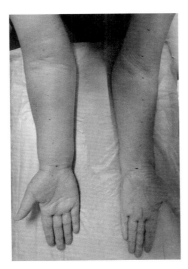

图 1-2-2　丹毒

反复发作的淋巴管、淋巴结炎症会加重淋巴系统的病变，淋巴管可因此发生退行性改变，如狭窄、管壁变硬、节律性收缩变得不连续，少数还发生闭塞，水肿进一步加重，由此形成恶性循环。因此，对于淋巴回流障碍疾病的积极预防和控制感染，与治疗水肿同样重要。

2. 乳腺癌切除术后淋巴管肉瘤综合征（Stewart-Treves 综合征）

淋巴管肉瘤表现为长期的淋巴水肿伴有进行性发展的皮肤血管瘤，多见于乳腺癌根治术后的上肢淋巴水肿患者。淋巴水肿不是主要的发病原因，还与放疗、反复的慢性感染等有关。典型的临床表现是在淋巴水肿的位置出现紫色的斑点，逐渐发展为皮下结节，周围有出血和毛细血管扩展。随着病情发展，局部皮肤可出现溃疡、反复的出血和感染，最终出现组织的坏死。淋巴管肉瘤病情发展比较快，局部复发率比较高，可在早期发生多处的转移，肺和胸腔转移是最常见的死亡原因，长期存活率低。

3. 肢体的慢性溃疡

单纯的淋巴水肿肢体发生慢性溃疡之前往往有反复的皮肤破溃和淋巴液渗漏，创口局部纤维增生，在纤维瘢痕增生基础上再发生的溃疡终成不易愈合的慢性溃疡。淋巴水肿如果与静脉水肿同时存在，则发生皮肤慢性溃疡的概率增加，而且一旦发生，创面难以愈合，主要因为静脉水肿的组织因为血液循环不畅而缺氧，比较容易发生溃疡。长期未经治疗和护理的慢性溃疡有可能发生恶变。

因此，早期淋巴水肿治疗要解决的主要是水肿，而晚期的淋巴水肿治疗要解决的有水肿、纤维化和脂肪沉积三个难题。由此提示，尽早消除水肿是治疗的根本，缓解水肿才能降低日后的组织纤维化和脂肪沉积等不可逆的病理改变。

四、淋巴水肿临床分期和表现

淋巴水肿引发的病理改变一般是不可逆的，是一种进行性加重的疾病，如果不治疗，淋巴水肿逐渐恶化。慢性淋巴水肿带来的危害包括：①患肢（患部）肿胀增粗，不断加重的组织纤维化和脂肪沉积，形成肢体或器官畸形，晚期可致残。②频发的淋巴管及周围组织炎症（丹毒和蜂窝织炎）不仅严重影响患者的生存质量，严重的感染还可能导致败血症，甚至危及生命。③合并静脉疾病的淋巴水肿肢体，晚期会形成难以愈合的慢性溃疡。④晚期的淋巴水肿还可能从良性病变转变成恶性的病变，如淋巴管/血管内皮肉瘤，目前对这类恶性病变还缺少治疗方法，患者的生存期短。有不少淋巴水肿患者存在侥幸心理，认为仅仅手脚有点水肿不会有大碍，没有重视，而疾病的控制随病期的延长而愈加困难。因此，淋巴水肿一旦确诊，要寻求专科医师尽早得到专业的治疗。

（一）淋巴水肿临床分期

1. 淋巴水肿分期

早期水肿呈凹陷性，有沉重感，皮肤粗糙，少有疼痛。按照临床表现，国际淋巴水肿协会将淋巴水肿分为 4 期。

0 期（1A 期）：又称亚临床期或潜伏期，淋巴系统受到破坏，此期淋巴系统能够应对正常的淋巴负载量，因此无水肿表现，肢体可伴有沉重、胀痛、疲乏等不适感觉。在水肿症状明显出现之前，可能潜伏数月或数年。

1 期（1B 期）：又称"可逆期"，主要特点是凹陷性水肿，用手指按压水肿部位，会出现局部凹陷；水肿具有可逆性，在一些诱发因素作用下可引发水肿，如用力过度、极端温度、感染、损伤等；水肿可在休息或抬高患肢后有所缓解或消退。

2 期：也称"不可逆期"，主要特点是非凹陷性、不可逆性水肿。水肿无法自行消退，早期凹陷性存在，后期随着组织纤维化、变硬，凹陷性可能不存在；皮肤呈橡胶感、块状，质地逐渐由软变硬。根据是否存在 Stemmer's 征，可以分为 2A 期和 2B 期，Stemmer's 征阳性为 2B 期的表现。

3 期：也称"象皮肿期"。淋巴液滞留严重，肢体异常增粗，脂肪集聚，皮肤呈增厚、硬化，乳头瘤样变，苔藓样改变，皮肤粗糙呈大象腿样改变称为"象皮肿样变"。

Stemmer's 征的检测方法：检查者用拇指和示指捏取患肢中指或足部中趾根部，如果皮肤能被捏起，为 Stemmer's 征阴性，如果皮肤不能被捏起，则为 Stemmer's 征阳性（图 1-2-3，左上肢淋巴水肿的 Stemmer's 征阳性）。

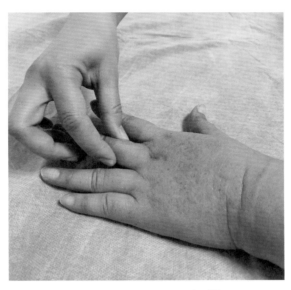

图 1-2-3　Stemmer's 征

2. 肿胀程度分级

通过比较患肢体积与健侧肢体体积之差，简单地区分淋巴水肿临床分期：若患肢体积与健肢体积差异小于 20% 为轻度淋巴水肿；若两侧肢体体积差为 20% ~ 40% 为中度淋巴水肿；若两侧肢体体积差大于 40% 为重度淋巴水肿。

（二）临床表现

早期，患者可无明显症状，仅有肢体疲劳和沉重感，测量患侧肢体比健侧肢体稍粗，通过抬高肢体，水肿可自行消退。随着病程进展，睡眠质量差等，患侧肢体不断增粗、活动受限，专业治疗可使水肿消退，但不能避免复发。

水肿早期，出现在肢体的局部呈凹陷性水肿，肢体抬高后可自行消退，患肢会出现乏力感、麻木感、紧缩感、肿胀感等不适感觉。随着病情的进展，富含大分子的水肿液滞留在组织中，刺激组织出现脂质沉积和纤维化，组织逐渐变硬，患部的体积也不断增大，皮肤质地逐渐变硬。晚期，患肢体积异常粗大导致畸形，沉重感非常明显，皮肤变得粗糙，生长成乳头状瘤及皮肤淋巴液渗漏，呈"象皮样变"。

富含蛋白的淋巴液是细菌良好的培养基，加上皮肤的病理改变，绝大多数患者有一次或频发的感染发作史，可表现为丹毒、蜂窝织炎和淋巴管炎。每一次感染都会加重水肿，由此形成恶性循环，严重影响患者的生活质量，导致日常生活受限，严重的还可导致水肿肢体残疾。淋巴水肿被世界卫生组织列为第二大致残类疾病。由于水肿症状对患者的影响，其家庭和社会功能下降。水肿会改变身体形象，患者可能出现焦虑、自卑，自我效能感下降，参与的社会活动减少等。因此，早期预防和治疗是控制淋巴水肿疾病发展的关键。

参考文献

［1］M.福迪，E.福迪.福迪淋巴学［M］.3版.曹烨民，阙华发，黄广合，等译.北京：世界图书出版公司，2017.

［2］GANJU RG，SAVVIDES G，KORENTAGER S，et al. Incidence of breast lymphedema and predictors of its development in patients receiving whole breast radiation therapy after breast－conservation surgery［J］. Lymphology，2019，52（3）：126－133.

［3］TORGBENU E，LUCKETT T，BUHAGIAR MA，et al. Prevalence and incidence of cancer related lymphedema in low and middle－income countries：a systematic review and meta－analysis［J］.*BMC Cancer*，2020，20（1）：604.

［4］PAPPALARDO M，STARNONI M，FRANCESCHINI G，et al. Breast Cancer－Related Lymphedema：Recent Updates on Diagnosis，Severity and Available Treatments［J］.*J Pers Med*，2021，11（5）：402.

（王海燕　王玲）

第三节　淋巴水肿的评估与鉴别诊断

淋巴水肿是由淋巴系统结构和（或）功能异常导致淋巴液回流受阻而致组织间隙高蛋白液体积聚引起的局部组织水肿，可继发纤维结缔组织增生、脂肪硬化、筋膜增厚、皮肤溃疡、感染等病理状态。尽早给予适当治疗，可防止继发性纤维化和脂质沉积，从而极大地保护患者肢体的功能。

一、淋巴水肿的测量

肢体周长和体积是评估肢体淋巴水肿最常采取的测量数据。

（一）肢体周长的测量

肢体周长是从一个固定点测量的（图1-3-1），如从解剖标志髌骨或尺骨鹰嘴。局部标志的识别对于淋巴水肿患者可能是困难的，因为这些体表标志在水肿状态下可能不易被触及。此外，对体表标志的描述可能有不同的版本，这可能会导致混乱和不准确。例如，髌骨可从近端、远端或中间测量，这可产生显著差异，特别是当重复测量并在不同的时间点进行比较时。肢体周长作为测量手段已经被质疑，因为在测量时卷尺的紧张度、放置位置不一，读数位置不同均可造成结果的不一致。

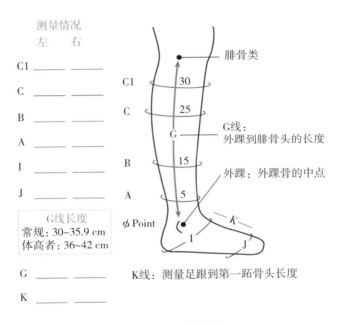

图1-3-1　周径测量

（二）肢体体积的测量

淋巴水肿最被广泛接受的测量方法是肢体体积测量。可将患肢与健侧肢体进行比较，或在淋巴水肿治疗前后比较患肢的测量值。体积测量最精确的方法是水置换体积描记法。然而，界定和复制浸没的上层水平线可能很困难，并且排水法也不方便常规在临床应用。

Perometer是一种被设计用来测量物体体积的光电成像装置，它非常适合测量肢体体积。它由一个方形测量框架组成，该框架包含相邻边上成排的红外线发光二极管，另两侧与之对应的成排传感器，以及呈90°放置的两行测量阵列。它们中的每一个都决定了一个物体的直径和它在框架中的位置。

患者坐在 Perometer 的一端，手或脚放在可调节的支撑或脚板上。然后，框架沿着手臂或腿的长度，从手腕移动到腋窝，或从脚踝移动到大腿。当手动移动框架时，沿物体短距离确定直径和位置。所收集的数据不受测量对象在框架内的位置影响。计算机利用从该装置中肢体的双平面阴影获得的横断面信息，生成整个肢体的体积图像，可对采集到的数据进行保存和分析。由 Perometer 生成的数据可导出到其他程序中，如文字处理程序、读取器或其他标准软件。

Perometer 与其他方法相比评估更严格，并且被认为比卷尺测量更精确。在多项研究中也已被证明是高度可重复的、准确的和可靠的。这种技术是安全的，并且满足了一个理想测量工具的许多标准。然而该设备的应用并不普及。

周长和体积测量的细微差别：周长和体积测量的最大混杂因素之一是不考虑淋巴水肿以外体积增加的原因。例如，乳腺癌患者在化学治疗（化疗）后体重增加。单独测量肢体周长或肢体体积的变化对区分淋巴水肿和其他原因是没有帮助的。

通过比较患侧与对侧正常肢体的周长或体积，这种混杂因素可在单侧淋巴水肿患者中有所控制。然而，在双侧淋巴水肿患者中，这种方法并没有用。

（三）淋巴流量的测量

诊断淋巴水肿的一个有用的诊断标准是记录肿胀组织中缓慢、减少或完全缺乏的淋巴流动的证据。淋巴闪烁显像通常被认为是测量流量的基准程序。它需要将 ^{99m}Tc 标记的过滤硫胶体注射到指（或趾）蹼的皮下组织，标记的胶体被淋巴管吸收并输送到转运淋巴结。通过闪烁扫描可检测并能直观地显现淋巴流动。

通过计算运输指数（transport index，TI）评分，将淋巴流动归类为正常或病理状态。这需要考虑几个因素，包括淋巴运输动力学、分布模式和淋巴结出现时间，并在两个时间点提供淋巴结的评估数据。小于 10 分表示正常运输指数。

最近，磁共振淋巴管造影已被用来获得关于淋巴流量和淋巴功能的良好信息，它也提供了真皮下淋巴管位置和模式的高清图像，这对于规划淋巴系统手术是非常宝贵的信息。此外，从磁共振图像中收集的信息可非常精确地测量出肢体体积。利用这项技术可以记录下肢水肿的程度和位置。然而，这是一种昂贵的、烦琐的、劳动密集的、耗时的方法，这种方法并不普遍适用。

（四）张力测量

组织张力测量是一种使用方便、快速、准确且可重复的评估凹陷性水肿及水肿组织中纤维化改变的方法。凹陷性水肿存在于 ISL I 期淋巴水肿，是局部皮肤受压后细胞外液移位的结果。随着淋巴水肿的进展，慢性炎症改变发生，导致进行性纤维化、硬化。

这些都是在 ISL Ⅱ 期淋巴水肿患者中见到的。

张力计是一种将柱塞推向皮肤的机械装置，柱塞体现的有效肤深记录在表盘上，分辨率为 0.01 mm。在早期淋巴水肿存在凹陷时，柱塞可被更深地推入皮肤。随着病情进展和纤维化加剧，柱塞推入的程度逐渐降低。评估这种变化的速度对于确定患者纤维化处理效果是有用的。

（五）生物阻抗谱

生物阻抗谱（bioimpedance spectroscopy，BIS）分析是一种利用电流阻抗来比较人体内液体组分的技术装置，这是直接测量淋巴液体积的几种技术之一。BIS 基于这样的理论，即穿过人体电流的阻抗量与组织中流体的体积成反比。在淋巴水肿，组织阻抗随着过量间质液的积聚而降低。

在 BIS 中，当电流通过某一身体部位时测量对电流流动的阻抗。其操作的前提是像脂肪和骨骼这样的组织具有绝缘体的作用，而电解液则导电。淋巴液特有的性质可根据电流的测量值来确定。低频电流选择性地通过细胞外液间隙，而高频电流既可通过细胞内液又可通过细胞外液。

尽管 BIS 可准确测量细胞外淋巴液的积聚，但对于量化增加的其他组织成分（如纤维和脂肪组织）并无用处。因此，其在测量以纤维化增加和脂肪沉积为特征的慢性淋巴水肿中的作用是存在疑问的。

双侧肢体淋巴水肿的存在给使用 BIS 带来了特别的挑战。如前所述，通过对侧正常肢体作为参考构建生物阻抗比，可监测和定量单侧淋巴水肿。对于双侧淋巴水肿的评估，细胞内液量的定量可作为一个合适的替代参考。理论上，因为细胞内液体积应该几乎不受淋巴水肿的发生或进展的影响，所以可从测量的 BIS 构建细胞外液体与细胞内液体体积比。

BIS 对检测临床前淋巴水肿特别有用。在一项 BIS 的研究中，在临床确诊前 10 个月检测到了淋巴水肿。这可能是该技术的主要优势，因为证据表明早期治疗淋巴水肿可改善预后。

（六）X 线淋巴造影（直接淋巴管造影）

在 20 世纪 50 年代，Kinmonth 建立了基于 X 线的淋巴管造影，这是淋巴系统最早的可视化成像。该技术需在局部麻醉下，在手或足切开 1 cm 切口，在显微镜下寻找远端淋巴管，通过淋巴管置针技术采用输液方式缓缓注入一种油性介质，如 Lipoiodol 等，积累到一定浓度时，用数小时动态摄像来描绘集合淋巴管和区域淋巴结。该方法存在操作难度大、不可反复多次检查、较大区域对比困难等缺点。直接淋巴管造影可能发生淋巴管内皮油性损伤、肺部栓塞、切口感染等并发症。后期 Partsch 等提出了改良造影法，通过皮下注射碘造影剂，可降低淋巴管留置针的操作难度，并增加了对真皮下淋巴结回流情况的观察，但仍不能避免其他并发症的发生。在已经存在淋巴水肿的患者中，此法应慎用。

（七）磁共振成像、电子计算机断层扫描

淋巴水肿是软组织中淋巴液的循环障碍性疾病，磁共振成像（magnetic resonance imaging，MRI）和电子计算机断层扫描（computed tomography，CT）可显示肿大的淋巴干和识别异常淋巴结，因此也被用于淋巴水肿的诊断。该成像技术的特点是测量肢体体积和观察软组织结构可同时兼顾，获得图像具有典型的淋巴水肿特点：皮肤及皮下组织呈蜂窝状增厚；筋膜上团簇状的液体聚集，呈大小不等的湖泊样液体聚集外观；肌间隔内则无水肿表现，有助于确定淋巴水肿病情严重的等级。

MRI 和 CT 均是非创伤性的检测技术，常用于肿瘤相关淋巴疾病的诊断，尤其是在肿瘤淋巴结清扫术后和放、化疗期间，在评估肿瘤是否复发的同时可显示淋巴结的大小和数目，以及扩张淋巴管数量的变化。两者均可用于鉴别淋巴水肿的病因，区别在于：CT 常用于肿瘤压迫或癌栓造成的淋巴水肿的鉴别诊断，具有高敏感性和高特异性。而 MRI 在 T2 加权像可清楚地显示皮下弥散性静脉水肿、淋巴管扩张、乳糜液反流的影像，更偏向鉴别静脉水肿、脂肪水肿和严重的脂肪变性。

除此之外，两者都可用于指导治疗和评估预后：通过横断面显示血管、淋巴结和淋巴管的解剖结构和位置，明确水肿的具体位置，并指导皮下软组织切除术、淋巴抽脂术和淋巴静脉吻合术等；评估预后主要是对肢体周径变化进行反馈，有研究表明，非创伤性的监测技术优于定点测量和视觉评估。在临床检查中一般优先使用 MRI，只有在无法进行 MRI 时才采用 CT 检查，如婴幼儿等无法配合检查或生命体征不稳定需要快速检测的患者，或体内有金属等物质影响检测安全时，或 T2 显像中出现过多的脂肪伪影影响成像质量时。但是 CT 检查也存在辐射暴露方面的问题，需要进一步权衡。

（八）核磁共振淋巴造影

核磁共振淋巴造影（magnetic resonance lymphography，MRL）是临床上评估淋巴水肿的前沿方法之一，通过在指（或趾）蹼间隙经皮注射造影剂（钆葡胺），在淋巴系统吸收和转运造影剂的特异性下，经磁共振显影淋巴系统。该检查具有以下几个特点：属于高分辨率成像，可对淋巴管和区域淋巴结的精细形态学进行显像，能清楚地显示全层淋巴管各种异常解剖形态的影像，包括单发性淋巴管（直径 1 mm）和扭曲扩张的淋巴干网络（直径 10 mm）；可明确水肿病因，如淋巴管阻塞、先天性淋巴畸形和淋巴管紊乱等。此外，由于 MRL 检查时造影剂运动和吸收的速度较慢，以及成像所持续的时间

较长（数小时或数天），在合理的范围内能多次反复检查，实现对淋巴流量的实时监测，这是其他影像检查所无法替代的。

有研究表明，通过跟踪造影剂可对淋巴管和淋巴结的淋巴液输送和转运功能进行连续、实时的量化观察；可与对侧肢体进行磁共振造影增强比较，通过时间－信号强度曲线定量分析单个淋巴结中淋巴延迟水平，评估异常的淋巴液动力学；同时可追踪淋巴管内增强的液体流动，定量评估异常的淋巴血流动力学。除此之外，通过 MRL 还可明确淋巴结数量和位置与皮瓣穿支的关系，或联合吲哚菁绿免疫荧光标记真皮下淋巴管位置，明确淋巴管位置与皮下静脉的关系，以指导治疗方法。

但 MRL 仍然有局限性：儿童和过敏患者存在造影剂相关风险，造影成本高且费时，受限于被检者自身条件，如体内有电、磁和机械活动的植入物。除淋巴管增生或血管扩张外，一般需要注射纳米级的造影剂，才能显影深部淋巴系统结构，特别是连贯性地评估躯干深部的淋巴导管和淋巴池组织。

（九）淋巴闪烁造影

1953 年 Sherman 和 Ter-Pogossian 提出淋巴闪烁造影（lymphoscintigraphy，LSG），即通过将放射性核素经趾蹼注射到皮下组织，基于淋巴系统对放射性标记物质的运输，可进行半定量测量，也可对成像的分布模式进行测量，通过评估转运指数积分，了解淋巴系统的功能。

核素的聚集水平与淋巴水肿的严重程度呈负相关，与皮下回流水平呈正相关。美国静脉论坛指南建议使用 LSG 作为淋巴水肿患者的首选检查方法，推荐指数达 1 级，循证医学证据水平达 B 级。

现在临床上常将锝标记的硫化锑（Tc-SbS）或锝标记的右旋糖酐（^{99m}Tc-DX）作为核素显影剂，通过 SPECT/CT 进行三维成像。成像特点：相比于正常的肢体，原发性淋巴水肿只在注射部位核素浓度高，而淋巴途径中无核素聚集。继发性淋巴水肿在淋巴途径中核素聚集水平远低于正常肢体，可显像节段性淋巴系统功能。LSG 优势在于操作简便且创伤小，相比于淋巴造影不会直接造成淋巴系统的破坏，造影剂的吸收更符合生理过程，其显像范围几乎可涉及全身所有部位。正常情况下不仅提供淋巴系统结构变化的信息，更能动态显示淋巴回流情况，因而常应用在鉴别淋巴水肿的病因、评估淋巴水肿的病情、指导外科手术方式和治疗后的效果评价上。但目前广泛应用的 LSG 具有以下局限性：造影剂过敏风险；经济成本高；影像分辨率低，图像呈颗粒状，不能对早期和轻度的淋巴水肿进行诊断，且有一定的假阳性率；空间分辨率低，灵敏度低，难以准确分辨淋巴系统的位置；成像等待时间较长和需要一定的曝光时间，因此有潜在放射性污染和辐射暴露等严重问题。

慢性水肿与创面
治疗和康复

（十）荧光淋巴造影

20 世纪 50 年代，荧光造影技术被应用于临床，最初是用于心、肝、肾功能的检查。20 世纪 70 年代最早用于眼底血管的造影，21 世纪初开始应用在淋巴系统领域。通常是通过皮内注射造影剂显影，主要的造影剂有吲哚菁绿和荧光素钠，前者由近红外光（780～900 nm）激发，后者被可见光（300～760 nm）激发。

1. 吲哚菁绿

2007 年 Unno 等提出近红外线的吲哚菁绿荧光造影，近红外光可穿透组织表面以下的 3～4 mm，几乎没有混杂的自发荧光，近年来，各种临床应用和比较，也验证了该方法的优越性和可行性。吲哚菁绿荧光造影能对淋巴管和淋巴结的解剖形态显像，并且是唯一能实时动态观察淋巴管收缩的方法，通过观察收缩频率的变化情况来诊断淋巴功能是否正常。若淋巴收缩功能紊乱，导致淋巴管中造影剂的运输缓慢或只是被动填充，从而出现真皮下回流的成像，并且随着淋巴水肿的严重程度加重，吲哚菁绿淋巴造影的成像特点即从淋巴管的线性模式变为局部回流的飞溅模式，最后变为线性模糊的弥散模式。因此，即便是无明显临床表现的潜伏期或一期淋巴水肿，鉴于技术的高敏感性，也能在几毫秒内迅速形成图像，可作为淋巴水肿类疾病的初筛方法之一。

吲哚菁绿荧光造影还可用于指导淋巴水肿的治疗和效果判定。临床研究表明，在手法淋巴引流和间歇性的肢体压缩治疗中，吲哚菁绿可实时可视化地监测淋巴管功能的恢复情况，并且能反馈间歇性气压治疗的有效率。在淋巴静脉的吻合手术中，可作为示踪剂验证吻合的通畅性。更重要的是吲哚菁绿可多次反复使用，显像的成本较低且操作简便，有利于了解疾病的进程和分期。

2. 荧光素钠

荧光素钠通常被 560 nm 波长的光检测，表现为强烈的黄绿色信号。最初用于视网膜成像，现逐渐成为神经血管手术常用的检测方法之一。在淋巴系统的检测上，由于可见光可被血液、水、黑色素等皮下组织吸收，所以可用于探测皮下的淋巴管和淋巴结。有文献报道，荧光素钠造影在预测淋巴静脉吻合的通畅性上效果更优，因为荧光素钠经皮信号更高，可很好地显示淋巴管并将其与皮下组织区分开，没有相邻组织的伪影，可精确检查吻合端的通畅性，但荧光素钠造影的局限在于该药物聚集在组织间隙不能被快速清除，较长的半衰期导致术中只能进行一次性评估且仅显示静态的组织灌注情况，增加了手术的时间和成本。

荧光素钠的不良反应，如过敏、恶心、低血压、过敏性休克和心搏骤停等，发生率高于吲哚菁绿。因此，高安全性的吲哚菁绿是婴幼儿和特殊部位检查的首选，临床上也将吲哚菁绿的近红外线成像技术作为荧光造影成像的首选。

— 30 —

（十一）多普勒超声

多普勒超声（doppler ultrasound，DUS）常被作为高性价比的筛查方法应用于临床，特别是对于管腔和流体的检查，更是具有无创、特异性高、敏感度高等优势。自1986年起就有文献报道，DUS可作为淋巴水肿的影像诊断，常用作水肿症状的鉴别，并且方便进行多次重复检查，可用于评价淋巴水肿的病程进展和比较治疗效果。有研究表明，DUS的影像诊断图像与国际淋巴水肿临床分期之间具有良好的相关性，可被用作排除淋巴水肿的筛查诊断和物理治疗的辅助检查。

DUS主要通过高频（10~20 MHz）超声探头探测浅层皮下组织的回声特性。Kleinerman等研究表明，淋巴组织的典型回声起源于表皮的外层，具有高度反射性，真皮层的回声由于胶原纤维之间的反射具有多样性，皮下组织中回声线呈水平或倾斜，回声水平扩散或弥散。特征性的影像表现：淋巴结呈淋巴糊状图像，即间质液聚集的低回声图像，其主要位于表皮和皮下层，更严重时也可位于浅层组织中。皮下淋巴管一般难以在DUS中成像，除非炎性反应和阻塞造成淋巴管的扩张，尤其是丝虫病造成的淋巴水肿，影像为典型的蠕动标志。

但DUS用于淋巴水肿的诊断也有很多不足的地方，如没有统一的诊断标准、诊断特异性差、容易被其他疾病干扰等。

二、淋巴水肿的鉴别诊断

1. 慢性静脉曲张和瓣膜功能不全
常累及双下肢，皮肤色深，皮下组织增生，表皮薄。

2. 急性深静脉栓塞
发病急，以单侧常见，多感疼痛。Homans征（＋），血栓到达肺部可致命。多普勒超声检查可发现血栓。

3. 心源性水肿
水肿局限在下肢远端，累及双下肢，呈凹陷性水肿，抬高下肢时水肿可消退，无疼痛。

4. 肾性水肿
双下肢肿，尿液检查可发现异常，面部可同时有水肿。

5. 黏液性水肿
甲状腺功能减退引发，累及双下肢，皮肤常有结节状增生，皮肤干燥，指甲易碎，甲状腺功能检查明显异常。

6. 恶性肿瘤淋巴转移
多见于单侧肢体，水肿起病较急，病程短、发展快，呈进行性加重，腹股沟或腋窝可能扪及肿大的淋巴结。有的患者有恶性肿瘤病史，可能伴有肿瘤引起的肝功能不全、低蛋白血症。

7. 药物引发

钙离子拮抗剂、类固醇激素、非类固醇抗炎药。

8. 脂肪肿

脂肪性肿胀呈双侧下肢对称性增粗，一般不累及足背。患者往往呈肥胖体型，皮肤不会出现粗糙化及炎症改变。

9. 体表良性肿瘤

如神经纤维瘤。

三、淋巴水肿的评估

淋巴水肿以四肢最常见，多是单侧，较少发生在双侧。淋巴水肿还可发生在面部、外生殖器和臀部。随着病期的延长，组织逐渐变硬，患部的体积也不断增大，晚期形成象皮腿，皮肤变得粗糙，生长乳头状瘤及皮肤淋巴液渗漏。绝大多数患者有一次或频发的丹毒发作史。

1. 淋巴水肿的临床特征

起病缓；早期呈凹陷性水肿；多有蜂窝织炎发作史；少有疼痛；有沉重感；皮肤干燥，粗糙，生长乳头状瘤，皮肤糜烂；少有溃疡。

2. 淋巴水肿的查体要点

水肿的部位（远端还是近端）；是否有皮肤改变；是否有皮肤淋巴液渗漏；是否有皮肤溃疡；是否有乳头状瘤；皮肤温度是否增高；皮肤颜色是否正常；是否有皮下组织增生和皮肤皱褶；是否有皮肤凹陷肿；皮肤是否有触痛。

3. 淋巴水肿的病史询问要点

是否有明显的诱因；水肿持续的时间；水肿进展的快慢；水肿发生前有何疾病；是否有心、肝、肾、肺等脏器的疾病，以及治疗的情况；是否有皮肤感染史；是否有静脉疾病史；有何服药史。

当获得全面的病史和身体状况评估时，有经验的医师可轻易地诊断出典型的淋巴水肿。然而，由于某些医师或患者，尤其是那些下肢水肿的患者缺乏淋巴水肿相关认识，常常需要多次就医才能被最终诊断为淋巴水肿。

临床上，淋巴水肿被描述为淋巴液体在组织细胞间隙的缓慢聚集。对于诊断来说，通过评估患者的病史和体格检查常常就已足够。基于国际淋巴外科的一致认识，淋巴水肿有 4 个阶段，0～3 期。差异化的诊断应该谨慎，得出淋巴水肿的准确诊断最重要的因素是水肿持续的时间、临床表现，以及疾病是单侧的还是双侧的。临床检查包括

MRI、CT、SPECT-CT 和同位素淋巴显像，这些检查同样有益于诊断。

参考文献

［1］陈林海，杨专，郑钧水，等 . 淋巴水肿影像诊断的研究进展［J］. 中华整形外科杂志，2021，37（4）：6.

［2］MAZZEI FG, GENTILI F, GUERRINI S, et al. MR Lymphangiography: A Practical Guide to Perform It and a Brief Review of the Literature from a Technical Point of View ［J］. Biomed Res Int，2017，21（4）：687-694.

［3］GENNARO P, BORGHINI A, CHISCI G, et al. Could MRI visualize the invisible？ An Italian single center study comparing magnetic resonance lymphography（MRL），super microsurgery and histology in the identification of lymphatic vessels ［J］. Eur Rev Med Pharmacol Sci，2017，21（4）：687-694.

［4］ASUNCION MO, CHU SY, HUANG YL, et al. Accurate prediction of submental lymph nodes using magnetic resonance imaging for lymphedema surgery ［J］. Plast Reconstr Surg Glob Open，2018，6（3）：e1691.

［5］Executive Committee of the International Society of Lymphology. The diagnosis and treatment of peripheral lymphedema：2020 Consensus Document of the International Society of Lymphology ［J］. Lymphology，2020，53（1）：3-19.

（王宇　关山）

第四节　淋巴水肿的预防

一、淋巴水肿的危险因素

（一）癌症相关淋巴水肿

淋巴水肿是癌症外科治疗、放疗后伴发的并发症之一，也可由肿瘤压迫或侵犯淋巴结构，阻碍淋巴回流，引发淋巴水肿。虽然严重程度不同，但一旦发生，很难彻底治愈。随着淋巴水肿的进展，可能出现肢体活动受限、疼痛、反复感染、外观异常、社会角色退化、自我形象紊乱、焦虑、抑郁和恐惧等症状，对患者生理、心理、社会功能产生长久损害，严重影响患者的生存质量，甚至发生败血症和恶变，从而危及生命。

乳腺癌、子宫颈癌、子宫内膜癌、卵巢癌、外阴癌、前列腺癌、睾丸癌、膀胱癌、结直肠癌、黑色素瘤等恶性肿瘤手术后，由于经过根治性淋巴结清扫、放疗，均有产生继发性淋巴水肿的风险。其原因是淋巴结清扫破坏了手术区域的淋巴结和淋巴管，导致远端组织淋巴液回流障碍；放疗常导致组织纤维化，并且会阻碍淋巴管的再生，使得淋巴液运输受损，最终引发淋巴水肿。恶性肿瘤综合治疗后发生淋巴水肿的时间差异很大，可在术后早期发生一过性水肿，很快自行消退，也可能持续加重，还有部分发生在术后数年甚至数十年。

目前，有关癌症患者治疗后淋巴水肿的认知及预防策略、执行情况等文献报道较少，国内尚未形成统一的淋巴水肿预防及管理流程。若能将与癌症相关的淋巴水肿风险评估纳入到临床工作中，从源头入手，尽早明确高危患者，基于循证进行标准化预防管理，可减少淋巴水肿的发生及减轻淋巴水肿的程度。

1. 乳腺癌相关淋巴水肿危险因素

主要包括疾病因素、治疗因素、个人因素、行为因素四个方面。

（1）疾病因素：肿瘤分期较晚（Ⅲ～Ⅳ期），肿瘤本身堵塞淋巴管，伴有高血压、糖尿病患者发生淋巴水肿的风险增加。

（2）治疗因素：包括手术方式、放疗、化疗、术后并发症等因素。①手术方式：a.乳腺及腋窝手术方式被认为是乳腺癌相关淋巴水肿形成的主要危险因素，接受乳腺癌改良根治术或乳房切除术、腋窝淋巴结清扫术（axillary lymph node dissection，ALND）的患者，术后上肢淋巴水肿的风险增加，这种风险性还与淋巴结清扫数目和阳性淋巴结数目的增加相关。b.有文献报道，纵切口或斜切口是患者术后并发淋巴水肿的危险因素。与肌束、皮纹走向一致的横切口则受外力影响小，术后愈合更好，使淋巴管因腋窝挛缩带来的压迫减轻，可降低淋巴水肿的发生率。②放疗：乳腺癌术后放疗已被证实是淋巴水肿发病的高风险因素，并因放疗时间、照射范围、照射剂量，以及个体差异而不同，局部淋巴结放疗比乳房/胸壁照射显著增加淋巴水肿的发生风险，尤其是在腋窝淋巴结清扫术后。放疗过程中可能破坏放射区内的静脉和淋巴管，导致淋巴管水肿扩大，发生炎性细胞浸润、纤维化、结缔组织增生，淋巴管与静脉还可因肌肉纤维化而受到压迫，对淋巴回流造成阻碍，引发淋巴水肿。③手术及放疗并发症：皮下积液、伤口感染或延迟愈合等术后并发症会增加上肢淋巴水肿的发生风险。伤口感染会诱发淋巴管炎，进一步引起淋巴管阻塞、水肿、纤维化；伤口延迟愈合会引起瘢痕增生、组织挛缩，压迫静脉和淋巴管，阻碍淋巴回流，引起患肢淋巴水肿。富含蛋白质的淋巴瘀滞、潴留又为细菌生长提供环境，形成恶性循环。

（3）个人因素：①高龄（≥60岁）是上肢淋巴水肿发生的危险因素。随着年龄不断增长，淋巴管-静脉吻合网逐渐减少，淋巴系统的代偿能力也随之降低，增加上肢淋巴水肿的发生风险。②体质指数（body mass index，BMI）：相关研究显示，BMI ≥ 25 kg/m^2，尤其是 BMI ≥ 30 kg/m^2 是淋巴水肿的独立危险因素，术后体重大幅度波动也会增加淋巴水肿的发生风险。肥胖或较大幅度的体重波动会使皮肤过度拉伸，皮下脂肪组织堆积，长期的血液和淋巴循环负荷过大，破坏了浅表的淋巴管结构，易发生延迟愈合、脂肪坏死、感染等不良情况，诱发或加重上肢淋巴水肿。肥胖会增加患高血压、高血糖等疾病的概率，高血压、高血糖可能导致人体水钠潴留、细胞外液量增加，局部淋巴回流功能下降等因素也是淋巴水肿的危险因素。

（4）行为因素：患者对淋巴水肿相关知识的认知程度与淋巴水肿的发生具有一定的相关性，术后缺乏正确的康复训练、过度劳累、肢体长时间负重及衣服首饰过紧均会增加淋巴水肿的发生风险。

2. 妇科肿瘤相关淋巴水肿危险因素

下肢淋巴水肿是妇科恶性肿瘤淋巴结清扫术后常见的慢性不可逆转的并发症，往往在术后几个月甚至数年才发生，严重影响了妇科肿瘤患者的生活质量。据报道，全世界约 2000 万患者受下肢淋巴水肿影响。妇科肿瘤治疗后下肢淋巴水肿总发生率约 25%，在某些特殊群体中可高达 70%。同一类型的妇科肿瘤治疗后下肢淋巴水肿发生率的差异较大，原因可能是下肢淋巴水肿诊断标准、评估的方法不同（以主观感觉评估或以客观的临床表现进行评估）及随访时间不同等有关。妇科肿瘤治疗后淋巴水肿的高危因素包括疾病因素、治疗因素、个人因素、行为因素四个方面。

（1）疾病因素：FIGO 分期（Ⅲ～Ⅳ期）、肿瘤本身堵塞淋巴管、高血压、糖尿病是妇科恶性肿瘤治疗后下肢淋巴水肿发生的危险因素。

（2）治疗因素：①淋巴结切除是妇科恶性肿瘤标准手术治疗的组成部分，是明确肿瘤分期和指导后续治疗的重要依据。妇科肿瘤的常见淋巴转移部位主要为盆腔、主动脉旁和腹股沟淋巴结，这些淋巴结常在术中被部分或全部切除，下肢淋巴水肿的风险与被切除的淋巴结数量成正比，前哨淋巴结标测已被证明能够在妇科恶性肿瘤的治疗中降低下肢淋巴水肿的风险。②放疗，即妇科肿瘤术后盆腔及腹股沟区域的放疗，可导致淋巴管闭塞，干扰受损淋巴管的愈合，以及放疗区域皮肤纤维化、淋巴管萎缩和淋巴侧支循环减少，使淋巴循环进一步受阻；放疗时间、放疗剂量和照射范围会影响下肢淋巴水肿的发生，放疗次数越多、放疗剂量越大，发生下肢淋巴水肿的风险越大。③化疗可加重淋巴系统的负荷，影响淋巴管再生，使淋巴系统代偿能力受损；化疗常用于较晚期患者，该类患者可能同时合并淋巴结转移和放疗等多个危险因素，共同作用下导致下肢淋巴水肿的发生。④术后并发症，如淋巴囊肿形成、感染、损伤、瘢痕等。

（3）个人因素：肥胖程度，BMI ≥ 25 kg/m^2，尤其是 BMI ≥ 30 kg/m^2；高龄（≥ 60 岁）。

（4）行为因素：①缺乏运动和运动过度、长时间站立；②衣服过紧；③足癣；④负重、过劳；⑤对淋巴水肿的认知缺乏。

3. 生殖器肿瘤相关淋巴水肿的危险因素

会阴部和外生殖器淋巴水肿绝大多数与下肢淋巴水肿伴发。恶性肿瘤腹股沟/髂窝淋巴结转移、会阴部和盆腔恶性肿瘤根治术、盆腔及腹股沟淋巴结放疗等因素，造成淋巴管、淋巴结的破坏，淋巴回流受阻，引起会阴部和外生殖器淋巴水肿。其中，以恶性肿瘤淋巴结转移引起的阴囊阴茎水肿和放疗后淋巴结病变引发的淋巴水肿较常见。由于部位特殊，外生殖器和会阴部的淋巴水肿比四肢淋巴水肿治疗难度大，淋巴引流和压力治疗较难实施，尽早发现危险因素，采取预防措施，意义重大。

（1）肿瘤综合治疗共性危险因素：高龄、手术切除淋巴结、放疗、淋巴转移、长时间站立、感染、BMI 偏高、衣服过紧、运动不恰当、瘢痕等。

（2）综合消肿治疗不当：治疗下肢淋巴水肿时，容易引发或加重会阴和外生殖器水肿，如不规范的手法引流、绷带包扎操作，或空气泵压力波治疗仪的选择和使用不当。

（二）创伤相关淋巴水肿

创伤是由外力作用于人体而引起的组织或器官的损伤，包括开放性损伤和闭合性损伤，常见于手术、烧伤、机械伤、锐器伤、坠落伤、交通伤、运动损伤等。

1. 淋巴管受损

大面积软组织撕裂伤或挫伤、骨折等，造成大范围的淋巴管受损，淋巴管难以完全再生。

2. 血肿

血肿压迫造成静脉、淋巴回流受阻，没有及时清除的血肿有可能机化、感染，形成瘢痕造成淋巴系统结构性损伤。

3. 感染

反复感染或慢性炎症将导致淋巴管、淋巴结的结构破坏，阻碍淋巴回流，引起淋巴水肿。

4. 瘢痕

瘢痕阻碍淋巴回流，引起淋巴水肿。

5. 大关节活动减少

大关节活动是促进淋巴回流的动力之一，创伤性骨折导致关节活动受限会影响淋巴液的回流。

6. 先天性淋巴系统结构异常

先天性的淋巴系统发育异常如淋巴管缺失或结构异常，称为原发性淋巴水肿。

（三）淋巴管（结）炎相关淋巴水肿

1. 足癣及感染性伤口

足癣导致皮肤溃烂，或伤口感染，细菌侵入淋巴管、淋巴结引起急性炎症，反复多次的感染造成淋巴管、淋巴结的结构破坏，阻碍淋巴回流，引起淋巴水肿。

2. 创伤后炎症

各种创伤引起的非特异性局部免疫反应，会出现红、肿、热、痛、功能障碍等炎症表现，是机体为了破坏受损细胞并修复受损组织的过程。其结果有三种可能：完全愈合、慢性炎症、其他组织受损。淋巴系统在参与炎症反应的过程中，可能出现永久性损伤，发生淋巴水肿。

二、淋巴水肿的预防措施

（一）癌症相关淋巴水肿预防

1. 乳腺癌相关淋巴水肿的预防

（1）早期筛查：生物电阻抗分析仪可通过分析微弱电流来测量细胞外液量，进而早期诊断淋巴水肿。

（2）疾病管理：淋巴水肿与 BMI、高血压、糖尿病等个人因素相关，因此帮助患者提高自我疾病管理意识，保持理想体重，控制血压及血糖，正确辨别淋巴水肿的早期临床症状并指导其就医，是淋巴水肿预防的重要方法。建议乳腺癌患者应在术后 1 个月内建立与淋巴水肿专业治疗人员的联系，定期随访、观察，特别是在术后 1 年，至少应每 3 个月进行 1 次。

（3）自我防护：患者对于肢体的自我防护，应在理解淋巴水肿发病相关行为因素的基础上，加以落实。淋巴水肿高危者要避免蚊虫叮咬、静脉注射、骨折、外伤等；日常保持皮肤清洁及湿润，注意防晒防冻，预防皮肤损伤及感染的发生；1 年内避免在术侧肢体测量血压；避免桑拿及热浴（水温 > 38.9 ℃）；在做家务及务农、锻炼时要佩戴合适的压力袖套；减少航空旅行的次数与时长。

（4）合理锻炼。锻炼分为 2 个阶段：第一阶段从术前 1 天开始至术后 3 ~ 7 天，每日 2 次，每次 3 ~ 5 分钟，包括深呼吸、握拳运动、手掌捏球运动、腕部旋转及肘部屈伸运动；第二阶段从术后第 8 天开始，由有氧和伸展锻炼 2 个部分组成；在术后第 8 ~ 14 天，患者需在第一阶段锻炼的基础上增加每日 1 次的有氧运动（如散步、健美操等），每次持续 15 ~ 20 分钟。另外，在术后引流管拔出后（大多为术后 7 ~ 14 天），患者须在第一阶段活动及有氧运动的基础上增加每周 1 次的伸展练习，每次持续 20 分钟，包括头部、腕部、手臂、肩关节等部位的伸展。同时，运动锻炼结合自我淋巴引流能更好地预防淋巴水肿。每周 2 次，每次 60 分钟，持续 8 周的瑜伽锻炼对于有淋巴水肿风险的患者是安全、可行的。尽管单独有氧运动和抗阻力锻炼并不能显著改善已发生淋巴水肿患者的疾病进展，但能够增加其手臂与关节的活动度，提高患者的生活自理能力。

（5）淋巴引流：手法淋巴引流术（manual lymphatic drainage，MLD）或使用间歇式

空气压力波治疗仪替代手法淋巴引流。手法淋巴引流是淋巴水肿综合消肿治疗中的一部分，也可用于高危人群来预防淋巴水肿。实施手法淋巴引流前需要专业评估，排除禁忌证。

（6）压力衣的使用：患肢佩戴淋巴水肿专用压力袖套，并配合每日 15 分钟的患肢和关节的伸展锻炼，可有效地预防患肢淋巴水肿的发生和进展。

（7）患者教育：由经过规范培训的医务人员提供患者教育，可帮助患者更好地理解及执行淋巴水肿预防行为，提高其治疗的依从性及满意度。

（8）手术预防。①前哨淋巴结活检（Sentinel lymph node biopsy，SLNB）：随着精准外科理念的发展，淋巴水肿的预防策略已经发生了革命性的改变，随着 SLNB 技术的发展，从常规区域淋巴结清扫到选择性清扫。术中淋巴管成像和前哨淋巴结活检作为一种能够高度检测区域淋巴结转移的方法，使没有区域淋巴结转移的患者安全地避免了清扫，有效降低了术后患肢淋巴水肿的发生。2006 年美国国立综合癌症网络（National Comprehensive Cancer Network，NCCN）指南首次推荐，对于临床腋窝淋巴结阴性（cN0）的乳腺癌患者采用 SLNB，前哨淋巴结阴性可免于 ALND。2011 年 NCCN 指南推荐：对于没有接受新辅助化疗的 cN0、肿瘤为 $T_{1 \sim 2}$、接受保乳手术及全乳放疗的患者，如果前哨淋巴结转移不超过 3 枚，可避免 ALND。如果 SLNB 阳性少于 3 个，则不必常规进行进一步的腋窝清扫手术，放疗可达到同样的治疗效果，可明显降低了上肢淋巴水肿的发生。②腋窝反向作图（axillary reverse mapping，ARM）：是指通过上肢淋巴显影在腋窝处定位回流上肢淋巴系统的淋巴结，选择性进行腋窝淋巴结清扫，以减少手术对于淋巴系统的损伤。应用 ARM 时需考虑其对转移、复发造成的风险，其安全性及可行性有待于进一步验证。③淋巴水肿显微外科预防性治疗（lymphatic microsurgical preventive healing approach，LYMPHA）：是指在乳腺癌切除及腋窝淋巴结清扫手术完成后，即刻对患者进行淋巴管-静脉吻合，以重建淋巴回流通道的显微外科技术。④乳房重建：随着重建手段的成熟和普及，乳房重建越来越多地在乳腺癌手术时进行，使人们更多地关注乳房重建术后淋巴水肿的风险。有研究表明，与乳腺癌切除术后不进行乳房重建相比，乳房重建尤其是即刻重建，可降低淋巴水肿的发生风险。

2. 妇科肿瘤相关淋巴水肿的预防

（1）治疗计划：临床医师应尽量采用保守性的手术或治疗计划。与广泛性的淋巴结清扫相比，SLNB 能有效降低下肢淋巴水肿、淋巴囊肿；同时，采用更适当的辅助治疗方法，可降低下肢淋巴水肿的发生风险。

（2）患者教育：术前即开始进行淋巴水肿相关教育，宣教内容包括提高机体抵抗力，尽量不要泡温泉、洗桑拿等；应日常佩戴压力袜（推荐 3 级弹力袜），并禁止在患肢进行输液；做好患肢皮肤的护理，保持衣物柔软、宽松，减少皮肤摩擦；注意皮肤清洁，避免咬伤、抓伤、割伤等相关损伤或感染，会阴部皮肤尤其要关注。

（3）淋巴引流：手法淋巴引流或使用间歇式空气压力波治疗仪替代手法淋巴引流。

（4）定期随访：术后定期评估患者淋巴水肿的发生情况，采用生物电阻抗分析仪早期筛查有无淋巴水肿发生。

（5）合理锻炼：下肢淋巴水肿患者应尽早开展合适的功能锻炼，避免长时间站立或剧烈运动，配合腹式呼吸，运动时穿戴淋巴水肿专用压力袜，随病情缓解可循序渐进地开展快走、慢跑、骑车、游泳、八段锦等运动。在开始进行患肢或高危肢体的体力活动之前，应考虑佩戴特殊的压力衣，并由淋巴水肿专家进行相关评估。

（6）疾病管理：有肥胖、高血压、糖尿病等危险因素时，患下肢淋巴水肿的风险会大大增加。因此合理控制体重，养成良好的生活方式可有效减少妇科肿瘤患者治疗后下肢淋巴水肿的发生，提高患者的生存率和生活质量。

3. 生殖器相关淋巴水肿的预防

会阴部和外生殖器淋巴水肿往往与下肢淋巴水肿相伴发生，除下肢淋巴水肿相关预防措施以外，治疗下肢淋巴水肿时必须充分地进行相关淋巴结清空和淋巴区域引流，绷带包扎时密切关注会阴部和外生殖器，保持皮肤清洁干燥，强调自我手法淋巴引流，采用方便穿脱的压力衣预防淋巴水肿的发生。

（二）创伤相关淋巴水肿的预防

（1）开放性损伤：抬高患处，避免受压，保持创面清洁，积极预防感染；在不牵动伤口的前提下，尽早开始手法淋巴引流，可选择创面作为引流口，创面旁可使用肌内效贴布贴扎消肿。

（2）闭合性损伤：应及时诊断出肌间血肿，伤后尽早冰敷及弹力绷带包扎，以减少出血和肿胀；尽早开始手法淋巴引流可促进淋巴管再生，避免形成紊乱的结缔组织网，减少瘢痕形成和淋巴水肿的发生。可尽早使用肌内效贴布贴扎，促进局部循环，消除炎症和肿胀。

（3）功能训练：尽早开始个性化的运动方案设计和监督实施，有利于恢复关节活动，减少瘢痕形成，从而减缓淋巴水肿。

（三）淋巴管（结）炎相关淋巴水肿的预防

针对发病原因，积极治疗足癣和各种细菌感染；科学膳食，合理运动，提高机体免疫力；关注皮肤健康；积极正确处理各种创伤，避免感染和瘢痕形成，尽早恢复关节功能。

参考文献：
［1］M. 福迪，E. 福迪. 福迪淋巴学［M］. 3 版. 曹烨民，阙华发，黄广合，等译. 北

京：世界图书出版公司，2017.

［2］张建，余正，王劲松，等．逆行腋窝淋巴结示踪术在乳腺癌中的临床可行性及肿瘤安全性的 Meta 分析［J］.医学综述，2020，26（6）：1233-1239.

［3］张甘棠，乳腺癌术后并发淋巴水肿的危险因素及护理干预［J］.护理实践与研究，2020，17（23）：5.

（董哲　关山）

第五节　淋巴水肿的治疗

一、非手术治疗（保守治疗）

目前，理想的非手术治疗方法包括皮肤护理、手法淋巴引流技术（manual lymphatic drainage，MLD）、多层低弹绷带包扎（multi-layer lymphoedema bandaging，MLLB）、功能锻炼、家庭管理指导。其中，皮肤护理、功能锻炼、家庭管理指导在后面章节具体详述。本节主要阐述 MLD 和 MLLB 的内容。

（一）MLD 的技术方法

1892 年，亚历山大·维尼沃特（Alexander Winiwarter）首次提出不使用手术、药物而采用手法治疗淋巴系统功能紊乱的设想。直到 40 年后，丹麦哲学博士和物理治疗师埃米尔·沃德（Emil Vodder）创立了 MLD 技术。包括定圈法、泵送法、铲送法和旋转法四项技术。

随着 MLD 技术的临床实践和拓展，Judith Casley-Smith 和 John Casley-Smith 博士创建了 Casley-Smith MLD 技术，其特点是在对淋巴系统的微观解剖和淋巴细胞深入研究后，设计了更简单有效的 MLD 手法，以及使患者或其家庭成员均可学会的自我手法引流和自我管理，并将深呼吸和自我 MLD 纳入消肿功能锻炼，同时压力绷带治疗更强调达到一个梯度压力和创造性地使用保护衬垫、抗纤维化填充技术。本节先简要介绍 Vodder MLD 技术的特点、功效和操作要点。在此基础上，再详尽阐述 Casley-Smith MLD 技术的治疗优势。其共同特点有以下几点。①轻柔地牵动皮肤，刺激浅表淋巴管，增强淋巴的生成和流动。②手法施压时促进淋巴液向引流区流动，减压时组织液进入淋巴管。③操作方法：手法引流先引流肢体近心端再引流远心端，通过近心端的引流可为远心端的液体流入"腾出空间"。④缓慢且有节奏，速度为 1 次/秒，每个动作重复

5～8次。

1. Vodder MLD 技术

包括定圈法、泵送法、铲送法和旋转法四项技术，与传统按摩技术的发力方式不同，该技术是在皮肤上进行柔缓、有节奏地旋转或泵送推动，达到向皮肤和皮下组织内液体向所需引流方向移动的目的。

（1）治疗的效果：拉伸和交替按压促进组织间液进入毛细淋巴管生成淋巴液；刺激前淋巴集合管和淋巴集合管的舒缩，促进淋巴管的充盈和排空；调节淋巴结内淋巴回流量和浓度；加强淋巴液引流，减少淤积。

（2）操作要点：注意不同方法的治疗范围具体内容如下。

定圈法。①治疗范围：全身任何部位均可用。面积较小部位用拇指"定圈"，面积较大用4根手指或手掌"定圈"，单手或双手均可。②方法：包括施压和减压手法（图1-5-1）。治疗师手指或全掌以圆形轨迹牵拉患者皮肤，在施压时，将皮肤压向皮下组织打半个圈，另外半个圈为不施压手法，放松和伸展皮肤，使皮肤和淋巴管在纵向和横向轻度拉伸，刺激淋巴管舒缩。

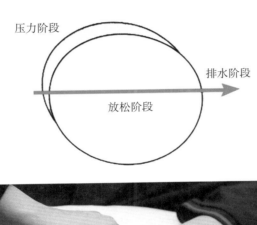

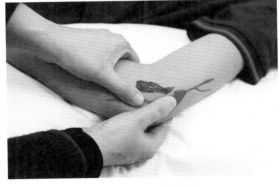

图1-5-1 定圈法

泵送法。①治疗范围：手臂、腿、躯干侧面等大面积区域。②方法：手腕屈曲，拇指和示指展开，两指间虎口形成"按压带"紧贴皮肤。手腕延伸推动皮肤，掌面下压，泵送淋巴液向引流的方向。不施压时，手轻离皮肤表面。如此开始下一个循环（图1-5-2），重复多次，可单手或双手交替进行操作，也可与"定圈法"交替实施。

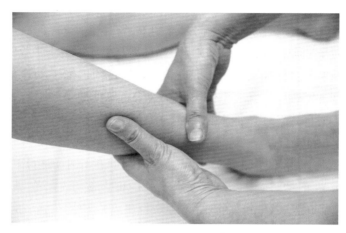

图1-5-2 泵送法

铲送法。①治疗范围：四肢。②方法：类似"泵送"，手腕屈曲，拇指与示指展开，从侧面接触皮肤滑向四肢背面，手掌和手指向背面下沉，由远端至近端，从后向前跨过皮肤分水岭，不断加大按压的力度，直到施加的力度不便于手滑行，这样可以横向、纵向拉伸淋巴管，清空管内淋巴液。

旋转法。①治疗范围：躯干。②方法：拇指外展，仅拇指和示指接触皮肤，其余手指指向引流方向，拇指旋转向侧面滑行，直至靠近示指，同时手腕降低向皮肤施压，手掌下沉接触皮肤。当进行下一个部位的按摩时，沿着引流方向，先移动2～5手指再带动拇指。

2. Casley-Smith MLD技术

包括淋巴结按摩、轻抚引流、跨分水岭引流、阻塞流动和深部引流，使淋巴通过淋巴管和淋巴结的移动增加；将细胞外液从组织间隙排到淋巴管中；将细胞代谢产物和废物转移到淋巴管中。

（1）治疗的效果：清除超负荷的淋巴液、减轻肿胀；从组织间隙中去除蛋白质；改善淋巴管内的活动能力；刺激免疫活动；刺激副交感神经达到改善睡眠、减轻疼痛等的效果。

（2）操作原则：包括以下4个方面。

• 轻柔：患者的皮肤表层应该在治疗师移动的手上被即刻推动。这将刺激淋巴管和静脉对细胞间液的重吸收。因而被移动的液体在皮肤以下，肌肉床的浅表位置，并且淋巴管是脆弱的，压力太大会破坏毛细淋巴管，力量不应使皮肤泛红，若有慢性淋巴水肿合并纤维化治疗，力量可略增加，但仍在肌肉以上和皮肤以下，不应引起疼痛。治疗师须注意修剪指甲。

- 缓慢而有节奏：淋巴是一种比血液"更黏稠"和流动"更慢"的液体，因此需要更慢的手法，速度为 6 ~ 10 次/分，重复手法可促进淋巴管对淋巴的吸收，每个手法重复不少于 5 次。肌肉运动可增加淋巴管的泵送和淋巴流动。

- 引流方向：未受损的淋巴系统，按正常循环通路引流。若手术或瘢痕干扰，引流方向改道至最近的淋巴结。必须先清空近端淋巴通道再引流远端。在打圈的手法中，一半圆施压，另一半圆放松不施压，产生一种开－关的节奏，保证液体引流方向不被拉回原点。

- 治疗频率（时间和次数）：根据患者全身和局部的情况酌情调整。全身治疗时间一般为 1.5 小时，特定区域为 20 ~ 30 分钟，时间过长会引起头痛、恶心或疲劳等不适反应。一个区域每次治疗的间隔时间不应太长，如一周内的治疗，每天一次，效果最好。

（3）操作要点：包括以下 5 个方面。

- 淋巴结按摩：通过按揉排空区域淋巴结内淋巴液，如锁骨上下、腋下、腹股沟淋巴结群。手法以环形打圈的方式进行（原则第 3 点已阐述）。

- 轻抚引流：通过拉伸皮肤，刺激毛细淋巴管的锚丝和淋巴管平滑肌，以增加淋巴液形成、促进淋巴管泵送和定向流动。轻抚引流的方向以解剖学为基础，按照淋巴液流向的生理模式进行。

- 跨分水岭引流：淋巴分区之间的边界称为分水岭，在浅集合管水平，毛细淋巴管和前集合管是无方向、无分界线的，在分水岭上，有较小的淋巴管连接另一侧的集合管，因此液体交换可跨过分水岭。在进行淋巴引流时，打开分水岭，对改变淋巴液流动的方向，绕过阻塞区域转向淋巴引流畅通的区域是非常必要的。

- 阻塞流动：慢而持续的跟进手法，另一只手施压于阻止淋巴液流向的区域，阻塞淋巴液在该区域的流动，使淋巴液向既定方向和区域回流。

- 清空深部淋巴干（深部引流）：要使液体向前流动，必须先清除前面的通道，首先清空深部主干区域，例如，配合呼吸深度按压胸导管的起始点——乳糜池的位置，以促进胸导管的引流；配合腹式呼吸的腹部 5 个位点的循序深层按压，以促进腹部深部淋巴干的引流。

Casley－Smith MLD 的关键技术要点还在于结合患者的病情和治疗部位制定相应的引流路线和序列，在原则不变的基础上手法可不拘泥于特定的动作，可采用更灵活、简单的手法推动皮肤，也可结合 Vodder 手法或"经典"按摩技术如叩抚、振动、揉捏和摩擦等治疗手法，合理巧搭，达到较好的消肿效果。

（4）引流路径。

根据 Casley－Smith MLD 的观点，无论治疗身体哪个部位的淋巴水肿，MLD 都应该从锁骨上窝开始和结束，此部位是胸导管和右淋巴导管注入静脉的连接处。通过手法按摩，可促进锁骨上淋巴结的排空，促进淋巴液向两静脉角流动。

具体操作步骤：

患者取仰卧位，治疗师站在患者头部前面。向心方向刺激锁骨上淋巴结（图1-5-3），示指和中指的指腹环形打圈按揉锁骨上窝。

• 头、颈、脸部的 MLD 治疗：适用于手术或外伤后的头面、颈淋巴水肿、颈椎过度屈伸损伤。肩颈准备技术的操作步骤如下。

第一步，患者取仰卧位，治疗师站在患者头部前面。向心方向刺激锁骨上淋巴结，示指和中指的指腹环形打圈按揉锁骨上窝。

第二步，在颈部仍使用环形打圈疏通颈淋巴结群，之后双手放在颈外侧，彼此平行，朝锁骨上窝方向按摩引流（图1-5-4）。

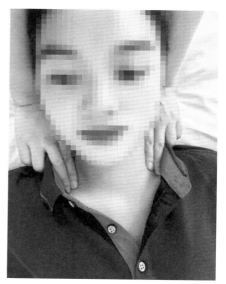

图1-5-3 刺激锁骨上淋巴结

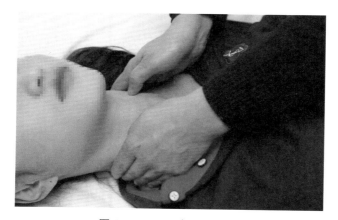

图1-5-4 颈部环形打圈

第三步，肩部旋转圆周运动：治疗师站在患者侧面，可牵拉并改变深部淋巴管的直径，此部位又是胸导管和右淋巴导管注入静脉的连接处。通过旋转运动，还可加速锁骨下静脉血流速，锁骨下静脉又与锁胸筋膜相贴，从而促进淋巴液由直径增宽的淋巴管向两静脉角流动。

在"肩颈准备技术"完成后，主要用手指或手掌环形打圈+泵送进行以下部位的 MLD 治疗。

A. 枕部治疗（图1-5-5）：用环形打圈法按摩枕部淋巴结，将手掌放平，置于头颅后部皮肤，轻抚引流，确保头皮被牵动。分别向椎旁淋巴结、颈部淋巴结引流，而后引流至锁骨上窝。

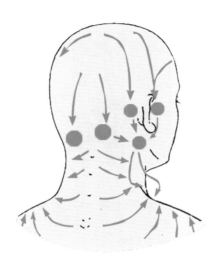

图 1-5-5　项、枕淋巴结群

B. 头顶治疗：将手掌放平，置于头颅顶部皮肤，轻抚引流至耳后淋巴结，再下行至锁骨上窝。

C. 颞部治疗：用示指和中指按摩耳前和耳后淋巴结（图 1-5-6），将颞部皮肤轻抚引流至耳前和耳后淋巴结。

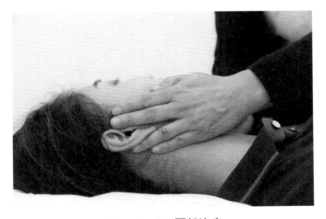

图 1-5-6　颞部治疗

D. 项部三角区治疗（图 1-5-7）：在颈背部和肩胛上区域用指尖放于肩胛骨脊突上固定打圈，此部位是腋窝淋巴结和颈部淋巴结引流区的分界处，从颈椎棘突上沿颈部两侧淋巴结群轻抚引流。

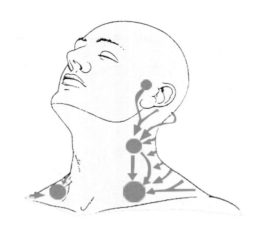

图 1-5-7 项部三角区治疗（圆形表示颈部需治疗的淋巴结群）

E.脸部治疗（图 1-5-8）：包括下颌区域（F）、上颌区域（G）和前额治疗。

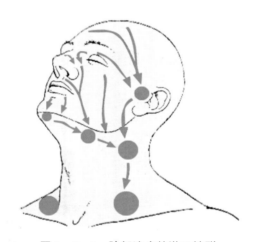

图 1-5-8 脸部治疗的淋巴结群

F.下颌区域治疗：将一根或两根手指相对放在颌下淋巴结和颏下淋巴结区域按压（图 1-5-9），手掌旋转向颈淋巴结引流。

G.上颌区域治疗：用手指指腹在鼻子的下半部、颊部向颌下淋巴结轻抚引流。

H.颧骨和脸颊治疗：向颌下淋巴结轻抚引流，再引流至颈淋巴结下行至锁骨上窝。

I.鼻部治疗：手指指腹从鼻部向外轻抚引流至颌下淋巴结。

J.下眼睑和泪腺治疗：眼睛下方轻抚引流至腮腺淋巴结，再到颌下淋巴结。

K.上眼睑和眉毛区域治疗：向耳前淋巴结方向轻抚引流。

L.前额治疗：手掌平放在前额中部，向两侧下滑轻抚引流至耳前淋巴结，再引流至颌下淋巴结、颈淋巴结，再下行至锁骨上窝。

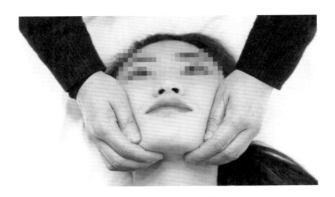

图 1-5-9　颌下淋巴结和颏下淋巴结

M. 口腔治疗：若有假牙，治疗前先拿掉假牙，治疗师戴上手套或医用手指套，治疗中需定时用清水湿润口腔，减少对乳胶手套的不适。右手手指做环形打圈，引流至右侧口腔，左手手指引流至左侧口腔。

N. 颊、唇区域治疗：用示指和中指在颊黏膜和上下唇黏膜内做环形打圈引流，同时另一手在面颊外侧反向支撑。

O. 上腭治疗：用示指做环形打圈，由硬腭向软腭方向引流。

P. 口底治疗：一手在外部下颌下提供一个反向压力支撑，另一手示指在口底、上、下、内外侧牙龈做环形打圈引流（图 1-5-10）。

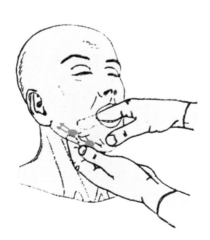

图 1-5-10　口腔淋巴引流

以上所有部位的淋巴最终均向颈部淋巴结链、锁骨上窝引流，最后步骤重复轻抚刺激锁骨上淋巴结。

• 胸、背部 MLD 治疗：适用于继发单侧手臂淋巴水肿和对健康一侧的预处理治疗、外伤和手术后局部淋巴水肿、周期性特发性水肿综合征的一部分治疗。

操作方法：按摩锁骨上淋巴结后，主要用手掌环形打圈或旋转法＋泵送行胸、背各部位的治疗，具体方法如下。

A. 腋淋巴结治疗：用环形打圈在腋窝淋巴结区域施压，包括5组淋巴结群：胸肌淋巴结、尖部淋巴结、中央淋巴结、外侧淋巴结、肩胛下淋巴结（图1-5-11）。

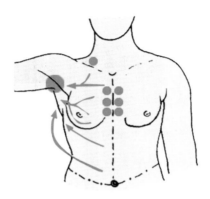

图1-5-11　腋窝、胸部淋巴引流

B. 锁骨和胸前区治疗：从锁骨下区和胸骨向腋淋巴结方向轻抚引流。

C. 乳房治疗：用环形打圈或旋转法刺激内侧乳房（胸骨旁）淋巴结，再用"泵送法"进行乳房内象限和肋间隙施压引流至腋窝淋巴结。

D. 肋间区域治疗：用固定打圈在胸骨旁和肋间淋巴结区域向组织内部施加弹簧样的压力。

E. 躯干侧面治疗：在躯干侧面，上半部分向腋窝引流，下半部分向腹股沟引流（图1-5-12）。

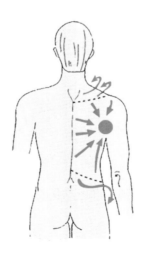

图1-5-12　背部治疗

F. 肩胛骨区域治疗：手掌平放，在肩胛骨水平从脊椎棘突向腋窝淋巴结轻抚引流。也可从颈椎棘突向躯干侧面交替旋转按压。

G. 肋间和椎旁区域治疗：用手指固定打圈向组织内部做弹簧样的按压。

以上部位治疗的引流方向均至腋窝淋巴结，最后步骤仍刺激锁骨上淋巴结。

• 上肢的 MLD 治疗：适用于 Sudeck 病（反射交感性营养不良）；由外伤、手术或瘫痪引起的局部水肿；风湿性疾病，如慢性多发性关节炎、进行性系统性硬化的辅助治疗。

操作方法：按摩锁骨上淋巴结之后，手指环形打圈激活腋窝淋巴结。其他部位用手掌环形打圈＋泵送进行治疗。

A. 上臂内侧治疗：双手在肱二头肌上（上臂中间区域）向腋窝方向轻抚引流或泵送。

B. 三角肌区域治疗：从三角肌上向腋窝淋巴结引流。

C. 上臂外侧治疗：在上臂外侧和前部轻抚引流或泵送至腋窝淋巴结（图 1–5–13）。

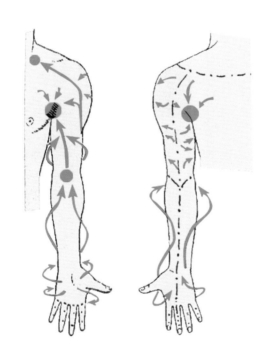

图 1–5–13　上臂外侧治疗

D. 肘部区域治疗：肘关节被动弯曲和手臂旋后，在肘上髁内外侧及肘内（肘部淋巴结，图 1–5–14）按摩，并将肘部区域向腋窝引流（图 1–5–15）。

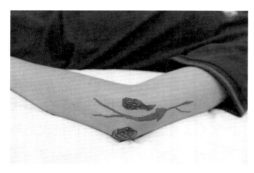

图1-5-14 肘部淋巴结

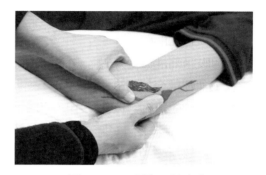

图1-5-15 肘部区域治疗

E. 前臂治疗：在前臂的尺侧和桡侧引流到肘窝，再轻抚引流或泵送至腋窝淋巴结。

F. 手和手背区域治疗：在手腕背部、手背、手指和拇指引流至肘部淋巴结。

G. 手掌治疗（图1-5-16～图1-5-18）：手掌外侧淋巴向手背引流，掌心引向前臂中央引流区。

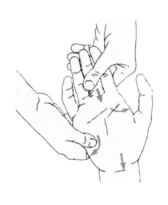

图1-5-16 手掌治疗（1）

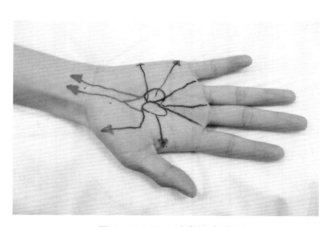

图1-5-17 手掌治疗（2）

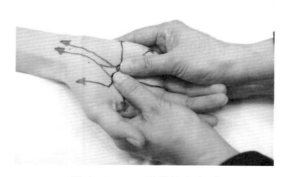

图1-5-18 手掌治疗（3）

上肢绝大部分的淋巴最终均引流至腋窝淋巴结，少部分引流至锁骨上淋巴结最后步骤仍刺激锁骨上淋巴结。

· 胸腹深部淋巴干及腰、臀部的 MLD 治疗：胸腹深部淋巴 MLD 治疗时，需随深呼吸的吸气和呼气交替而进行，这样可利用胸腔和腹腔的气压变化有效促进胸、腹、盆腔及下肢淋巴液的回流。胸部的 MLD 治疗前面内容已阐述。

此外，腹腔深部的 MLD 治疗，需特殊按摩技术配合呼吸疗法，这样既能促进胸导管内的淋巴引流，还能加强其他较大淋巴干内的淋巴流动，同时腿部的淋巴液也因"吸入效应"而向该区域流动。

适应证：继发性手臂淋巴水肿（双侧乳房切除术和淋巴结清扫术后）；静脉-淋巴滞留性水肿、淋巴滞留性肠病；原发性和继发性腿部和（或）生殖器淋巴水肿；脂肪水肿、周期性特发性水肿综合征。

操作原则：以患者不产生疼痛为原则，按摩避开上腹部（腹腔神经丛）和膀胱区，顺着结肠方向按摩，避免引起反常急促呼吸。

操作方法：按摩锁骨上淋巴结后，指导患者放松腹部，双腿屈曲向上，双手放松置于身体两侧，具体内容如下。

A. 一般治疗：治疗师手放平，一手叠于另一手置于患者腹部一侧肋骨下缘，并指导患者做腹式呼吸。吸气时，患者腹部鼓起，治疗师双手轻轻按压对抗腹部。呼气时，患者腹部缓慢下降，治疗师手不离开皮肤，手掌轻轻施压协助患者腹部尽可能凹陷。按压位置分别是左右两侧的髂嵴上缘、左右两侧的肋骨下缘、肚脐，五个位置形成"M"式的呼吸按压治疗（图 1-5-19），方向顺序可根据治疗师站位由左侧髂嵴上缘和肋骨下缘至右侧髂嵴上缘和肋骨下缘再到中间肚脐位置，或由右侧髂嵴上缘和肋骨下缘至左侧髂嵴上缘和肋骨下缘再到肚脐位置。强化治疗可多增加 1～3 个呼吸循环。

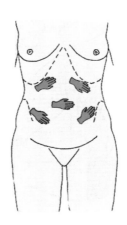

图 1-5-19　腹部淋巴引流

B. 结肠的治疗：治疗师一手向足侧放在降结肠区域，另一手重叠其上向乳糜池方向做旋后按摩，同法做升结肠、横结肠区域治疗。还可用手掌按压降结肠区域，用拇指或小指边缘按压升结肠，从横结肠右曲区域开始，缓慢而轻柔地向乳糜池方向按压。

C. 不能做深部 MLD 治疗的患者，可以进行以下治疗。① 腰方肌按摩：在最后一肋和髂嵴之间，用 1 ~ 2 只手指轻柔地向乳糜池方向拉动。② 膈肌随呼吸强化按摩：如妊娠期患者的治疗，患者取仰卧位，随呼吸运动，在吸气时轻微用力抵抗或挤压，但不下压（图 1 - 5 - 20）。

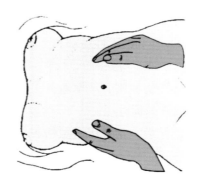

图 1 - 5 - 20　妊娠期患者膈肌随呼吸强化按摩

• 腹股沟淋巴结的 MLD 治疗：腹股沟浅表淋巴结分两组，呈"T"形状：上组与腹股沟韧带平行，下组与腹股沟韧带垂直，在腹股沟韧带、缝匠肌、长收肌形成的三角内（又称斯卡帕三角，图 1 - 5 - 21），两组淋巴最终汇入髂淋巴结。这两组淋巴结均以丰富的淋巴管网相互沟通，没有明显的分界线。

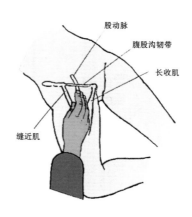

图 1 - 5 - 21　腹股沟淋巴结触诊区（斯卡帕三角）

腹股沟淋巴结治疗有 3 个区：腹股沟淋巴输出管在腹股沟韧带下与股动脉伴行，因此股动脉的搏动可作为按压引流的标志性定位。主要手法为手掌环形打圈+泵送。

A. 外侧淋巴结：手掌平放，手指平行股动脉，将淋巴引向腹股沟韧带。

B. 中央淋巴结：大腿轻微外旋，双手平行放于大腿长轴上，用指尖将淋巴沿腹股沟韧带方向引流。

C. 内侧–中央区淋巴结：两手掌平放，与腹股沟韧带平行，近端手的第五指放于腹股沟皱褶处，将淋巴沿腹股沟韧带方向引流。

• 腰、臀部治疗：行腹腔深部 MLD 或替代治疗后，完成腹股沟淋巴结治疗，再进行各部位的治疗。

A. 躯干侧面治疗：双手在躯干侧面向腹股沟淋巴结方向轻抚引流；也可从腰椎棘突向躯干两侧回旋按压引流，再沿着骨盆最高处向腹股沟淋巴结方向轻抚引流。

B. 侧面臀区治疗（图 1-5-22）：双手多个起始点沿大腿外侧引流区向腹股沟淋巴结方向轻抚引流。

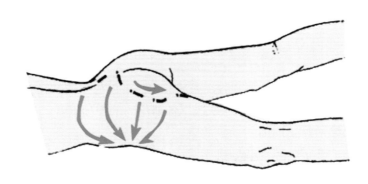

图 1-5-22　侧面臀部治疗

C. 中央臀区治疗：沿大腿中央引流区向腹股沟中央区淋巴结轻抚引流。

D. 脊柱旁治疗：如弹簧式按压脊柱旁淋巴结。

腰、臀部的淋巴最终引流至腹股沟淋巴结，最后步骤仍需按摩锁骨上淋巴结。

• 下肢 MLD 治疗：适用于足部外伤性水肿和远端原发性淋巴水肿；静脉性淋巴滞留性水肿伴慢性静脉功能不全（图 1-5-23）。

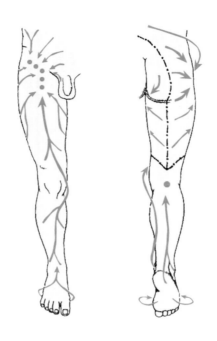

图 1-5-23　腿部治疗

操作方法：按摩锁骨上淋巴结之后，完成腹腔深部淋巴引流，再行下肢各部位 MLD 治疗，手法同腹股沟的手掌环形打圈＋泵送，各部位的治疗如下：

A.腹股沟淋巴结治疗：同前。

B.大腿治疗：双手在大腿内侧引流至中央区，采用轻抚引流，或泵送法（图 1-5-24）与大腿外侧交替做泵送和环形打圈，最终引流至腹股沟淋巴结。

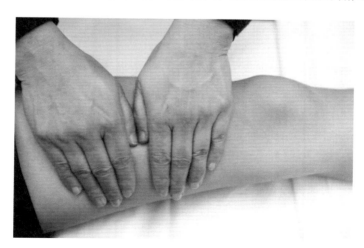

图 1-5-24　大腿内侧治疗

C. 膝盖治疗：手掌下压在髌骨周围泵送，手指在腘窝做固定打圈（图 1-5-25），腓骨头下区域也用同法，促成大腿内侧中央淋巴管束淋巴向腹股沟淋巴结引流。

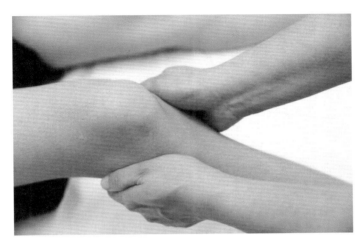

图 1-5-25　膝盖治疗

D. 小腿治疗：患者屈膝，一只手在小腿外侧做轻抚引流或"铲形"泵送，另一只手在内侧做轻抚引流或泵送按压，再双手做轻抚引流或"铲形"泵送向腘窝淋巴结（图 1-5-26），若腿不能屈曲可用环形打圈。

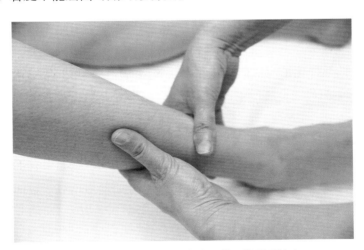

图 1-5-26　小腿治疗（压送 - 铲形手法）

E. 足部治疗：从踝关节下方内侧沿着跟腱按压（图 1-5-27），踝关节外侧上方按压，结合踝关节被动运动。足背、足趾按压，再由足趾向足背、踝关节至腘窝淋巴结泵送引流，最后步骤仍为按摩锁骨上淋巴结。

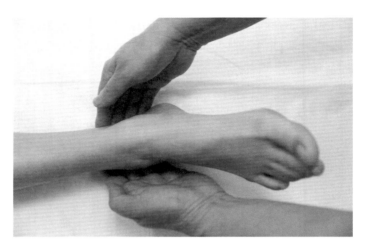

图 1-5-27　足部治疗

以上 MLD 治疗均是正常淋巴通道进行引流，若出现淋巴结清扫或手术瘢痕等因素致通道阻塞，应打开和跨域分水岭，绕过阻塞区域转向有淋巴引流畅通的区域，后面章节有具体案例分析。

• MLD 的特殊治疗方法。

A. 水肿治疗：增大按压压力，延长按压时间和轻拍。①操作方法：四肢充分放松，用双手定圈按压水肿部位，再轻拍促进淋巴流动，最后用环绕手法即两手环住四肢成圈推压水肿液，不移动皮肤，只适用于四肢。②禁忌证：放射后组织纤维化，疼痛性脂肪水肿，静脉曲张。

B. 淋巴滞留性纤维化治疗：揉捏法和皮肤皱襞治疗法。皮肤皱襞治疗法指用拇指和示指捏起硬化组织皱襞，另一手拇指或示指按摩皱襞处，当组织有所变软时，也可用轻拍加泵送手法引流。

• MLD 的禁忌证：治疗师必须熟悉和掌握每项技术的禁忌证和适应证，结合患者的病情，可制订个性化的治疗方案，达到安全有效的治疗效果。如果有不确定的病情，需与主管医师沟通，避免治疗引起并发症的发生。禁忌证分为相对禁忌证和绝对禁忌证。相对禁忌证根据病情的特殊由医师和治疗师共同确定是否实施，而绝对禁忌证则是绝对禁止。

绝对禁忌证：完全失代偿性心功能不全（心源性水肿）及肾衰竭患者、急性感染、急性静脉栓塞。

相对禁忌证：恶性淋巴水肿（如由恶性肿瘤引起的淋巴水肿）等，局部治疗禁忌证详见局部治疗部分。

头、颈、脸部 MLD 的绝对禁忌证：①颈部 MLD，≥ 60 岁老龄患者，因有颈动脉粥样硬化危险，可能发生斑块脱落而引起动脉栓塞的风险。②面部、口腔有感染，特别是面三角区。因脸部静脉没有静脉瓣，与大脑静脉通过静脉角相通，MLD 会导致细菌扩散入颅内引起颅内感染。

头、颈、脸部 MLD 的相对禁忌证：甲亢患者，按压可能引起甲状腺激素快速入血；高度敏感的颈动脉窦，按压可能反射性引起血压下降或心率减慢；心律失常。

腹部深部 MLD 的绝对禁忌证：①妊娠期、月经期；②严重的动脉粥样硬化、盆腔静脉血栓病史、静脉曲张；③腹主动脉瘤或腹主动脉瘤修复术后、腹部手术后严重腹内瘢痕形成、肠梗阻憩室病、炎症性肠病；④上下腹部放射性治疗后、放射性膀胱炎、结肠炎；⑤肝硬化、使用抗凝剂；⑥疝、未诊断的腹痛；⑦骨质疏松、骨癌转移；⑧血友病。

下肢治疗禁忌证：急性下肢静脉疾病，双足真菌性感染，MLD 的一般禁忌证。

（二）多层低弹绷带包扎

多层低弹绷带包扎（multi-layer lowstretch bandaging，MLLB）在综合消肿治疗中具有其他方法无法替代的作用，其主要功效：维持和巩固 MLD 的治疗效果，加快消肿、消除淋巴漏、软化纤维化组织，分解其组织内的液体。MLLB 可产生高工作压，增加肌肉泵送，改善淋巴管内的引流；加压使组织液静水压升高，减少有效过滤率，同时增加毛细淋巴管对组织液的重吸收，减轻淋巴水肿；还使静脉内径缩窄，未充分发挥作用的瓣膜再次起作用，减少血液反流，改善血液循环（图 1-5-28）。绷带包扎由远心端至近心端产生由大到小的压力梯度，保证淋巴液向近心端流动。绷带包扎还需创造舒适的静息压，减轻疼痛和不适，优化患者的依从性。

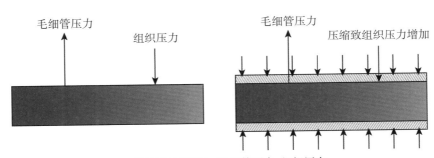

有效滤过率压力=毛细管压力-组织压力

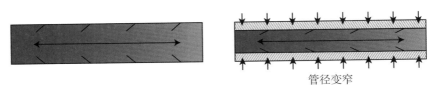

图 1-5-28 绷带压力对有效滤过率、静脉内径的影响

1. MLLB 治疗分两个阶段

（1）第一阶段，强化治疗期：多层低弹绷带加压包扎，巩固 MLD 的消肿效果。每天超过 20 小时，需过夜。治疗师依患者病情和水肿程度将压力尽量调到有效消肿、患者无不适的数值。

（2）第二阶段，维持治疗期：当患者水肿治疗好转可过渡到自我护理阶段，治疗师指导患者自行绷带包扎或定制压力袜、压力衣，维持第一阶段的治疗效果。让患者及其家属知晓淋巴水肿是慢性病，需终身进行压力维持治疗，患者的大部分时间将穿戴压力服装。

2. MLLB 治疗与相关影响因素

绷带下压力是指弹性绷带对所覆盖的皮肤所产生的压力，也称为界面压力，一般以 mmHg 为单位。绷带所产生的压力可以根据拉普拉斯定律的推导公式来计算：

$$P = T \times N \times 4630 / C \times W$$

P：绷带下的界面压力（单位：mmHg）。T：绷带的张力。N：绷带的层数。4630：固定系数。C：肢体的周长。W：绷带的宽度。

因此，压力（P）与绷带的张力（T）和层数（N）成正比，绷带的张力越大、绷带的层数越多绷带下压力越大；与肢体周长（C）和绷带的宽度（W）成反比，肢体越粗、绷带越宽绷带下压力越小。依此原理，压力治疗时，由远心端至近心端常用的绷带宽度分别为 6 cm、8 cm、10 cm、12 cm，依次递增进行包扎，形成由大到小的压力梯度，保证淋巴液从远心端向近心端流动。

在相同张力的情况下，施加小半径圆柱体上的压力比大半径圆柱体上的压力大，也说明只有在绝对标准的圆柱体上产生的压力才会均匀。因此，使用衬垫将不规则的圆柱体部位如骨突处、肘窝、腘窝等凹陷处进行包裹，形成趋于圆柱体的形状，可达到均匀的压力分布。

压力分为静息压和工作压。静息压指休息时，肌肉处于放松状态，由绷带的弹性回缩力产生的对于皮肤及组织和脉管系统上的持续压力，主要影响浅表脉管系统，阻碍浅表血管的再充盈。一般情况下静息压是持续可测量的。工作压是肌肉收缩或运动时引起肌肉膨胀向外扩张，挤压到绷带而产生的压力；其是肌肉收缩与外层绷带的抵抗共同产生的间歇性压力，主要作用于深部脉管系统；区别于静息压，又被称为肌肉压、动态压（图 1-5-29）。

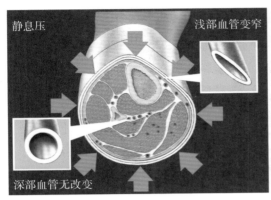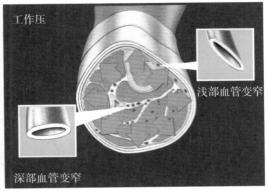

图 1-5-29 静息压和工作压在缠绷带的小腿横截面血管的变化

3. 加压绷带的特性

加压绷带是通过经线和纬线互相交织制成的机织织物，由改良的亚麻线编织而成，弹性线沿着纤维牵拉方向伸展。低延展绷带弹性成分由棉花纱绉或带聚氨酯织纹的棉花纱绉线织成。高延展绷带用聚氨酯或橡胶线。弹性线周围棉线既能改善皮肤适应性，又能保证绷带的最大延展性。弹性给皮肤增加一定压力，以抵抗肌肉产生的压力，促进血液和淋巴液的回流。其编织和设计不同，功效也各异，根据病情和绷带特点有效选择，达到理想治疗效果非常重要，下面介绍两种加压绷带的结构和特点。

（1）加压绷带的结构：低延展绷带结构见图 1-5-30，高延展绷带结构见图 1-5-31。

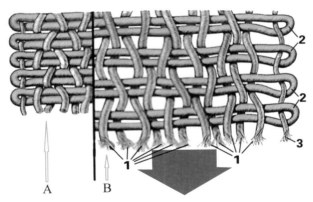

A. 未拉伸状态；B. 拉伸状态；1. 高捻度棉纱织成绷带经线，给予长度方向弹性；2. 无弹性纬线，垂直于经线的线，固定着低延展绷带；3. 无弹力线在绷带侧面，固定绷带边缘。

图 1-5-30 低延展绷带结构

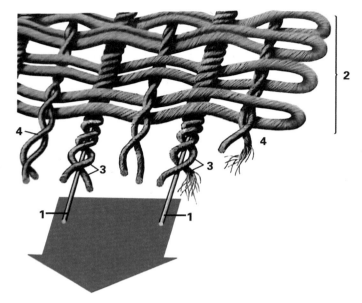

1.纵向走行的弹性经线（箭头所示），给予长度方向的弹性；2.绷带经线被无弹性的纬线固定；3.棉线与弹性经线双根纺织；4.绷带外层再为绷带提供一个适合弹性和增加皮肤对绷带的适应性。

图1-5-31 高延展绷带结构

（2）加压绷带的特点：弹性是指变形力被移除，拉伸织物返回其初始状态的能力。延展性是指承受恒定牵引力时材料变形的能力，以百分比表示。低延展/低弹是指绷带有较低的弹力和延展性（<100%）。高延展/高弹指绷带有更高的弹力和延展性（>100%）。

低延展/低弹绷带：具有变形小，产生工作压高，静息压低的效果。同时挤压深、浅脉管系统，增加肌肉泵效能，促进淋巴、血液的回流。消肿有效、舒适、安全，夜间可不取下绷带。

高延展/高弹绷带：拉伸大，产生工作压低，静息压高的效果。不能有效压缩淋巴管，影响泵送功能，不能控制淋巴水肿，增加患者的不舒适感，不推荐淋巴水肿的压力治疗。

（3）加压绷带的粘性：分为无粘性、可粘性和自粘性三种。

MLLB的组成：常用的材料为管状绷带、衬垫（材质为聚酯、全棉或低密度泡沫）、指（趾）绷带、低延展绷带。

4. 上肢 MLLB 技术

病情允许时，患者可坐姿包扎绷带，使手臂处于放松状态。

物品准备：8 cm 管状绷带 1 卷，手指绷带（4 cm 或 6 cm）2～3 卷；棉垫或泡沫衬垫（8～10 cm）2～4 卷，低弹绷带（6 cm，8 cm，10 cm，12 cm）3～6 卷（图1-5-32），剪刀1把，胶布1卷，皮肤护理剂。绷带和棉垫的具体数量根据患者肢体的肿胀程度决定。

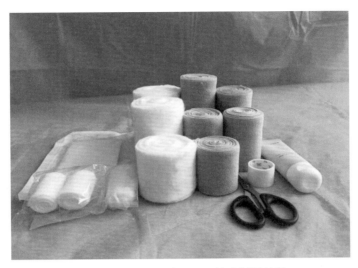

图 1-5-32　上肢 MLLB 技术所需材料

第一步，皮肤护理（图 1-5-33）。

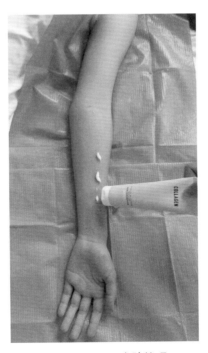

图 1-5-33　皮肤护理

第二步，管状绷带穿戴：绷带两端应有足够长度可反折覆盖填充材料，为肢体包扎长度的 1.5 ~ 2 倍（图 1-5-34、图 1-5-35）。在拇指根部，剪开一个小孔留备拇指穿过（图 1-5-36、图 1-5-37）。

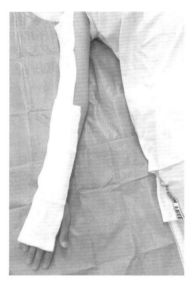

图 1-5-34 管状绷带为肢体包扎
长度的 1.5 ~ 2 倍

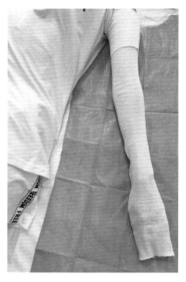

图 1-5-35 管状绷带上、
下端穿戴

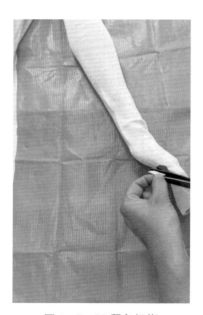

图 1-5-36 留备拇指

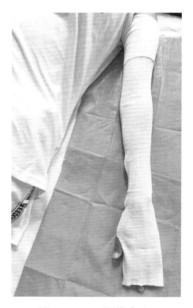

图 1-5-37 拇指穿出

第三步，手指绷带包扎：重点介绍 3 种包扎方法。①手背包扎法，也是标准包扎法，主要预防和治疗手部及手背肿胀；②掌指关节包扎法，主要治疗掌指关节和手指的肿胀；③粉红丝带包扎法，联合以上两种方法治疗手背、掌指关节肿胀，加固手指绷带或处理剩余绷带的包扎。

• 手背包扎法（图 1-5-38 ~ 图 1-5-42）：管状绷带返折于患者腕部以上，掌心向下，伸展五指，手指绷带从手背的小指侧开始至拇指侧，在手背无压力缠绕固定 2 圈，以拇指根部为锚点，从每个手指甲床位置向指根螺旋缠绕下，先缠绕拇指 3 ~ 4 圈，再依次缠绕其他 4 指。

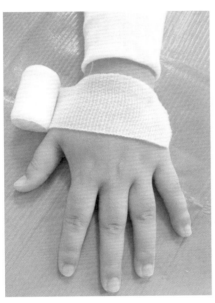

图 1-5-38　手背小指侧
开始至拇指侧

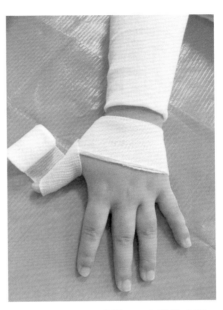

图 1-5-39　手背无压力缠绕 2 圈，
先缠绕拇指，依次缠绕其他 4 指

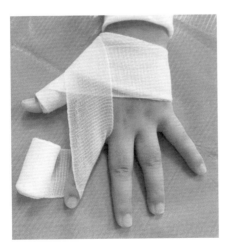

图 1-5-40　拇指缠绕 3 圈，
再依次缠绕其他 4 指

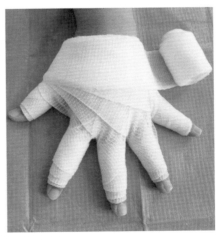

图 1-5-41　手指包扎完毕，
指尖裸露

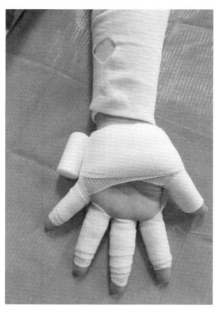

图 1-5-42　掌心裸露

• 掌指关节包扎法（图 1-5-43 ～ 图 1-5-47）：区别于手背包扎法，将绷带缠绕于掌指关节而不是拇指根部，先包扎示指再到拇指，再依次包扎其他手指，从每个手指底部缠绕至甲床下方再往手指根部缠绕，其他方法同手背包扎法。

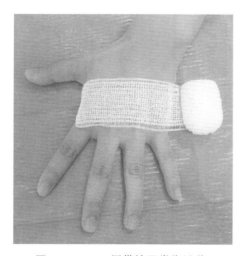

图 1-5-43　绷带始于掌指关节

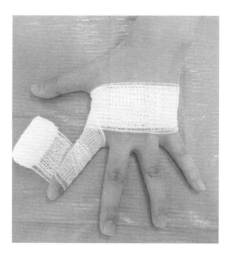

图 1-5-44　手指底部→甲床下方→
手指根部缠绕

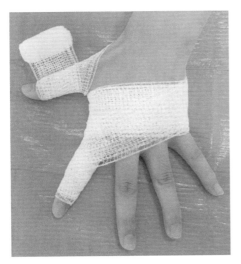

图 1-5-45 先包扎示指再到拇指

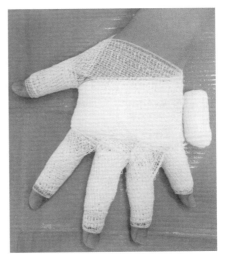

图 1-5-46 掌指关节包扎完毕（手背）

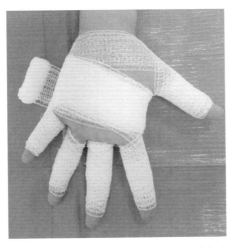

图 1-5-47 掌指关节包扎完毕（掌心）

• 粉红丝带包扎法（图 1-5-48 ~ 图 1-5-54）：指绷带在手指根部从一侧向另一侧行交叉缠绕。

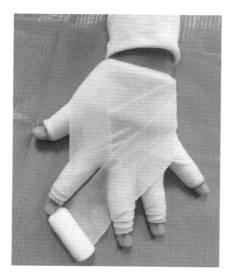

图 1-5-48　若有剩余绷带行粉
红丝带包扎

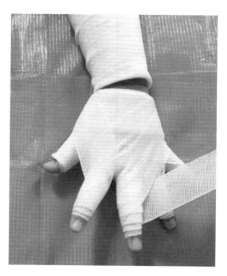

图 1-5-49　手指内侧向外侧缠绕

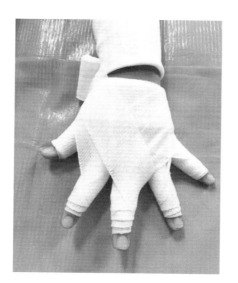

图 1-5-50　交叉缠绕

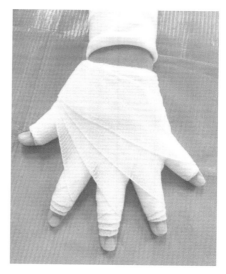

图 1-5-51　粉红丝带交叉缠绕完毕
（手背包扎法）

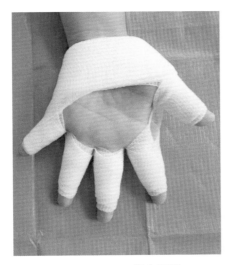

图 1-5-52　掌心裸露

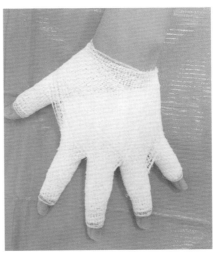

图 1-5-53　粉红丝带交叉缠绕完毕
（掌指关节包扎法）

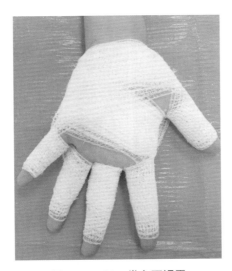

图 1-5-54　掌心不裸露

　　三种手指绷带包扎法需加第二卷绷带时，均与第一卷的开始端相反，如手背包扎从手背的小指侧开始至拇指侧，第二卷须从手背的拇指侧开始至小指侧。切记不要在手指上结束绷带，剩余部分可展开轻轻包在手背上或卷放在手掌里。注意手指绷带缠绕手背不是手腕部，手指上的绷带每圈至少重叠 50%，防止覆盖有缺口，绷带不可拉得过长，防止包扎过紧影响血液循环。

　　第四步，包扎完毕检查：注意患者握拳有无困难、指端皮肤色泽、温度，若影响血液循环须重新包扎。

第五步，衬垫包扎：首先，衬垫在拇指处剪出一小孔，固定于拇指根部，再分别缠绕手背和过虎口位置缠绕手掌（图 1-5-55 ~ 图 1-5-60）。若手部较小，衬垫较宽，可折叠衬垫进行包扎。

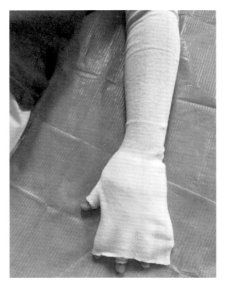

图 1-5-55　抚平管状绷带至指尖

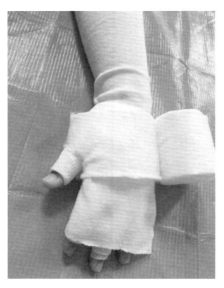

图 1-5-56　暴露拇指，衬垫
手背缠绕

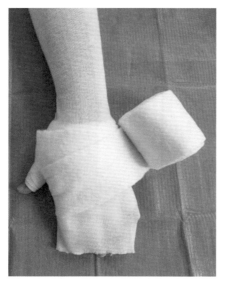

图 1-5-57　绕虎口一周

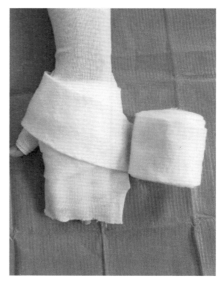

图 1-5-58　绕手背一周

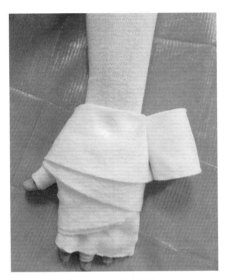

图 1-5-59　各包扎 2 周

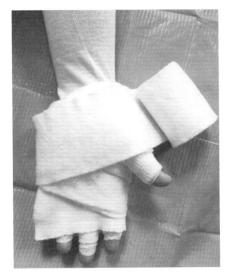

图 1-5-60　拇指根部无缝隙

其次，棉垫缠绕至腕部螺旋反复多层缠绕，充分增加衬垫厚度以保护腕部（图 1-5-61）。第二条衬垫缠绕到肘窝位置，可反复折叠增加衬垫厚度或插入泡沫垫以保护敏感的肘窝区域（图 1-5-62）。也可选用泡沫衬垫，分布压力较均匀，摩擦力较大，绷带不容易滑脱，并且可以清洗，重复利用。不管是哪种填充材料，加压绷带的包扎方法都相同。

最后，将上端管状绷带反折覆盖棉垫（图 1-5-63），保护腋窝，手部尾端的管状绷带反折于掌指关节处覆盖棉垫（图 1-5-64）。

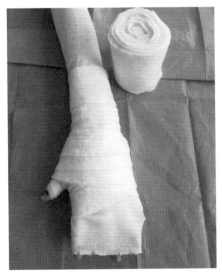

图 1-5-61　腕部螺旋反复多层缠绕

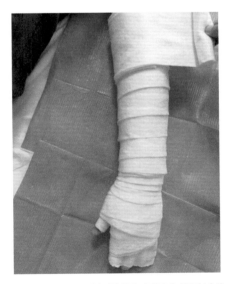

图 1-5-62　反复折叠加厚肘窝棉质衬垫

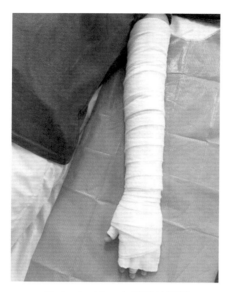

图 1-5-63　上端管状绷带

反折覆盖棉垫

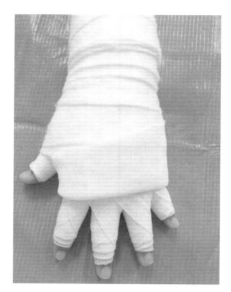

图 1-5-64　尾端绷带反折于掌

指关节处覆盖棉垫

第六步，低弹绷带包扎。用 6 cm 低弹绷带从手背开始包扎，伸展手指（图 1-5-65），先于虎口处缠绕 3 圈（图 1-5-66、图 1-5-67），然后过拇指根部缠绕 1 圈再回到虎口位置缠绕，依次形成 2 个"八"字于手背处（图 1-5-68 ~ 图 1-5-70），最后"八"字缠绕手腕部至前臂（图 1-5-70 ~ 图 1-5-73）。

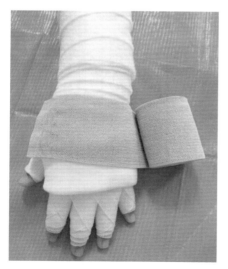

图 1-5-65　用 6 cm 低弹绷带从

手背开始包扎，伸展手指

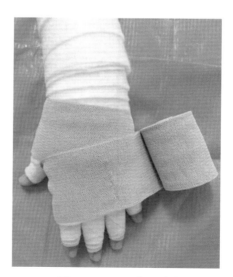

图 1-5-66　虎口处缠绕

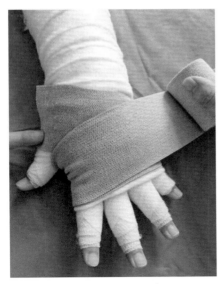

图 1-5-67　虎口处缠绕 3 圈

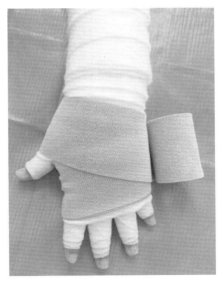

图 1-5-68　过拇指根部缠绕 1 圈

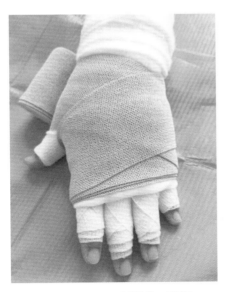

图 1-5-69　回到虎口缠绕，
手背形成"八"字

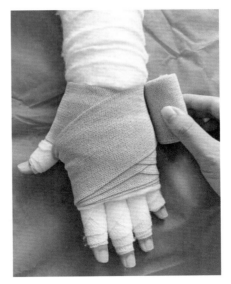

图 1-5-70　缠绕 2 次，形成
2 个"八"字于手背

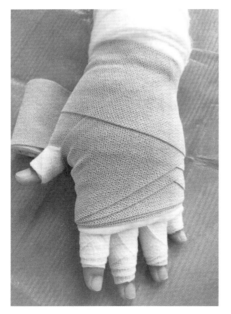

图 1-5-71 继续"八"字缠绕于手腕下

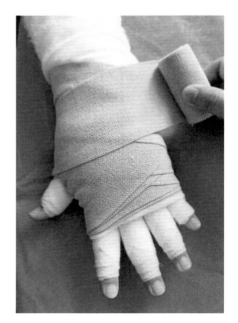

图 1-5-72 继续"八"字缠绕于手腕上

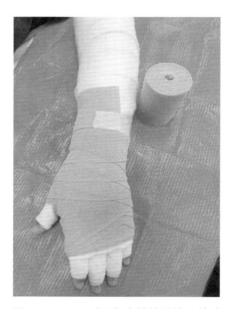

图 1-5-73 "八"字缠绕手腕至前臂

前臂 8 cm 或 10 cm 低弹绷带与上一绷带重叠，向上缠绕逐渐变宽，缠绕至前臂时，患者可握拳并将手臂抵在包扎者腹部（或将其拳头压在包扎桌上）以支撑手臂，继续"八"字缠绕至肘部（图 1-5-74、图 1-5-75）。

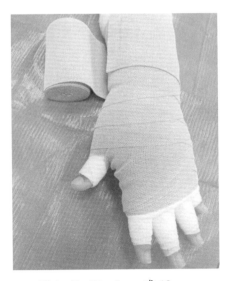

图 1-5-74　8 cm 或 10 cm

低弹绷带与上一绷带重叠

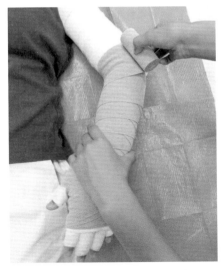

图 1-5-75　继续 "八" 字

缠绕至肘部

　　通常，在前臂处于旋后位时使用第一条绷带。使用最后一条绷带时使手臂旋后，以免限制移动度（对于大量使用电脑工作的人则相反）。包扎肘部时先使肘部微弯曲约 35°，绷带覆盖肘部向上缠绕（图 1-5-76），在肘上缠绕固定 1 圈（图 1-5-77），再缠绕至肘下形成 "八" 字（图 1-5-78），最后螺旋缠绕至腋窝（图 1-5-79 ~ 图 1-5-83），剩余绷带固定在腋窝绷带上端，上端绷带不能超越管状绷带。注意保护腋窝皮肤，避免胸壁一侧低弹绷带的摩擦。

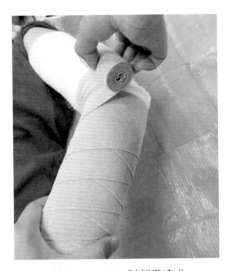

图 1-5-76　肘部微弯曲，

绷带覆盖肘部向上缠绕

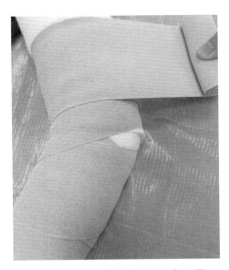

图 1-5-77　肘上缠绕固定 1 圈

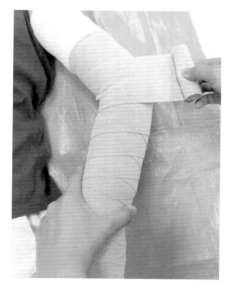

图 1-5-78　再缠绕至肘下
形成"八"字

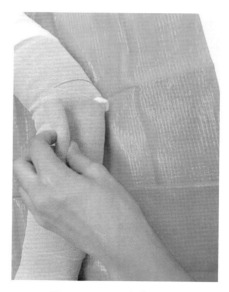

图 1-5-79　鹰嘴裸露

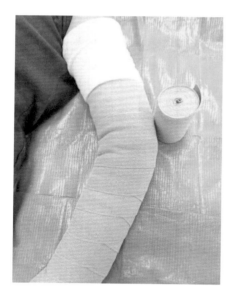

图 1-5-80　螺旋缠绕至上臂

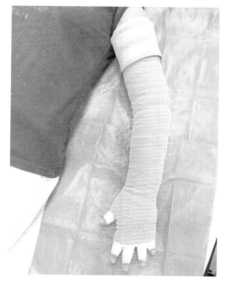

图 1-5-81　再螺旋缠绕至腋窝

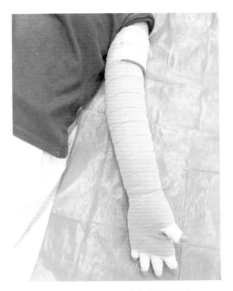

图 1-5-82　剩余绷带固定
在腋窝绷带上端

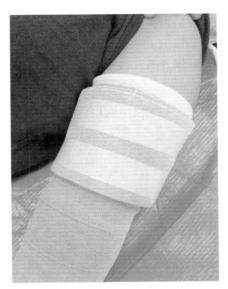

图 1-5-83　上端绷带不能超越
管状绷带

如压力不够，可在最外层增加一层绷带包扎，自拇指根部开始，加压螺旋缠绕整个手臂至腋窝，使用一卷新绷带时，按反方向缠绕（图 1-5-84）。绷带末端用胶布固定（图 1-5-85），检查绷带包扎的压力梯度、移动度和循环状况、绷带的固定情况。

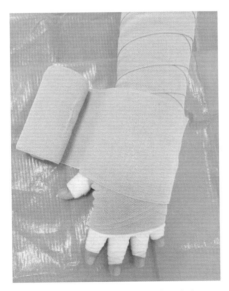

图 1-5-84　增加绷带时反方向
自拇指根部螺旋缠绕

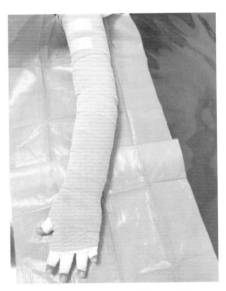

图 1-5-85　螺旋缠绕至腋窝，
末端用胶布固定

5. 下肢 MLLB 技术

小腿包扎时让患者平躺，膝关节及大腿部位包扎让患者站立。

物品准备：10 cm 管状绷带 1 卷，足趾绷带（2.5 cm 或 4 cm）1 ~ 2 卷，棉质衬垫绷带［10 cm 和（或）15 cm］3 ~ 6 卷；低弹绷带 6 cm、8 cm、10 cm、12 cm 绷带共 6 ~ 8 卷，剪刀 1 把，胶布 1 卷，皮肤护理剂（图 1 – 5 – 86）。绷带和棉垫的具体数量根据患者肢体的肿胀程度决定。

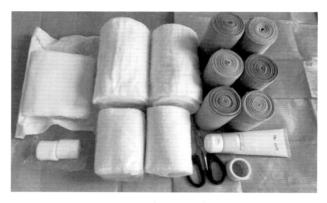

图 1 – 5 – 86　下肢 MLLB 技术所需材料

第一步，皮肤护理（图 1 – 5 – 87）。

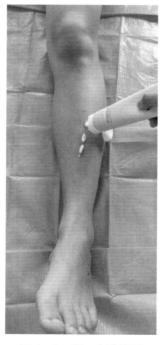

图 1 – 5 – 87　皮肤护理

第二步，管状绷带穿戴：根据测量长度（约为肢体包扎长度的 1.5～2 倍），穿着管状绷带，保证绷带两端留有一定长度可以覆盖衬垫及低弹绷带（图 1-5-88～图 1-5-90）。

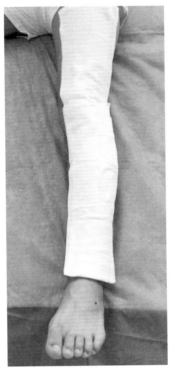 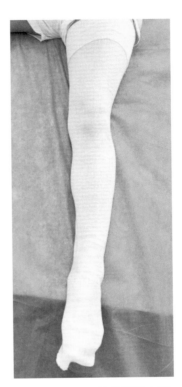

图 1-5-88　管状绷带为包扎　　　图 1-5-89　管状绷带上端

肢体长度的 1.5～2 倍　　　　　　反折、下端至足趾尖

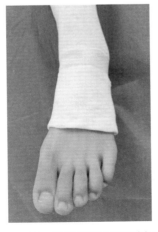

图 1-5-90　管状绷带下端反折至足背

第三步，足趾绷带包扎：沿跖趾关节处无压力缠绕绷带 2 圈以固定绷带（图 1-5-91、图 1-5-92）。先包扎蹈趾（图 1-5-93），再依次包扎其他足趾，小足趾可不包扎（图 1-5-94 ~ 图 1-5-96），防止绷带在小足趾处的滑脱。

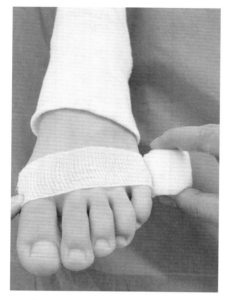

图 1-5-91　沿跖趾关节处无压力
缠绕绷带

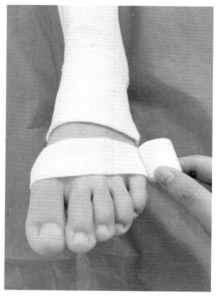

图 1-5-92　无压力缠绕绷带 2 圈

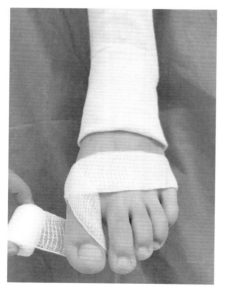

图 1-5-93　先包扎蹈趾

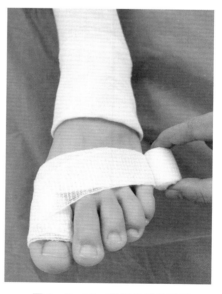

图 1-5-94　再包扎其他足趾

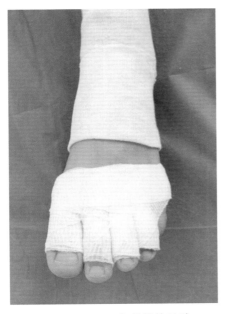

图 1-5-95　包扎其他足趾，
通常小足趾不包扎

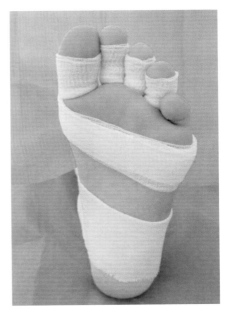

图 1-5-96　足底裸露

　　第四步，棉质衬垫包扎：在足部和小腿使用 10 cm 棉质衬垫（1～2 卷）包扎，保持踝关节背伸位，从跖趾关节到膝关节以上螺旋缠绕棉质衬垫，其中足踝部位反复多层螺旋缠绕，腘窝部位反复折叠加厚衬垫（图 1-5-97～图 1-5-101）。

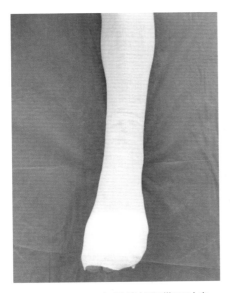

图 1-5-97　抚平管状绷带至趾尖

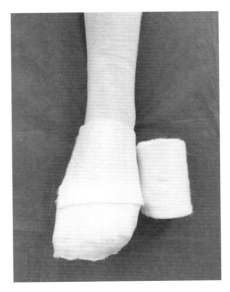

图 1-5-98　棉质衬垫始于跖趾关节

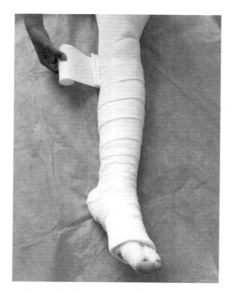

图 1-5-99　足踝部位反复多层
螺旋缠绕

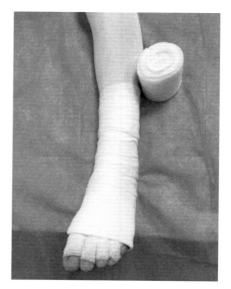

图 1-5-100　腘窝部位反复折叠
加厚衬垫

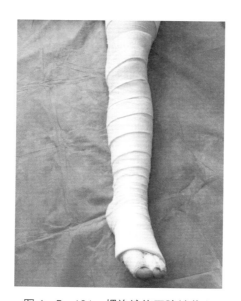

图 1-5-101　螺旋缠绕至膝关节上

第五步，低弹绷带包扎。

• 足部包扎：根据足的大小，6 cm、8 cm 或 10 cm 绷带。管状绷带反折覆盖棉垫（图 1-5-102），从足远端跖趾关节开始（图 1-5-103），至少包扎 3 圈（图 1-5-104），"八"字包扎法包扎足背和足后跟（图 1-5-105 ~ 图 1-5-115）。

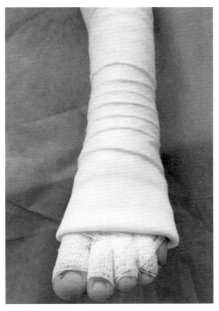

图 1-5-102　管状绷带反折覆盖棉垫

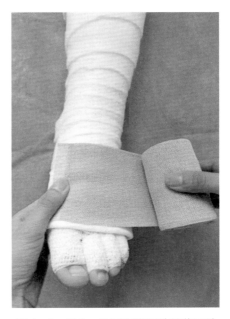

图 1-5-103　从足远端跖趾关节开始

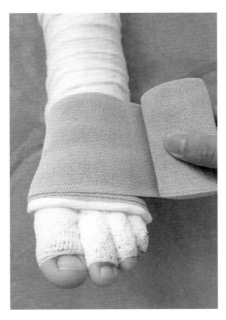

图 1-5-104　足远端跖趾关节处
至少包扎 3 圈

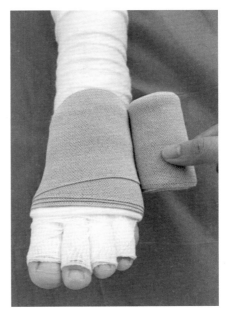

图 1-5-105　足背"八"字包扎，
绷带向上缠绕

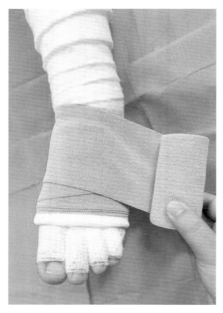

图 1-5-106　足背"八"字包扎，
绷带向下缠绕

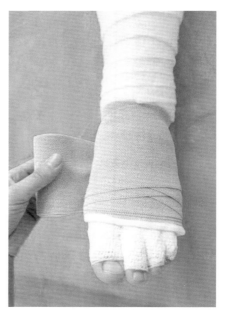

图 1-5-107　足背 2 个
"八"字包扎

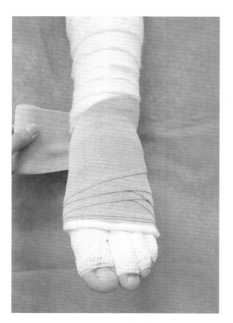

图 1-5-108　包扎足后跟

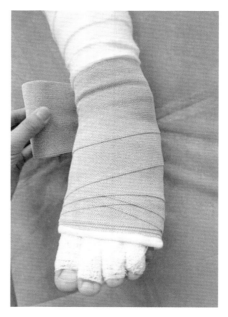

图 1-5-109　固定足后跟上端

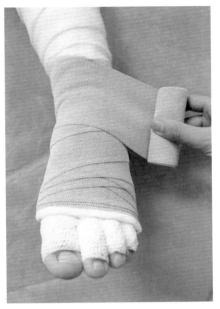

图 1-5-110　固定足后跟下端

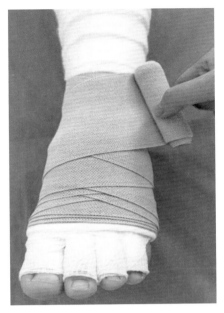

图 1-5-111　缠绕过足底，
足背再次形成"八"字

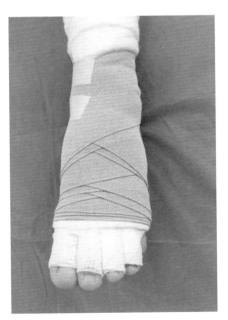

图 1-5-112　分别缠绕 2 次，
再形成 2 个"八"字

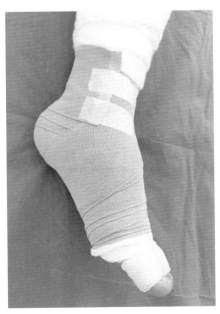

图 1-5-113　足后跟内侧也
形成 2 个"八"字

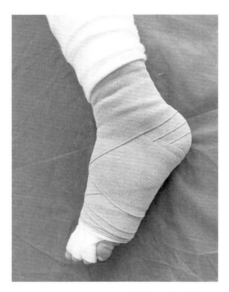

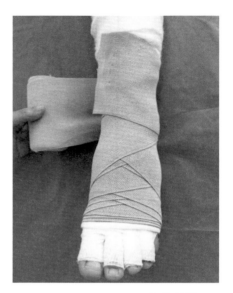

图 1-5-114　足后跟外侧也形成
2 个 "八" 字

图 1-5-115　10 cm 绷带斜搭于
第一卷绷带上

• 小腿包扎：8 cm 或 10 cm 绷带，从远到近 "八" 字或螺旋重叠包扎（图 1-5-116），包裹绷带时要始终将腓肠肌推向中央，从足踝到膝下进行包扎，绷带末端用胶布固定（图 1-5-117、图 1-5-118）。

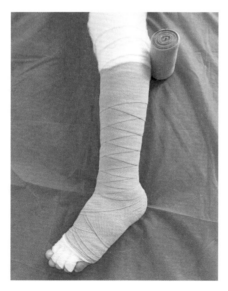

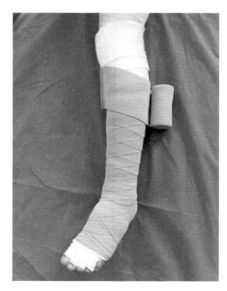

图 1-5-116　继续 "八" 字缠
至膝关节下

图 1-5-117　第三卷绷带仍
"八" 字缠绕

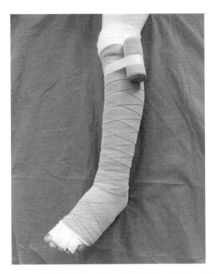

图 1-5-118 剩余绷带胶布固定于膝关节下内侧或外侧

• 膝关节和大腿包扎：小腿包扎好后，让患者站立，膝关节轻度弯曲 45°，用 15 cm 棉质衬垫螺旋缠绕至大腿根部（图 1-5-119、图 1-5-120），管状绷带上端反折固定衬垫，再用 10 cm 或 12 cm 宽的绷带从膝关节一直加压包扎到大腿根部；包扎膝关节时，绷带缠绕至膝关节下方，先向后上越过腘窝至髌骨上缘固定一周，再向后向下越过腘窝回到膝关节下方，此时腘窝处形成"八"字交叉，膝盖处未覆盖绷带，然后采取螺旋包扎的方法覆盖整个膝关节，余下绷带螺旋缠至大腿根部（图 1-5-121 ~ 图 1-5-129）。

为防止大腿处绷带滑脱或加压，还可用 12 cm 绷带从膝关节下一直螺旋向上包扎至大腿根部（图 1-5-130、图 1-5-131）。

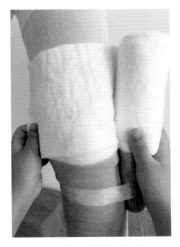

图 1-5-119 患者站立，膝关节轻度弯曲，15 cm 衬垫螺旋缠绕

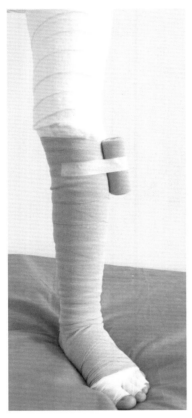

图 1-5-120 衬垫螺旋
缠绕至大腿根部

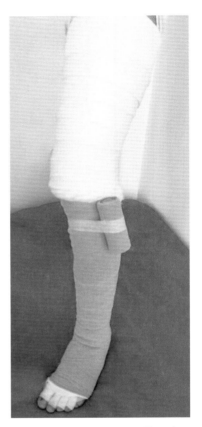

图 1-5-121 管状绷带上端
反折固定衬垫

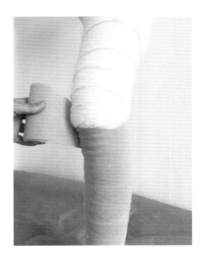

图 1-5-122 绷带行
"八"字包扎膝关节

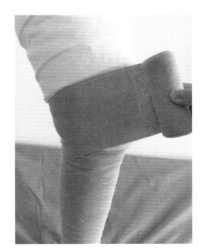

图 1-5-123 缠绕膝关节
向后上包扎

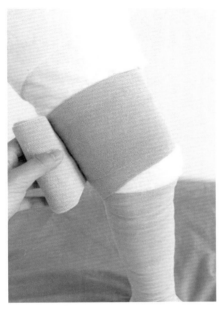

图 1-5-124　在膝关节上
固定一圈

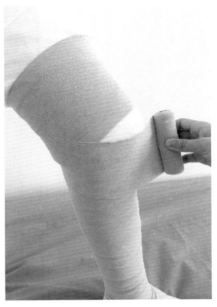

图 1-5-125　向膝关节后下包扎，
形成"八"字

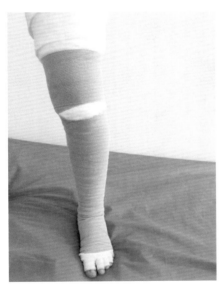

图 1-5-126　膝盖裸露，余下
绷带在膝关节上固定

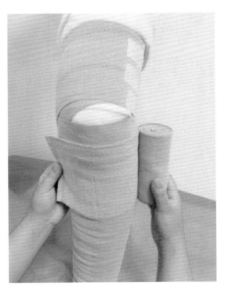

图 1-5-127　12 cm 绷带从膝
关节下螺旋向上包扎

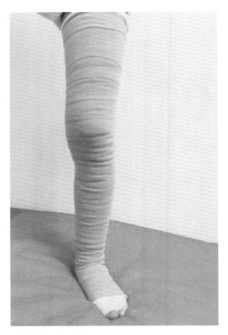

图 1-5-128　包扎至大腿根部

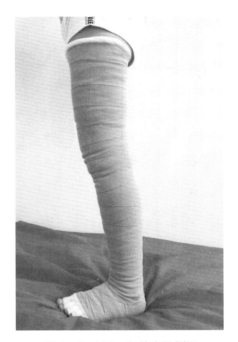

图 1-5-129　包扎完毕侧面

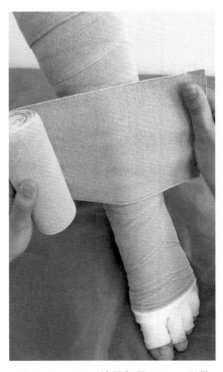

图 1-5-130　外层加用 12 cm 绷带
反方向从踝关节上螺旋向上包扎

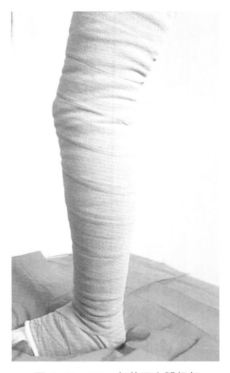

图 1-5-131　包扎至大腿根部

· 臀部包扎：20 cm 低延展绷带 2 卷。先用棉质绷带从大腿根部缠至臀部，绕臀至少 2 圈，再用 2 卷 20 cm 绷带或 2 条绷带缝一起依上法从大腿根部缠至臀部，加压包扎臀部 2～3 层，再从大腿外侧绕至大腿内侧沿腹股沟区域至臀部"八"字包扎，最后绷带穿过臀部绕回大腿固定。检查压力，必要时可增加 1 条或数条绷带。

腿部绷带易滑落时，还可用纵切的泡沫薄片作为下部填充物包扎，或穿旧的紧身裤剪去双裤腿至大腿中段，穿于绷带外部。低弹绷带包扎，对耐受差的患者可用更多衬垫、更大重叠或更少绷带层数，松弛需重新整理防脱落。

自我包扎：向患者和（或）其家属讲解自我包扎的目的，是为了巩固和稳定前期的成功治疗效果。告之淋巴水肿是慢性病，需终身治疗和维护。让患者及其家属知晓低延展绷带的生理效应及作用，鼓励患者和（或）其家属积极参与自我照护。指导和训练其自我包扎的技术，直到完全掌握。再告之注意事项，如包扎肢体出现胀痛、四肢末端皮肤变紫、麻木，须解除绷带重新包扎。1 个月内每周进行电话随访，之后根据患者熟练情况每月或每季度电话随访。若有特殊不适，让患者随时来院复诊。

6. 自我包扎流程

第一步，物品准备（图 1-5-132、图 1-5-133）。

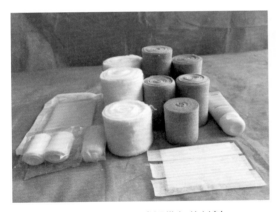 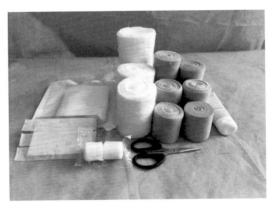

图 1-5-132　上肢绷带包扎材料　　　　　图 1-5-133　下肢绷带包扎材料

第二步，手臂包扎：缠每卷绷带前先撕好 2～3 条胶布备用，绷带包扎后方便固定，避免绷带滑落；一手放于桌上，另一手螺旋或"八"字包扎每层绷带（图 1-5-134、图 1-5-135）。

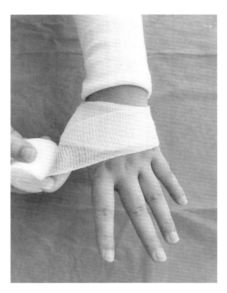

图 1-5-134　手指包扎

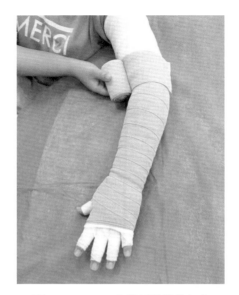

图 1-5-135　上肢低弹绷带包扎

第三步，腿部包扎：先包扎足，可以把包扎的足放在凳子或另一条腿的大腿上，螺旋或"八"字包扎绷带至膝关节，患者站立，膝关节微弯曲，"八"字缠绕，之后可螺旋加压包扎至大腿根部（图 1-5-136、图 1-5-137）。

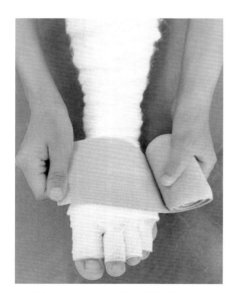

图 1-5-136　下肢低弹绷带包扎

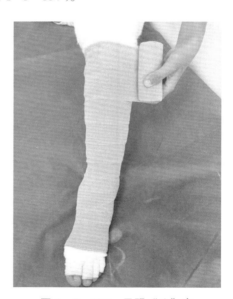

图 1-5-137　足跟"八"字、

其他部位螺旋加压包扎

（三）压力服装

压力服装（pressure garments）在综合消肿治疗的第二阶段，用于维持第一阶段的治疗效果。

1. 压力服装的编制特点和区别（表1-5-1）

呈毛圈样针织而成，横向和纵向都有弹性，也分高弹压力和低弹压力服装，等同于高弹绷带或低弹绷带的特点。高弹压力服装，按筒状编织，静息压高，夜间需取下。低弹压力服装编织按平面针织完成，适用于淋巴水肿维持期，夜间可不取下。

圆筒编织压力服装：是根据肢体的形状，在类似肢体的一个圆筒中编织，弹力线被提前拉伸到各个角度形成圈，圈的高度和尺寸各不相同，压力分布适应肢体的解剖特点，一边旋转，弹性线一边交互编织而成。该类服装具有无缝（图1-5-138）、薄而美观的特点，较适合量产。

平面针织压力服装：是一行一行地编织成片状，再各部分缝合而成。通过每行的圈数改变周长，行数改变长度，吻合肢体的解剖形状，能生产出一个精确的压力水平和压力梯度，较适合量身定制，特别是极端畸形人群及需高压力治疗的患者。压力种类受相互编织的弹力线类型和弹性决定。相比于圆筒编织，平面针织服装更费时，花费更大，且有一个缝，比较厚（图1-5-139）。

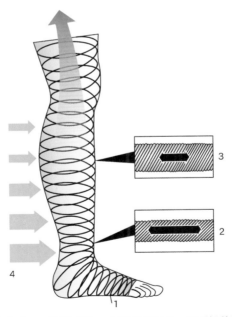

1. 提前拉伸编织线的各个角度；2. 踝部产生一个较高的压力，用不提前拉伸线实现；3. 腿部宽，拉伸长，形成低压；4. 施加压力时从远至近减小，形成压力服装的压力梯度。

图1-5-138　环状、旋转编织压力袜

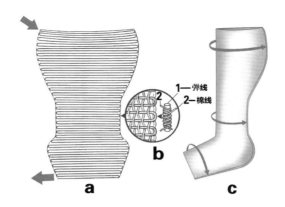

a.未缝合的平面服装; b.放大视觉观察的边缘, 相互编织的弹线被棉线编织覆盖着;
c.缝合好的压力服装。

图 1-5-139 平面针织压力袜

表 1-5-1 压力服装圆织和平织的区别

圆织	平织
纤维绕成圆	以直角交错
织物织成圆筒	织物织成片状
无缝	有接缝
弹性好	弹性小
重量轻	较厚重
成衣常见	定制常见

2. 压力服装的压力等级

根据治疗需求, 选择合适的压力等级非常重要。压力等级代表压力服装所包绕皮肤产生静息压的大小 (用 mmHg 或 kPa 表示)。压力服装的选择, 需对治疗的肢体进行周径和长度的测量, 不同的国家有不同的压力等级分级标准 (表 1-5-2)。

表 1-5-2 不同国家的压力等级分级

等级	英国	法国	德国	美国
I	14 ~ 17 mmHg	10 ~ 15 mmHg	18 ~ 21 mmHg	15 ~ 20 mmHg
II	18 ~ 24 mmHg	15 ~ 20 mmHg	23 ~ 32 mmHg	20 ~ 30 mmHg
III	25 ~ 35 mmHg	20 ~ 36 mmHg	34 ~ 46 mmHg	30 ~ 40 mmHg
IV	NA	> 36 mmHg	> 49 mmHg	NA

目前，可以从德国厂家订购压力服装的类型、压力等级和适应证见表1-5-3。

表1-5-3 压力服装的类型、压力等级和适应证

类型	压力等级	压力效果	压力值	适应证	
				上肢	下肢
抗血栓长袜	无	很弱	最高可达17 mmHg	无	只适用于预防血栓形成和栓塞的患者
压力衣	I	弱	18～21 mmHg	淋巴水肿	无明显水肿倾向小静脉曲张；妊娠初期静脉曲张
	II	中	23～32 mmHg	淋巴水肿	有明显的静脉曲张；创伤后肿胀；血栓性静脉炎，硬化疗法，或静脉剥脱；妊娠期显著静脉曲张
压力衣	III	强	34～46 mmHg	淋巴水肿	慢性静脉瓣膜功能不全，广泛水肿，继发性静脉曲张，重症溃疡，淋巴水肿
	IV	很强	>49 mmHg	无	不可逆的淋巴水肿

德国和一些其他国家需要全国交付条件委员会（RAL）的等级标准，德国健康保险公司仅赔偿和遵从 RAL 压力等级的医用压力袜。RAL GZ387 对上下肢、脚踝部的测量方法见图1-5-140 和图1-5-141。

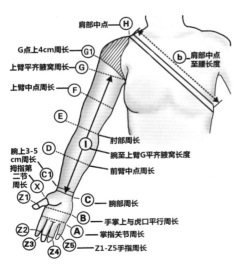

图1-5-140 根据 RAL GZ387 医用压力袜的上肢测量点（l 代表长度，c 代表周长）

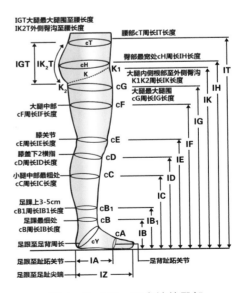

图1-5-141 压力袜的臀部、下肢测量点

3. 压力服装的定制

目的是按个体量身裁制，达到准确特定压力和最佳解剖适用产品，收到较好治疗效果。产品几乎专用于淋巴水肿治疗，如定制的手臂压力袖等。特殊定制（如脸部水肿）用的压力衣，烧伤患者控制增生性瘢痕。定制需根据压力服厂商提供的特定测量标准测量出患者的个人数据。最理想的测量时间是清晨或患者刚脱下压力服时，此时水肿还未反弹，或测量前让患者保持腿部抬起平躺 30 分钟。如果水肿时测量，当水肿减轻肢体变细，压力服会过于宽松失去加压效果。

4. 压力服装的保养

压力服装保养得当时可穿戴长约 6 个月，如果有磨损或破损、抽丝、开裂、变松等会失去加压效果，就必须更换，否则会加重水肿。如患者肢体尺寸或体重改变时应及时替换。患者需备 2 套压力服，方便清洗时替换。

5. 压力服装的种类

选择合适的压力服装种类和尺寸，以及稳定的固定系统非常重要。常用压力手套和压力袖套，以及腿部压力袜的长度和种类见图 1-5-142、图 1-5-143。

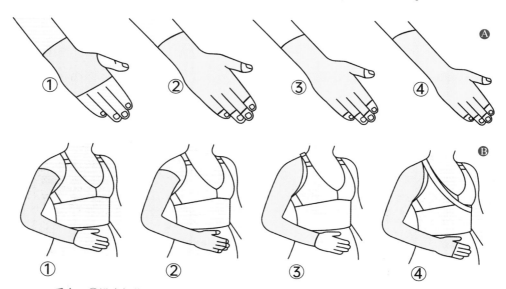

A. 手套：①没有拇指和指头的手套；②有拇指和手指的手套；③有拇指和指头的手套
　　　　至腕关节上；④有拇指和指头的手套至肘关节。

B. 手臂衣物：①没有手的压力袖；②带手和指头的压力袖；③带肩翼的和胸罩扣的
　　　　压力袖，不带手；④带肩翼的压力袖和套索系领和手。

图 1-5-142　常用压力手套和压力袖套的长度和种类

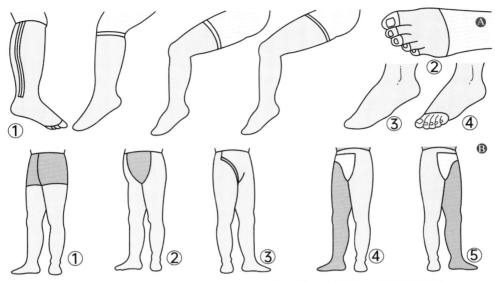

A. 长筒袜和袜头：①带拉链的及膝袜；②分趾袜；③包趾长筒袜；④露趾长筒袜。
在一些淋巴水肿患者中，可指示选择特殊袜头。
B. 全腿袜和髋关节襻翼：①紧度；②产妇连裤袜；③男士紧身裤；④、⑤带髋关节
襻翼的连裤袜且髋关节处加紧固件。

图 1-5-143　常用腿部压力袜长度与种类

6. 压力服装穿戴禁忌证

绝对禁忌证：严重动脉功能不全、失控性心力衰竭、严重周围神经病变、极端肢体形状变形、深层皮肤褶皱、蜂窝织炎/丹毒、广泛溃疡。

相对禁忌证：恶性淋巴水肿、糖尿病、麻痹、感觉缺陷、脆弱或受损的皮肤。

7. 压力服装的配件和助穿用品

定制压力袜和压力袖可配拉链：针对虚弱和不能动患者，方便穿脱。

压力袜踝部有树胶填充：均匀分布踝部压力，防止足踝水肿的发生。

助穿套：高压力级别的开趾型弹力袜可搭配尼龙助穿套（图 1-5-144）方便患者穿戴，专用的助穿器橡胶手套等辅助配件也可协助患者穿脱。

吊袜带加尼龙搭扣：防止只治疗一条腿压

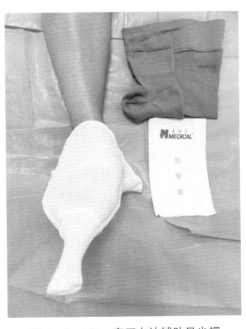

图 1-5-144　穿压力袜辅助足尖帽

力袜下滑。

固定系统：孕妇使用可调节腰部固定系统，男性用前面开放腰部固定系统。

延伸长度：连接在吊袜带上，不产生压力，也用于足趾的足套延伸固定。

压力袖套固定带和乳罩固定扣：固定带由肩膀到腰固定，固定扣是固定于乳罩。

硅胶固定带：在全腿、半大腿、小腿压力袜近端有条纹或带点的防滑硅胶涂层可紧贴皮肤防止滑脱。

8.加压治疗的禁忌证

绝对禁忌证：心力衰竭、外周动脉梗阻，多普勒超声测量时，足部动脉压低于70 mmHg、踝肱指数（ABI）< 0.5、急性深静脉血栓、对疼痛无法表达。

相对禁忌证：动脉高压、心律失常、心血管狭窄、硬皮病、慢性多发性关节炎、骨萎缩等。

（四）皮肤护理

一般情况下，细菌和其他病原体无法穿透皮肤，但如果皮肤出现外伤或其他原因引起破损，可能使病原体或感染源容易侵入皮肤。并且淋巴组织富含蛋白质，是病原体理想的滋生地。淋巴水肿患者的皮肤容易发生干燥、相关炎症、组织纤维化、皮肤损伤、真菌感染、淋巴液漏等。因此对于淋巴水肿易患人群在做好皮肤清洁和护理之外，还应重视避免损伤，预防皮肤老化，养成良好的卫生习惯，保证充足的睡眠，合理饮食，加强体育锻炼，情绪稳定，心情舒畅等。

1.日常管理

（1）皮肤检查：每天脱掉压力套后要检查皮肤；检查上、下肢和躯干有没有发红、肿胀，用镜子检查后背；上肢检查内衣、肩带、袖套、腰带等位置，下肢检查鞋、长裤、内衣、腰带是否过紧，有无发红、划痕、擦伤；皮肤褶皱处有无脱皮或真菌感染。若有损伤等位置，检查应立即清洗，使用局部抗菌产品包扎，检查有无感染征象，如有感染，应马上就诊。

注意事项：检查时采用轻、慢方式触摸。检查顺序：上肢从手背到肩膀，手掌到腋下，躯干两侧，腋下到肩峰；下肢检查从足背到大腿前侧，足底到大腿后侧。同时应观察皮肤是否有发热、发硬或沉重、紧绷或肿胀。

（2）皮肤护理

皮肤清洁：选择使用 pH 值为中性或弱酸性清洁剂来清洁皮肤，由于皮肤皱褶间的皮肤更干燥，可使用含矿物油膏或甘油的清洁皂清洁皮肤。

润肤：每天使用无香料、pH 值为中性或弱酸性的润肤剂。可用 pH 试纸进行测试皮肤护理产品，理想的 pH 为 5.5，避免酸（羟基酸）成分的护肤产品，以免引起皮肤剥脱，涂润肤剂时，一直涂到润肤剂不吸收后再擦去多余润肤剂。

2.淋巴水肿患者常见皮肤护理

（1）干燥皮肤的护理

由于淋巴水肿患者角质层和脂膜的破坏，水分、天然保湿因子和脂质等的流失，会导致皮肤干燥。同时由于在进行加压治疗时，压力用品直接接触皮肤，使得皮肤变得干燥、开裂、脆弱，并且容易受伤。因此，对皮肤进行持续的护理和保护是治疗的必要条件。

注意事项：针对干燥皮肤的清洗应选择温和、非碱性、无皂清洗剂。清洗时避免反复摩擦，采用轻拍沾干等清洗方式，避免机械损伤。避免热水清洗，因蒸发导致水分丢失；避免因泡澡或泡脚时间长导致皮肤锁水或屏障功能下降。选择产品时要考虑个人意愿，根据患者的皮肤干燥程度、敏感性等，选择温和含有脂肪和油脂平衡配方的护肤产品（如花生油、蓖麻油、杏仁油、芦荟提取物等），也可选用绵羊奶膏（中性），但应注意绵羊奶膏可引起过敏反应。护肤品应该适量合理使用，可配合轻柔的按摩，使皮肤充分吸收，避免残留，待产品完全吸收后再进行压力治疗。使用压力治疗前后均应进行皮肤护理。如果是非常干燥的皮肤，洗完澡后用护肤产品是非常重要的。

（2）压力治疗相关性刺激性皮炎的护理

由于皮肤接触具有刺激性或毒性的外源性物质所引起，造成皮肤黏膜组织损伤，刺激皮肤或引起过敏反应所致。淋巴水肿患者由于长期使用压力治疗产品，又因局部免疫力较低，皮肤容易受外界物理或化学物质的侵害，导致皮肤屏障被破坏，出现不同程度的红斑、丘疹、水泡、糜烂、渗出或结痂、溃疡或坏死等，患者自觉症状多为瘙痒、灼热、胀痛等。

注意事项：明确病因，避免或减少再次接触刺激物、致敏物。瘙痒、皮疹的皮肤可使用氢化考地松或苯海拉明；不要搔抓皮肤；含凡士林的隔离霜可减少刺激和浸渍，但长时间使用氧化锌会使皮肤干燥。出现皮肤破口、切口、抓伤、虫咬或其他破损需要立即处理，可用酒精或碘伏棉棒消毒，使用液体皮肤保护剂或创可贴保护创面，避免过度使用抗菌剂，可用10%的黄柏溶液湿敷，溶解稀释的醋清洗也能有所帮助。糜烂、结痂的皮肤可外擦紫草油。

（3）组织纤维化和皮肤角化的护理

慢性淋巴水肿组织的纤维化可能与组织中的慢性炎症改变，如炎性因子的增多，滞留的外来微生物及组织间集聚的蛋白质和透明质酸大分子，刺激成纤维细胞合成胶原纤维增多有关。皮肤纤维化是晚期淋巴水肿常见的皮肤病变，分别发生在表皮和皮下组织层，以下肢尤其是足背部最为常见。表皮的病变主要表现为角质层棘状增生和增厚，角化明显，或向外突出生长成乳头状瘤，其质地逐渐变硬，颜色逐渐变黑，皮肤的质地从最初的凹陷性水肿到晚期坚硬的象皮样肿。

注意事项：目前，尚无针对淋巴水肿纤维改变的药物。手法淋巴引流与压力治疗可缓解皮肤的纤维化改变。多层低弹绷带包扎可促进纤维化部位的淋巴回流，同时压力治疗时使用碎片袋可软化皮肤的纤维化。针对纤维化皮肤，进行手法淋巴引流时可增加压力，缓慢让液体分散，但对局部有曲张静脉、深静脉血栓，以及血友病或抗凝治疗的患者不能使用较大压力。

抗感染：炎症发作越频繁，组织纤维化增生越明显。因此，控制和预防感染是减轻淋巴水肿组织纤维化的重要措施。目前，针对淋巴水肿组织中堆积的外来微生物和代谢产物还没有理想的对策，抗生素的应用仍是治疗和预防炎性反应的主要方法。

低水平激光有助于软化纤维组织，更适合那些有疼痛或不适感及不能耐受手法淋巴引流的患者。

（4）异常皮肤褶皱的护理

随着淋巴水肿的日益严重，皮肤由于水肿、重力、肢体位置、皮肤弹性甚至遗传等因素形成皱褶，甚至可能出现严重的变形。淋巴水肿治疗师必须在相应地调整压力治疗策略的同时，及时有效地评估患者的皮肤状态，以及给予合理治疗。

注意事项：及时清洁和检查皮肤褶皱。异常褶皱处的皮肤非常脆弱，应彻底干燥和保护皮肤，避免刺激。必要时使用抗菌剂进行治疗。使用垫片、合成棉或软泡沫带进行辅助包扎，使变形的组织轮廓结构连续、表面平整。调整绷带缠绕的方向。

（5）慢性溃疡的护理

淋巴水肿肢体慢性溃疡可见于下肢，但是其发生的概率远低于静脉水肿。静脉水肿的组织因为血液循环不畅而缺氧，比较容易发生溃疡。淋巴水肿如果与静脉水肿同时存在，则发生皮肤慢性溃疡的概率增加，而且一旦发生，创面难以愈合。单纯的淋巴水肿肢体发生慢性溃疡之前往往有反反复复的皮肤破溃和淋巴液渗漏，创口局部纤维增生，在纤维瘢痕增生的基础上再发生的溃疡，最终成不易愈合的慢性溃疡。长期未经治疗护理的慢性溃疡有可能发生恶性病变。

注意事项：患者应卧床休息，减少活动量，卧床休息时可将患肢抬高，促进静脉回流。需常年坚持穿压力袜，休息时可脱掉，并每天更换。发生溃疡期间可使用多层压力绷带。避免久站、久坐，长时间站立会使静脉内的血液异常反流并逐渐加重下肢溃疡的程度。注意伤口和皮肤的护理，保持肢体的清洁和卫生，避免外伤和感染等。对于淋巴水肿合并溃疡者，必要时与伤口门诊、血管外科门诊联合治疗。

（6）放射性皮肤损伤的护理

据统计，人数最多的一类淋巴水肿患者是接受过癌症治疗的患者。放疗可损伤局部淋巴结和淋巴管，导致软组织微循环缓慢，组织萎缩、缺血，形成瘢痕组织，丧失弹性、柔软的质地和正常颜色。由于放疗是许多癌症治疗的黄金标准方案，淋巴水肿治疗师必须认真评估放疗对淋巴水肿组织的继发效应。

注意事项：每天对患者局部照射皮肤进行评估及观察，评估是否出现潮红、紧绷、干燥、瘙痒、灼热、脱屑、红肿、水泡和溃疡等情况。指导患者衣着柔软、宽松、勿戴胸罩，以免发生摩擦，造成皮肤破损。禁止抓挠、涂抹刺激性药物（如酒精、碘伏等），可在局部涂抹具有止痒、润肤功能的低刺激性婴幼儿护理用品。针对皮肤破溃的患者建议转诊创面专科处理。可给予皮肤保护剂外喷及银离子敷料覆盖，保证创面干净整洁。皮肤水肿患者可给予局部红外线照射，促使其愈合。

（7）淋巴漏的护理

随着疾病进展及人为操作不当等原因，淋巴回流途径遭到破坏或中断，淋巴水肿组织部位可能发生淋巴液泄漏。淋巴液会在伤口（囊肿、擦伤、刺伤）周围形成黄色干痂。针对淋巴漏的发生，我们可应用手术、药物治疗及保守治疗等方法，预防感染，促进伤口愈合。

注意事项：使用无刺激温和的清洗液或清水仔细清洁皮肤。使用柔软材料或伤口敷料保护脆弱的皮肤，避免浸渍，予以局部加压包扎。在结痂时，脆弱的下层皮肤尚无保护作用，避免对淋巴痂进行积极的清创处理，应等待结痂自然脱落。用含凡士林的润肤乳膏软化结痂部位以促进脱落。注意观察是否出现蜂窝织炎等并发症。

（8）真菌感染的护理

淋巴水肿患者由于足趾截面轮廓的改变，不利于空气流通，周围环境更加潮湿、温暖，局部免疫功能降低，淋巴水肿患者的足部容易发生真菌感染。此外，由于选择的鞋类有限，反复穿同一双鞋可增加再次感染的风险。

注意事项：每天洗脚并检查有无破溃、水疱、感染、裂口和发红等。使用5%左右浓度的含醋溶液泡脚有助于保护足部皮肤的微酸性环境及具有抗菌作用，结束后擦干足部，尤其是足趾，注意避免旧毛巾的脱落纤维条残留在趾间。涂抹外用抗真菌制剂（足部出汗多，可使用抗菌粉），穿弹力裤袜，缠足趾绷带时佩戴手套，手法淋巴引流治疗时避免接触感染部位防止感染扩散。选择合适的功能鞋（尺码合适、鞋头宽松、透气性好、有足弓支持等），避免裸足行走或露趾拖鞋，两双鞋交替穿着，可在鞋内使用抗菌粉。妥善处理感染皮肤接触过的材料，避免再次污染。

（9）其他皮肤损伤的预防

防晒：SPF 40或更高，穿防护衣。

虫咬：使用防护剂，避免虫咬。

指甲护理：指甲剪使用前后要消毒，对于极难处理的趾甲或角质层，可能需要咨询足病医师。

剃须：使用电动剃须刀，避免使用刀片形剃须刀以免刮伤皮肤。

（五）功能锻炼

1. 上肢淋巴水肿功能锻炼

（1）头部转动（图1-5-145）：深呼吸，呼气时头部向右转动；吸气，呼气时头部回到中立位；再次吸气，呼气时头部向左转动；吸气，呼气时头部回到中立位。每个方向做5次。

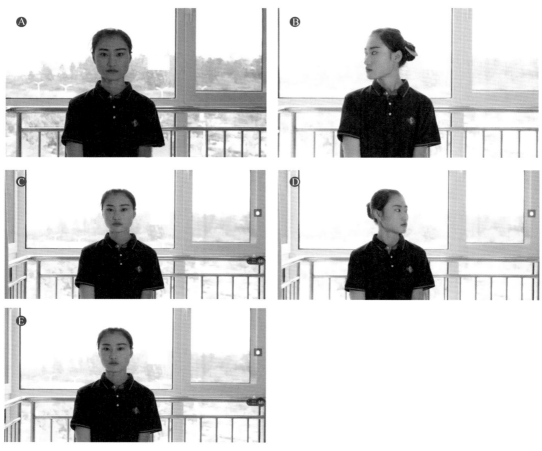

A. 深呼吸；B. 呼气时头部右转；C. 吸气，呼气时头部回到中立位；D. 吸气，呼气时头部左转；
E. 吸气，呼气时头部回到中立位。

图1-5-145 头部转动

（2）头部旋转（图1-5-146）：把毛巾卷放在脖子后面，抓住两端；深呼吸，当呼气时，慢慢旋转头部到一边，然后再转到另一边，回正；深呼吸，然后重复，向相反的方向运动。每个方向做5次。

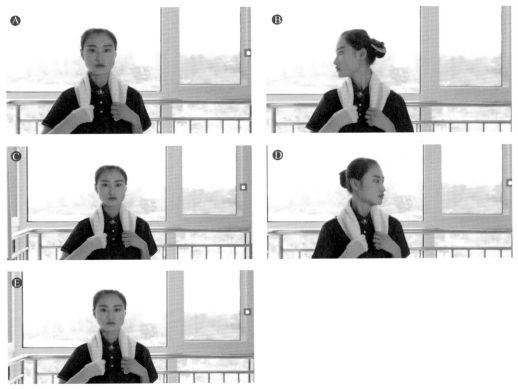

A. 毛巾卷在脖子后面，抓住两端；B. 深呼吸，呼气时头慢慢向右旋转；C. 再回到中立位，毛巾支撑旋转的头部；D. 深呼吸，呼气时头慢慢向左旋转；E. 再回到中立位。

图 1-5-146　头部旋转

（3）耸肩运动（图 1-5-147）：深吸气，将肩膀向上靠近耳朵，呼气时，让肩膀下沉。重复 5 次。

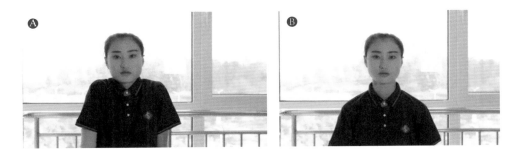

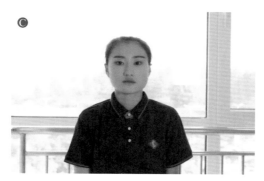

A. 深吸气，肩膀向上靠近耳朵；B. 呼气时，让肩膀下沉；C. 肩膀往下沉时再吐一次气。

图 1-5-147　耸肩运动

（4）肩关节环转运动（图 1-5-148）：深吸一口气，呼气时肩膀环转一圈，耸起肩膀，肩膀往前倾；然后，肩膀向后环转一圈；再反方向环转肩膀；抬起肩膀向后靠，放下肩膀向前伸；回中立位。每个方向重复 5 次。

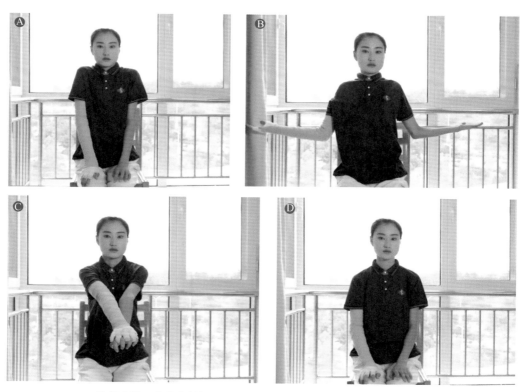

A. 耸起肩膀，肩膀往前倾；B. 肩膀向后环转一圈；C. 反方向环转肩膀，
抬起肩膀向后靠在一起，放下肩膀往前伸；D. 回到中立位。

图 1-5-148　肩关节环转运动

（5）肩关节向前运动（图1-5-149）：深呼吸，呼气时，把肩膀向前倾，吸气时，肩膀向后伸展。重复5次。

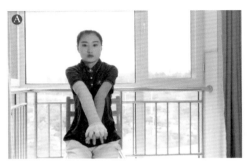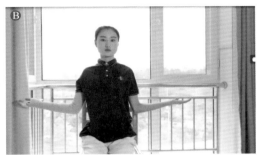

A.呼气时，肩膀向前倾；B.吸气时，肩膀向后伸展。

图1-5-149　肩关节向前运动

（6）手臂旋转运动（图1-5-150）：把手臂举到空中，先在空中做顺时针旋转，然后在空中做逆时针旋转。每个方向重复5次。

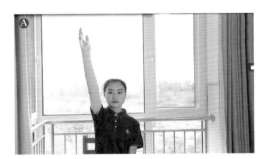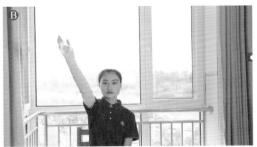

A.手臂举到空中，在空中做顺时针旋转；B.在空中做逆时针旋转。

图1-5-150　手臂旋转运动

（7）屈肘固定运动（图1-5-151）：将手臂弯曲到90º，在手臂和身体之间放一块毛巾，用肘把毛巾固定在适当的位置，先把肩胛骨夹在患侧，再把手往外伸。重复5次。

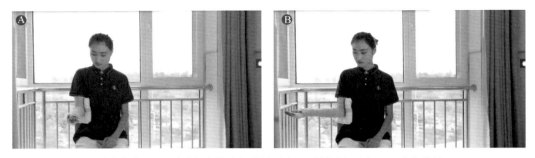

A.手臂弯曲90°，手臂与身体之间放块毛巾，用肘固定毛巾；B.手往外伸。

图1-5-151　屈肘固定运动

（8）身体向前弯曲（图1-5-152）：深吸气，将手臂从身体两侧向上伸展至头顶，呼气时，双臂从身体前方，慢慢下垂。重复5次。

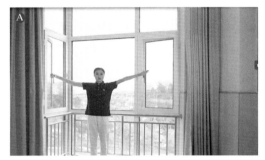
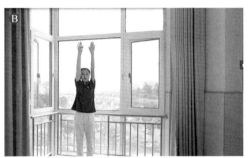
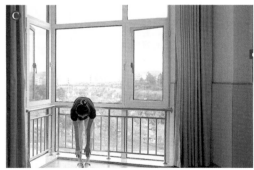

A.深呼吸，吸气时手臂从身体两侧向上伸展；B.手臂从身体两侧伸展至头顶；
C.呼气时，双臂从身体前方慢慢下垂。

图1-5-152　身体向前弯曲

（9）身体侧屈（图1-5-153）：身体站直，深吸气时，向右边弯曲，呼气时直立身体；再次吸气时向左侧弯曲，呼气时直立身体。每个方向重复5次。

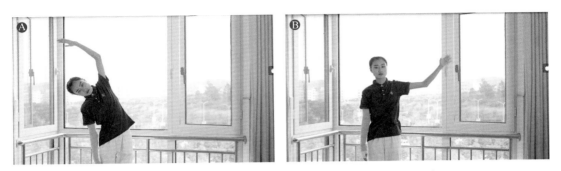

A.深吸气时，身体向右边弯曲；B.呼气时，身体回正；同法做左侧。

图 1-5-153　身体侧屈

（10）脊柱向后弯曲（图 1-5-154）：把手放在后背上，吸气时脊柱向后弯曲，呼气时伸直身体。重复 5 次。

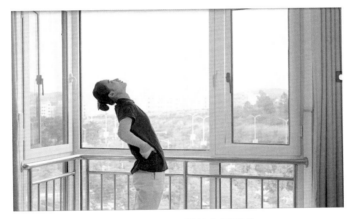

图 1-5-154　脊柱向后弯曲

（11）手掌对压（图 1-5-155）：把手掌相对放在一起，吸气时按手，呼气时放松双手。重复 5 次。

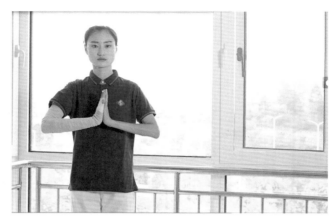

图 1-5-155 手掌对压

（12）雨刮式运动（图 1-5-156）：患侧手搭在健侧肩上，先将手臂向患侧伸直，然后手移回健侧的肩膀。重复 5 次。

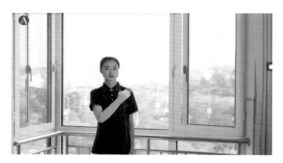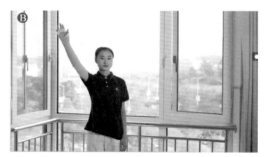

A. 患侧手搭在健侧肩上；B. 将手臂移回健侧的肩膀。

图 1-5-156 雨刮式运动

（13）屈肘运动（图 1-5-157）：在肩部水平支撑手臂，用手掌向上，伸展手臂，把手放在肩膀上，放松手臂回到伸直位。重复 5 次。

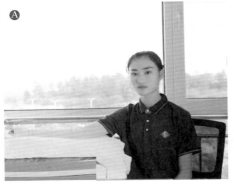
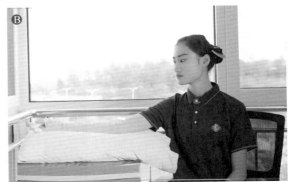

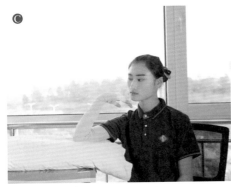

A. 肩部水平支撑手臂；B. 手掌向上，伸展手臂；C. 手放在肩膀上，放松手臂回到伸直位。

图 1-5-157　屈肘运动

（14）握拳运动（图 1-5-158）：在肩部水平支撑手臂，伸直手臂，握拳、松开手；重复 5 次。如果绷带没有很好的衬垫，可手握海绵或毛巾做这个练习动作。

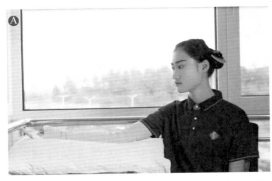
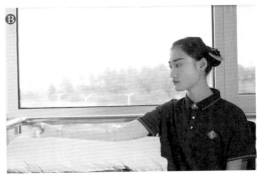

A. 肩部水平支撑手臂，伸直手臂；B. 握拳、松开手。

图 1-5-158　握拳运动

（15）抬高放松深呼吸（图1-5-159）：躺下，放松，屈膝，练习深呼吸；吸气，腹部隆起，缓慢数到5，保持，缓慢数到5；呼气，腹部凹陷，缓慢数到10。

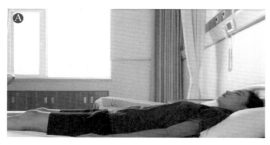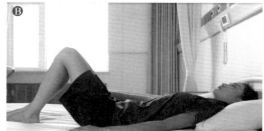

A.躺下，放松；B.屈膝，深呼吸。

图1-5-159 抬高放松深呼吸

2. 下肢淋巴水肿功能锻炼

（1）第一组肢体功能锻炼

• 排空淋巴结（图1-5-160）：平卧位或坐位，每30秒深呼吸一次，双手交叉置于锁骨上窝处，采用环形打圈按摩方式清空淋巴结。再依法排空腋窝淋巴结（包括5个位置：胸肌、中央、肩胛下、尖部、外侧）。

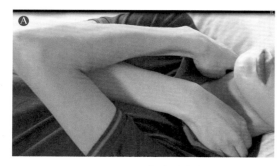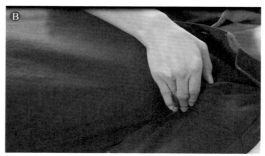

A.坐位或平卧位，清空锁骨上窝淋巴结；B.排空腋窝淋巴结，
包括胸肌、中央、肩胛下、尖部、外侧5个位置。

图1-5-160 排空淋巴结

• 髋膝屈曲运动（图1-5-161）：首先双手从健侧大腿下面抱住大腿，弯曲髋和膝关节，使大腿贴近胸部，然后腿回到原处放松，重复此动作15次。患腿重复健腿动作15次。整个练习过程中，腰背保持平躺在地板或垫子上，不要让腰背滚动或拱起。

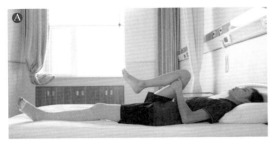
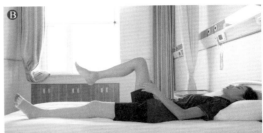
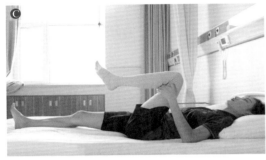

A. 双手抱健侧大腿下面，弯曲髋关节和膝关节，使大腿贴近胸部；B. 腿回到原处放松；
C. 患腿重复此动作。

图 1-5-161　髋膝屈曲运动

• 卷腹运动（图 1-5-162）：弯曲膝盖，把手放在大腿根部；吸气，当用力呼气时，把手移向膝盖，肩膀上抬离开垫子。重复 5 次。

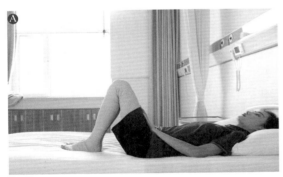
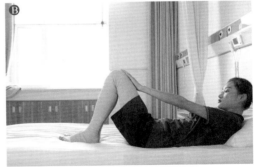

A. 弯曲膝盖，把手放在大腿根部；B. 吸气，用力呼气时，把手移向膝盖，肩膀从垫子上离开。

图 1-5-162　卷腹运动

• 双臂交叉（图 1-5-163）：将背部平靠在垫子或地板上，双手两侧打开；深呼吸，当呼气时，双臂交叉置于胸前。重复 5 次。

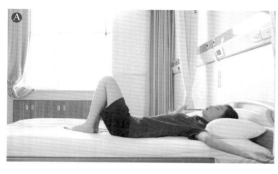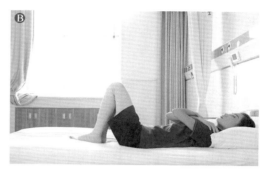

A.双手、背部平靠在垫子或地板上，双手两侧打开；B.深呼吸，当呼气时，双肩交叉置于胸前。

图1-5-163　双臂交叉

（2）第二组肢体功能锻炼

• 排空淋巴结：与第一组的排空淋巴结方法相同。

• 打开旁路（图1-5-164）：先按摩同侧腋窝，再慢慢、轻轻地从躯干较低处向同侧腋窝抚滑，最后一个抚滑动作从小腹开始至同侧腋窝，在同侧腋窝按摩半圈结束。

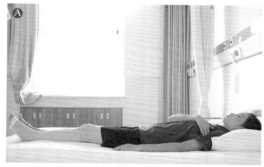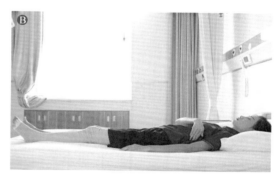

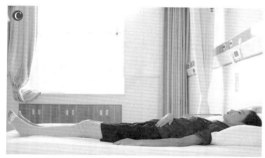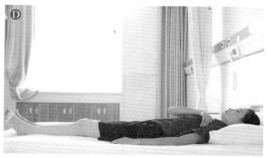

A.按摩患侧腋窝；B.慢慢、轻轻地从躯干较低处向同侧腋窝抚滑；
C.最后一个抚滑动作从小腹开始至同侧腋窝；D.在同侧腋窝按摩半圈结束。

图1-5-164　打开旁路

• 屈膝运动（图1-5-165）：只在患肢进行屈膝运动，重复15次。在整个锻炼中，腰背应保持平躺在地板或垫子上，不要滚动或拱背部。

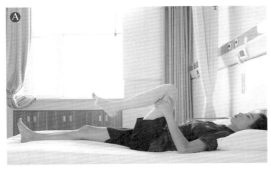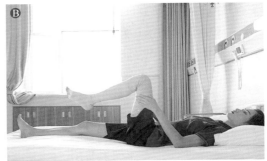

A.患肢进行屈膝运动；B.腰背保持平躺在地板或垫子上，不让腰背部滚动或拱起来。

图 1 - 5 - 165　屈膝运动

• 双侧髋膝屈曲运动（图 1 - 5 - 166）：同时把两个膝盖抱起向胸部靠近，然后放下膝盖使手臂被拉直。重复 15 次。

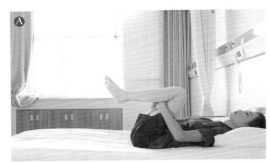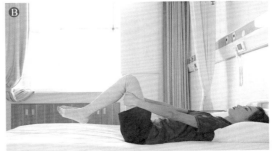

A.同时把两个膝盖抱起向胸部靠近；B.放下膝盖使手臂被拉直。

图 1 - 5 - 166　双侧髋膝屈曲运动

• 双侧臀部挤压运动（图 1 - 5 - 167）：先把双侧臀部肌肉内收夹紧，从 1 数到 5，再慢慢放松肌肉，从 1 数到 5。重复 5 次。

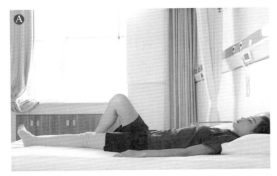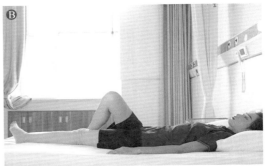

A.把双侧臀部肌肉内收夹紧，从 1 数到 5；B.慢慢放松肌肉，从 1 数到 5。

图 1 - 5 - 167　双侧臀部挤压运动

- 屈膝运动：与同组第 3 个屈膝运动方法相同。
- 单侧臀部挤压运动（图 1-5-168）：仅把单侧臀部肌肉内收夹紧，从 1 数到 5，慢慢放松肌肉，从 1 数到 5。重复 5 次。

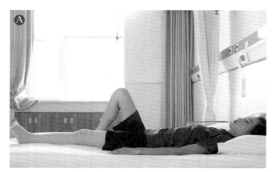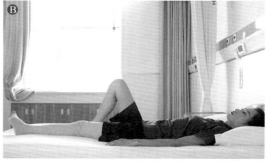

A. 仅把单侧臀部肌肉内收夹紧，从 1 数到 5；B. 慢慢放松肌肉，从 1 数到 5。

图 1-5-168　单侧臀部挤压运动

- 髋外旋后伸运动（图 1-5-169）：先弯曲患侧腿，轻轻地向外侧倾倒，然后收紧臀部肌肉，重复 15 次。

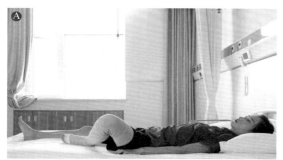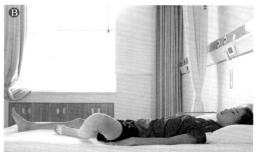

A. 弯曲患侧腿，轻轻向外侧倾倒；B. 在这个位置收紧臀部肌肉。

图 1-5-169　髋外旋后伸运动

- 膝屈曲髋外旋运动（图 1-5-170）：弯曲患侧腿，轻轻地向外侧倾倒，用手把膝盖向头方向带动；放下腿，使手臂被拉直。重复 5 次。在整个练习过程中，腰背应保持平躺在地板或垫子上，不要拱起。

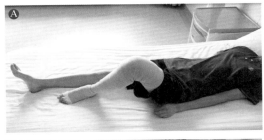
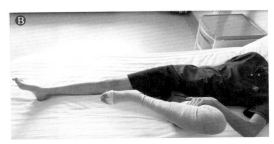
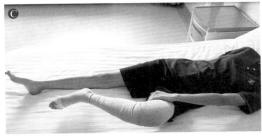

A. 弯曲患侧腿，轻轻地向外侧倾；B. 用手将膝盖向头方向带动；C. 放下腿，使手臂被拉直。

图 1-5-170　膝屈曲髋外旋运动

（3）第三组肢体功能锻炼

• 打开旁路：与第二组打开旁路的方法相同。

• 足背屈运动（图 1-5-171）：平卧位，收紧臀部肌肉，足部背伸，放松，足部回正。重复 5 次。

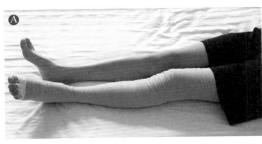
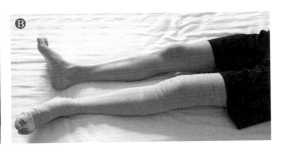
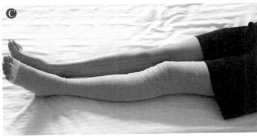

A. 腿伸直躺下（或靠在椅子上或靠墙）；B. 臀部肌肉收紧，足背伸；C. 收回脚，放松。

图 1-5-171　足背屈运动

• 点脚趾运动（图1-5-172）：先把腿伸直躺下，像芭蕾舞演员一样点起脚趾，坚持一会儿，然后放松；再用脚尖指向鼻子，坚持一会儿，然后放松。重复5次。

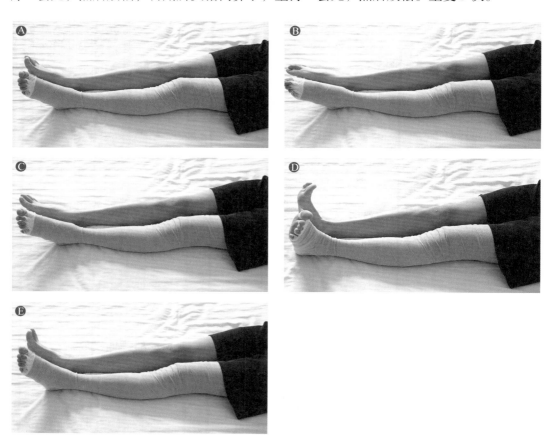

A. 腿伸直躺下；B. 点起脚趾；C. 放松；D. 用脚尖指向鼻子；E. 放松。

图1-5-172　点脚趾运动

（4）第四组肢体功能锻炼

• 排空淋巴结（图1-5-173）：先轻抚排空腋窝淋巴结，包括胸肌、中央、肩胛、尖部、外侧5个位置，再排空腹股沟淋巴结。

• 旋踝运动（图1-5-175）：把腿伸直躺下，先将脚踝顺时针旋转5圈，然后逆时针旋转5圈。重复5次。

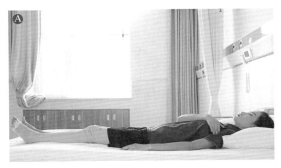 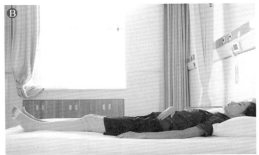

A. 轻抚排空腋窝淋巴结，包括胸肌、中央、肩胛下、尖部、外侧 5 个位置；B. 排空腹股沟淋巴结。

图 1 - 5 - 173　排空淋巴结

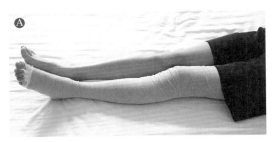 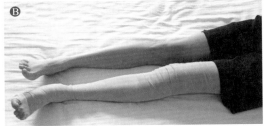

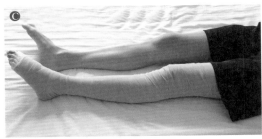

A. 腿伸直躺下（或靠在椅子上或靠墙）；B. 脚踝顺时针旋转 5 圈；C. 逆时针旋转 5 圈。

图 1 - 5 - 174　旋踝运动

• 蛙腿运动（图 1 - 5 - 175）：把腿伸直躺下，脚后跟并拢，这样脚趾就指向外侧，慢慢弯曲和伸直双腿，保持脚跟并拢。重复 5 次。

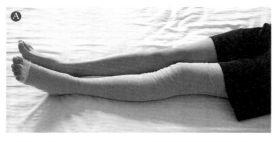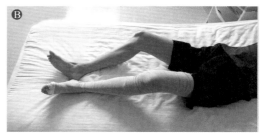

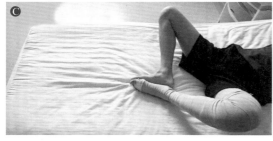

A. 腿伸直躺下；B. 脚后跟并拢，脚趾指向外侧；
C. 慢慢弯曲和伸直双腿，保持脚跟并拢。

图 1-5-175　蛙腿运动

• 脚尖向上空中走路（图 1-5-176）：把腿伸直躺下，像芭蕾舞演员一样点起脚趾，膝盖伸直，双腿交替向上移动。重复 5 次。

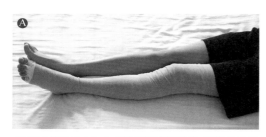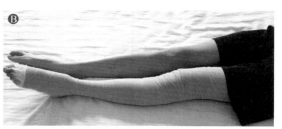

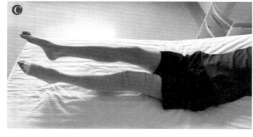

A. 腿伸直躺下（或靠在椅子上或靠墙）；B. 点起脚趾，膝盖伸直；C. 双腿交替向上移动。

图 1-5-176　脚尖向上空中走路

• 脚尖向下空中走路（图 1-5-177）：把腿伸直躺下，脚尖指向鼻子，膝盖伸直，双腿交替向上移动。重复 5 次。

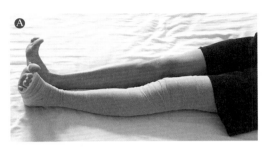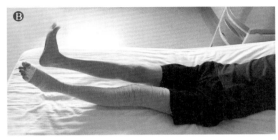

A. 用脚尖指向鼻子,伸直膝盖;B. 双腿交替向上移动。

图 1-5-177 脚尖向下空中走路

• 剪刀步运动(图 1-5-178):把腿伸直躺下,腿尽可能地外移,然后交叉双腿。重复 5 次。

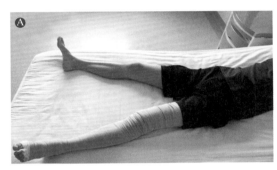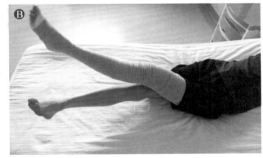

A. 腿尽可能地外移;B. 交叉双腿。

图 1-5-178 剪刀步运动

• 空中蹬自行车(图 1-5-179):平躺在床上或垫子上,双腿伸直,然后在空中做蹬自行车动作,重复 5 ~ 10 次。

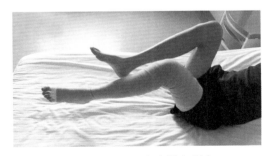

图 1-5-179 空中蹬自行车

• 摇膝运动（图1-5-180）：平躺，弯曲患侧膝盖，来回内外摆动患侧膝盖。重复5次。

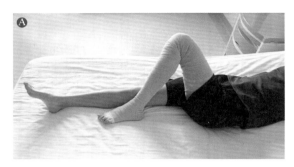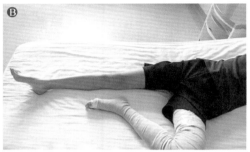

A.躺下弯曲患侧膝盖；B.来回摆动患侧膝盖。

图1-5-180　摇膝运动

• 抬高放松（图1-5-181）：垫高双腿休息，深呼吸，踝泵运动，转踝运动，重复动作15~30次。

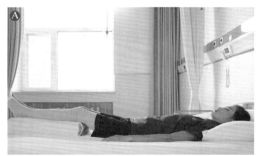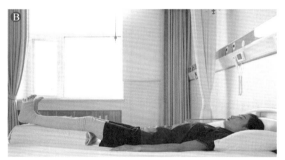

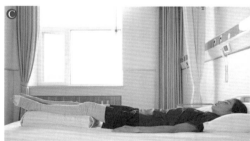

A.垫高双腿休息；B.深呼吸，踝泵运动；C.转踝运动。

图1-5-181　抬高放松

（王光扬　邢军）

二、手术治疗

淋巴水肿是由淋巴系统受损引起的局部体液滞留和组织肿胀，以外周型淋巴水肿最为常见，主要发生在四肢。近年来，因手术、外伤、感染及放疗造成淋巴管和（或）淋巴结缺失、闭塞引起的继发性淋巴水肿严重影响患者的生活质量。继发性淋巴水肿的治疗分为保守治疗和外科治疗，目的均是改善淋巴液的产生与回流之间的平衡，促进或恢复淋巴回流，减少患肢周径。随着淋巴显微外科的迅速发展，外科治疗方案也在不断改进，目前主要包括两种方式：一是减少淋巴系统负荷，病变组织切除和负压抽吸（吸脂）；二是生理性重建淋巴引流通道，淋巴静脉吻合，淋巴管移植，静脉替代淋巴管移植和淋巴结移植。

（一）减少淋巴系统负荷

通过外科手术去除持续淤积产生的淋巴液和脂肪纤维组织，缓解患处水肿及引起的各种临床症状。主要包括病变组织直接切除术和吸脂术。一般与其他淋巴旁路术联合应用，单独应用仅可对继发性淋巴水肿起到缓解症状的作用。

1. 病变组织切除术

肢体淋巴水肿是由淋巴液回流受阻，淋巴管内压力增高导致淋巴管结构的进行性损害，主要表现为淋巴管扩张、瓣膜功能损害、淋巴液远端瘀滞；富含蛋白质的淋巴液长期瘀滞，导致组织脂肪增生、纤维化、反复感染、肢体增粗。这一病理生理改变，可增加患者淋巴负荷，进一步加重瘀滞，以往最常用的"减负荷"手术，即 Charles 病变组织切除术：通过手术方法去除患肢的浅层软组织，包括皮肤、皮下组织和肌膜，对于晚期难治性肢体淋巴水肿有一定疗效，但手术创伤大，瘢痕明显，伤口愈合差及术后常合并溃疡、淋巴瘘等并发症，目前仅选择性地治疗晚期象皮肿合并难愈的慢性溃疡及多发瘤样增生的患者。

2. 脂肪抽吸术

外科手术往往很难切除淋巴水肿患者皮下持续形成的增生组织，无法达到完全恢复患肢体积的效果。吸脂术的普及解决了这一难题，通过数个切口来进行吸脂，清除淤积于皮下的淋巴组织液和增生的脂肪组织，改善外形，与传统的病变组织切除术相比具有切口小、相对微创伤、安全性好、可多次重复抽吸等优点。有研究表明，吸脂术能在1～3个月使严重的慢性淋巴水肿患者的患肢体积完全复原。此外，吸脂术还能改善淋巴流动，从而极大地降低了丹毒和蜂窝织炎的发生率。但是单纯依靠吸脂法治疗淋巴水肿，不能建立有效的淋巴回流通路，虽然术后肢体周径明显缩小，但是术后仍需要长期辅助应用弹力绷带或弹力袜加压包扎，且吸脂术可能会破坏残存淋巴管，存在加重水肿的风险。

（二）生理性重建淋巴引流通道

1. 淋巴静脉吻合术（lymphatic venous anastomosis，LVA）

近年来，随着显微外科及超显微外科的不断发展，采用淋巴管–微静脉吻合，生理性重建淋巴通路，为乳腺癌术后上肢淋巴水肿的治疗提供一种较好的解决方案。LVA 是将吲哚菁绿（Indocyanine green，ICG）或亚甲蓝注入到水肿肢体远端的真皮层或皮下层，通过淋巴管吸收使淋巴管显影，确定吻合部位，后在显微镜下探查淋巴管和周围小静脉，按照淋巴引流方向进行吻合，吻合后再次使用 ICG 荧光造影确认吻合口是否通畅，然后美容缝合皮肤切口。

为降低吻合口静脉反流的发生率，术中常用皮下末梢淋巴管与其伴行的小静脉吻合，重建淋巴通路，大多数吻合的淋巴管和血管直径为 0.3 ~ 1 mm，甚至有些淋巴管直径为 0.25 mm，要求在极其精细的 20 倍以上显微镜下进行吻合。目前，应用最广泛的方式是端–端吻合（图 1–5–182），端–端吻合后顺流和反流的淋巴液都可进入静脉系统，因此端–端吻合被认为是最有效的吻合。Campisi 等采用淋巴管静脉端–端吻合术治疗肢体淋巴水肿 625 例，在 25 年的随访中，83% 的患者具有较好的效果，患侧肢体体积平均减少 67%，其中 85% 的患者不再需要额外治疗。

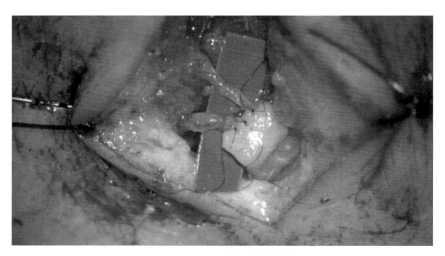

图 1–5–182　淋巴静脉吻合

选择功能正常的淋巴管进行吻合是手术成功的关键，淋巴管节律性自主收缩才能保证淋巴静脉吻合后淋巴液的顺利回流。根据淋巴管造影可将淋巴管根据损伤程度分为 4 种类型：①正常型，淋巴管无硬化或扩张；②扩张型，淋巴管扩张但无硬化；③收缩型，淋巴管硬化但无管腔狭窄；④硬化型，管腔狭窄。淋巴管的状态可反映淋巴水肿的程度，疾病早期积极采用 LVA 治疗，可获得更好、更持久的效果。术前 ICG 淋巴造影和（或）MRL 检查有助于评估淋巴管功能。吻合的数量和位置也会影响手术效果，浅表淋巴管分为 3 组：内、中、外，这 3 个群体之间有丰富的沟通渠道。为提高引流率，一般推荐实施多个吻合，虽然有学者认为应该在一个切口中实施多个吻合，但大部分学者认为应该在多节段、多位点进行吻合。总体而言，LVA 对于早期上肢淋巴水肿具有较好的治疗效果，应争取在凹陷性水肿早期仍存在通畅淋巴管的情况下进行手术。而对于淋巴水肿程度的评估方法和淋巴管及伴行微静脉的定位技术仍需进一步探索，以制订出标准的手术方案。

2. 血管化淋巴结移植术（vascularized lymph node transfer，VLNT）

乳腺癌淋巴结清扫和术后放疗可导致继发性腋窝瘢痕挛缩，使上肢、腋窝及肩部残存的健康淋巴管不能代偿，均可造成肢体淋巴回流障碍，通过淋巴结移植，生理性重建淋巴引流通路是近十年来逐渐兴起的手术方法，通过将带有血管蒂的淋巴结组织移植到腋窝，从而促进患肢淤积的淋巴液回流，达到相应治疗效果。目前，关于 VLNT 治疗上肢淋巴水肿的机制尚不完全清楚，其可通过以下几个方面重建淋巴组织生理功能：①移植的淋巴结、淋巴管在瘢痕组织中建立淋巴通路，或经皮瓣内淋巴静脉网，直接引流多余的淋巴液；②移植的淋巴结及周围脂肪组织产生血管内皮生长因子（vascular endothelial growth factor，VEGF）等细胞因子，促进新生淋巴管、血管生成；③淋巴结具有重要的免疫功能，同时参与淋巴液、血液循环，有利于患肢抵御感染。

关于 VLNT 供区皮瓣的报道很多，包括腹股沟皮瓣、颏颈皮瓣、锁骨上皮瓣、侧胸部皮瓣，各皮瓣均有其优缺点。临床上结合水肿的部位（上肢或下肢）、受区及供区浅筋膜厚度、血管条件、供区淋巴结特点、术后瘢痕和外观及外科医师经验选择适合的皮瓣。目前，腹股沟皮瓣、颏下皮瓣是最常见的 VLNT 皮瓣。

腹股沟 VLNT 皮瓣尤其适用于乳腺癌相关上肢淋巴水肿的治疗，其优势包括隐蔽的切口、恒定的解剖及可携带较多的淋巴结。腹股沟浅淋巴结位于腹股沟韧带下方，分为上、下 2 群，上群沿旋髂浅静脉排列，引流腹前外侧壁下部、臀部、会阴和子宫底的淋巴；下群沿大隐静脉末端排列，收纳除足外侧缘和小腿后外侧部外的下肢浅淋巴管。腹股沟深淋巴结位于股静脉周围和股管内，引流大腿和会阴深部结构的淋巴，并收纳腘淋巴结深群和腹股沟浅淋巴结的输出淋巴管。

2012 年，Cheng 等首次报道了 6 例下肢淋巴水肿患者进行血管化颏下淋巴结皮瓣游离移植至踝部的手术，并取得了满意效果。颏下动脉为面动脉的 1 条恒定分支，面动脉行至下颌下腺后向上发出该支。颏下动脉发出后，沿颌下腺上缘，距颌下腺约 1 cm 向前内走行于下颌舌骨肌浅面，除发出肌支供应颈阔肌、二腹肌前腹、下颌舌骨肌外，尚发出 3 ~ 5 条皮支供养颏部皮肤，与对侧颏下动脉、舌下动脉、下唇动脉均有吻合，形成丰富的皮下血管网。颏下皮瓣为颏下动脉、面动脉供血，颏下静脉为主要引流静脉，其注入面静脉。其优势包括可携带淋巴结数目较多（ⅠA区颏下淋巴结、ⅠB区下颌下淋巴结）、解剖恒定、颏下动脉及面动脉直径易于吻合、皮瓣易于切取、切口位于下颌缘下方，位置较隐蔽，术后医源性淋巴水肿的发生率也较低。颈颏皮瓣缺点包括颈阔肌损伤、面神经下颌缘支损伤，利用显微外科技术可避免神经的损伤。

上肢腋窝、肘部、腕部均可作为受区。腋窝因既往手术及放疗的影响，纤维化明显，故不易解剖游离胸背血管，且由于位置较高，需抗"重力"作用，故效果差于肘部、腕部。肘部尺侧返动脉前支口径较小，可能需行端侧吻合。腕部桡动脉、头静脉位置表浅，易于解剖暴露。Chen等认为如果患者淋巴水肿病程较长、症状较重，首选腕部作为受区，以保证更好地减轻淋巴水肿的效果。而对于受区外观要求较高的患者，可选择肘部作为受区。淋巴水肿消退后，患肢出现多余的皮肤，需要再次手术修复。Lin等提出血管化的淋巴结皮瓣可通过去表皮化移植至受区，从而减轻淋巴水肿消退后多余皮肤的影响。继发性下肢淋巴水肿多为盆腔肿瘤患者，与腋窝情况类似，腹股沟区不作为理想受区。腘窝无可利用的吻合血管，且术中需要改变体位，故腘窝也不作为受区。踝部未受过放疗的影响，足背动脉、胫后动脉可作为吻合血管，且位置较低，为最理想的下肢受区。

2006年，Becker等报道了24例应用淋巴结移植治疗经常规保守治疗效果较差的上肢淋巴水肿患者，切取腹股沟处淋巴结移植至患肢腋窝或肘部，其中18例患者随访时间超过5年，术后患肢肿胀减轻，皮肤感染症状消失。Lin等认为乳腺癌根治术后上肢淋巴水肿患者，腕关节处无瘢痕遗留，解剖血管位置恒定，由于重力作用淋巴组织淤积较多，于2008年报道了腹股沟处的淋巴结皮瓣游离移植至患肢腕关节处，13例患者均取得了很好的效果。2012年，Chen等使用颏下淋巴结移植至踝关节治疗下肢淋巴水肿，也取得了较好的疗效。国内也有报道，将血管化的锁骨上窝淋巴结皮瓣移植至足背，患者下肢淋巴水肿得到了改善，无明显并发症。

3. 大网膜移植修复淋巴引流通路

大网膜含有丰富的淋巴管和大量脂肪组织，柔软性高，可塑性强，适合修复不同形状的缺损，是良好的腋窝替代组织，同时可充分利用淋巴管强大的再生能力及脂肪组织对抗瘢痕形成，恢复腋窝淋巴系统的引流功能（图1-5-183）。Dick等应用胃网膜血管为蒂，移植大网膜引流阴囊淋巴水肿获得了成功。随后Goldsmith等将此推广，应用于上、下肢淋巴水肿的治疗。Egorov等在动物实验的基础上，将大网膜以游离方式移植到患肢，并将大网膜与股血管或腋动静脉分支吻合，同时做受区小静脉与大网膜淋巴结吻合。随访3个月～2年，在19个病例中有14例术后水肿消退，超过50%；另有5例水肿消退达25%～50%，而且随时间推移，水肿继续消退。

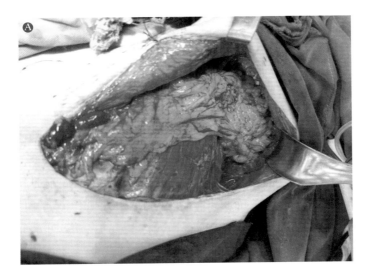

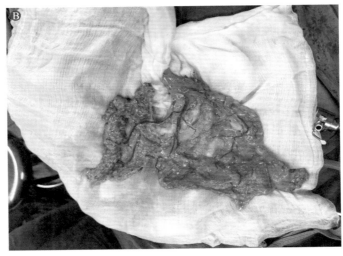

图 1-5-183　大网膜移植

4. 血管化淋巴管移植术（vascularized lymph vessel transfer，VLVT）

VLVT 是将正常淋巴管转移到受损的淋巴引流区，建立淋巴引流旁路。用正常淋巴管修复受损淋巴管，不受静脉压差的影响，移植后淋巴管保持自主收缩功能，是最符合生理恢复、淋巴平衡的手术方法。术前对淋巴管残缺状况评估及供区淋巴管功能的了解和熟练的显微外科技巧是保证手术效果的关键。由于供移植淋巴管来源有限，且作为移植的淋巴管不仅要有相当的口径，还要有一定的长度，最理想的来源是下肢的浅表淋巴管，而且取健侧淋巴管后是否会造成健肢的继发性淋巴回流障碍，尚有争论。Baumeister 等于 1981 年首先使用淋巴管移植治疗下肢淋巴水肿，在自体正常部位截取一段淋巴管，将其移植至淋巴水肿部位，通过皮下隧道两端分别连接淋巴淤积侧淋巴管与正常侧淋巴管。大腿是最常用的供区位置，通常大腿正中处含有 6 ~ 17 条淋巴管，可切除 2 条 25 ~ 30 cm 长淋巴管用于移植。若腹股沟区淋巴回流受阻，可分离对侧大腿淋巴管，近端不断蒂，远端通过皮下隧道与患肢淋巴淤积侧吻合，直接将患肢淤积的淋巴液引流至健侧腹股沟淋巴结。Felmerer 等回顾性分析了 2005—2009 年 14 例应用自体淋巴管移植治疗淋巴水肿的经验，术后随访平均 2.6 年，3 例患者症状获得彻底缓解，9 例淋巴水肿情况得到一定改善。尽管自体淋巴管移植对于乳腺癌术后上肢淋巴水肿具有一定治疗作用，但因淋巴管壁薄，术后极易因组织压迫造成通畅率低，故手术效果有限。此外，术后往往会遗留大腿部供区瘢痕，同时有造成供区淋巴水肿的风险，目前临床使用较少。自体静脉是桥接淋巴管的最好替代管。静脉移植的方法同淋巴管桥接相似，即在自体正常部位截取一段静脉血管，两端分别与淋巴淤积侧淋巴管与机体正常侧淋巴管连接。Campisi 等提出可直接在患肢术区截取一段静脉血管或在前臂截取头静脉，通常长度为 7 ~ 15 cm，将多根淋巴管同时与静脉一端连接以增加淋巴流量，防止静脉机化闭塞，同时静脉瓣也有利于淋巴液沿正确方向回流。

（三）联合手术

1. LVA 联合 VLNT

由于 LVA 具有创伤小、见效快的特点，可从生理上重建淋巴道，为术后淋巴水肿的治疗提供一种较好的解决方案。但是 LVA 吻合淋巴管的口径较小，总体引流量偏低，在早期患者中得到肯定，远期效果还需要更长时间的随访。VLNT 在手术过程中并没有吻合淋巴管，而是通过移植淋巴结促进淋巴系统再建立，因此手术疗效多在远期得到体现。两者联合更能促进淋巴系统再生，无论是在手术近期还是远期都能取得可靠的手术效果。Masia 等选择 Ⅰ、Ⅱ 期淋巴水肿，患者行 LVA（59 例），VLNT（7 例）和 LVA + VLNT（40 例）。47 例 VLNT 皮瓣全部存活，59 例 LVA 患者的淋巴管静脉吻合数为 1 ~ 7 条。术后臂围减少百分比为 12.0% ~ 86.7%（平均 39.7%），绝对值为 0.9 ~ 6.1 cm（平均 2.8 cm）。所有患者未出现供区淋巴水肿，仅 1 例患者在 18 个月内的随访期中出现了供区淋巴结同侧大腿围较对侧增加了 2 cm。LVA 和 VLNT 联合治疗取得了较好的临床疗效。

2. LVA 或 VLNT 联合吸脂术

针对局部脂肪组织肥厚和纤维化的淋巴水肿患者，单纯 VLNT 难以缩小患侧臂围，临床疗效欠佳，针对这一难题，Nicoli 等在 VLNT 后 1 ~ 3 个月行激光吸脂术，通过直径 1 mm 的微管向深部肥厚的脂肪组织、纤维组织传导波长 1470 nm 的高能二极管脉冲激光，用吸脂导管仔细吸取腋窝脂肪，避免损伤移植的淋巴结，术后给予弹性加压治疗。初步结果显示，联合治疗后上肢臂围明显减少，皮肤弹性较前恢复，淋巴造影提示瘀滞的淋巴液有所减少，未发生淋巴结供区畸形，是安全可行的治疗方法，远期疗效还需进一步跟踪随访。另外，吸脂术可清除淤积于皮下组织内的淋巴液和增生的脂肪组织，但由于单纯的减容未能建立有效的淋巴回流途径，未解决淋巴水肿发生的根本原因，故随着淋巴液的缓慢淤积，肢体肿胀会反复复发、逐渐加重。LVA 可有效改善患肢的淋巴回流，促进瘀滞的淋巴液回流，但不能减少患肢已经增生的组织，且因为患者组织增生，淋巴液生成量增多，随着时间的延长，新建的回路逐渐不能满足淋巴液回流要求，肢体肿胀仍会缓慢发展。因此，吸脂术联合 LVA 可相互弥补单一手术的劣势，从改善症状、消除病因方面综合治疗淋巴水肿。国内学者常鲲等报道了 49 例下肢淋巴水肿患者行吸脂减容术联合淋巴静脉吻合术，术后 12 个月体积差均值由术前的 2729 mL 减为 889 mL，效果明显。

3. 乳房再造术联合 VLNT

单纯进行改良根治术的患者，除腋窝淋巴结清扫的因素外，术后乳房表面皮肤牵缩、组织粘连等均是导致上肢淋巴水肿的原因。对于乳腺癌术后上肢淋巴水肿的患者，在 VNLT 的同时重建乳房会带来更好的效果。目前，乳腺癌术后乳房缺失的患者进行自体组织乳房重建，主要采用横行腹直肌肌皮瓣和腹壁下动脉穿支皮瓣，因此 Saaristo 等将传统横行腹直肌肌皮瓣/腹壁下动脉穿支皮瓣改良为淋巴化的横行腹直肌肌皮瓣/腹壁下动脉穿支皮瓣，进行乳房重建的同时能对上肢淋巴水肿进行治疗，取得了良好效果。联合方式有以下 3 种：①若乳房重建采取半腹部皮瓣，建议保留同侧腹部皮瓣血管蒂和同侧腹股沟淋巴结移植，与胸背血管吻合；②若乳房重建采取全腹部皮瓣，并选择对侧腹股沟淋巴结移植，需保留同侧的腹部皮瓣血管蒂，将皮瓣翻转 180° 后，血管蒂与内乳血管吻合；③若乳房重建采取全腹部皮瓣，并选择同侧腹股沟淋巴结移植，保留对侧的腹部皮瓣血管蒂，与胸廓内血管进行吻合。腹壁下动脉穿支皮瓣和髂腹股沟淋巴组织瓣的联合应用结合了二者的优点，用于合并上肢淋巴水肿的乳腺癌根治术后患者乳房再造尤为适合。手术要点包括以下 3 点。

（1）受区腋窝瘢痕的松解与清除对手术帮助重大，切除瘢痕可完全释放对腋窝血管、神经、淋巴管的牵拉与限制，也可充分暴露受区血管，利于手术操作。

（2）基于"危险区"的定义，以股动脉为纵轴，旋髂浅动脉或腹壁浅动脉从股动脉发出点画出垂直于股动脉一横线为横轴组成的一个象限中，大腿内下侧象限为下肢淋巴引流主要区域，故为"危险区"。切取淋巴结皮瓣时，绝对不能切取或损伤此部位淋巴结。供区切取带旋髂浅血管的上外侧组腹股沟淋巴结不会影响下肢淋巴回流。

（3）术中可见部分患者只吻合一组血管（腹壁下动脉与受区血管）时，皮瓣血运也可滋养远端淋巴结皮瓣，似乎与两个皮瓣之间的动脉网有关系，但具体原因还需进一步研究。

淋巴水肿是一种常见的进行性疾病，给患者造成巨大的困扰，单一的保守治疗效果非常有限。随着现代显微外科的发展，目前，LVA、LVB、VLNT、VLVT 等手术方式的安全性及有效性已得到验证，但手术方式的选择和术后评价方法均尚未统一，且缺乏充分的证据以制定专家共识或指南，因此还需要加强基础研究，改进现有的治疗方法，探索新的有效的治疗手段。临床工作中应根据患者个体情况选择适当的治疗方式，同时坚持综合治疗，提高居家自我管理能力也是改善淋巴水肿患者生活质量的重要环节。

（李永峰　关山）

三、辅助治疗

1. 肌内效贴贴扎治疗淋巴水肿

肌内效贴，也被称为人体运动学胶带、KT 贴布、肌肉胶带、肌贴等名称，是由棉织布、压克力胶（丙烯酸黏合剂）、保护胶水的背亲纸三层构成，涂胶呈水波纹。具有使肌肉功能恢复正常、促进淋巴及血液循环、减轻疼痛和矫正关节姿势等功效。通过贴扎于人体体表以达到保护肌肉骨骼系统、促进运动功能恢复的非侵入性治疗。同时在皮肤自然运动期间肌内效贴会在表皮形成轻微牵拉，产生浅层皮下负压效应，可将皮肤与筋膜层及皮下组织拉开间隙，能帮助打开毛细淋巴管，刺激淋巴引流，改善血液和淋巴循环，促进液体避开拥塞部位，增加组织迁移率，减少纤维化，减轻疼痛，并促进激活肌肉，获得相当于 MLD 的效果。

肌内效贴的贴扎技术在淋巴水肿的早期阶段效果最明显，由于晚期患者纤维化程度加重，肌内效贴对液体流动的影响减小，治疗结果不一致。肌内效贴具有消除肢体水肿、操作简便、作用持久、经济安全等特点，能为患者带来更好的舒适度、满意度和生活质量指标，所以也是近年来国内在淋巴水肿治疗中研究的热点。目前，肌内效贴并未被证明可成为一种独立的治疗手段或能够取代任何 CDT 技法，但可提高当前的治疗标准，研究人员和实践人员支持尽可能地使用肌内效贴辅助 CDT 全程的治疗。

（1）肌内效贴的应用：使用肌内效贴的目的是增加组织间隙，将肿胀区域的淋巴液引导流向阻塞较轻的或近端较大的淋巴通路或淋巴结组。治疗前，应评估患者的最佳引流通路，包括横穿身体各个吻合区域贴贴布以激活淋巴管，沿四肢淋巴束贴贴布，刺激全身毛细淋巴管，寻找阻塞淋巴结的替代通路，以及绕过瘢痕和其他障碍的方法等。肌内效贴治疗策略应与淋巴引流治疗策略相结合。

（2）肌内效贴一般技法：注意以下内容。

• 准备工作：用物准备，肌内效贴、碳涂层不锈钢剪刀、脱毛刀、运动喷胶或皮肤准备垫、除胶剂、油基产品等。材料准备，将贴布卷等所用物品放在患者的被治疗区。预估治疗所需的贴布长度，可使用一条完整的长贴布（通常为 15.2 ~ 20.3 cm），也可将数条短贴布头尾连接使用，将贴布按照预估长度剪裁成所需形状（建议剪圆贴布方角）备用。患者准备，患者于舒适合理体位，保护隐私。尽可能让患者皮肤处于完全伸展的状态，如需要，也可用手帮助抚平皮肤，确保皮肤干爽，没有油、乳液、汗液和毛发。

• 操作流程：患者及皮肤准备完毕；将贴布底部（固定端）贴在"锚点"，即淋巴液被引流方向的目标区域；尾部（延伸端）贴在治疗区域（图1-5-184~图1-5-187）。撕去每一条"尾带"的贴纸，尾带贴在皮肤上，注意不要以任何方式拉扯贴布。重复此动作，直到所有尾带都贴在治疗区域上。尾带可重叠或交叉，以增加作用强度。贴布贴好后，治疗师可用背胶纸轻轻沿胶带的方向摩擦胶带，增加丙烯酸粘合剂的粘性。贴布去除：先固定近端皮肤，用手指将皮肤往下按压，慢慢使贴布和皮肤分离，不要直接撕扯贴布，去除贴布时可使用医用除胶剂和各种油类以助于降低贴布粘性。

• 注意事项：治疗师应小心固定肌内效贴，避开皮肤皱纹、褶皱及脆弱皮肤部位，不得施加任何拉力以免造成皮肤损伤。由于体温加热需要时间，贴布在贴上30~60分钟达到最大粘性，贴贴布的24小时内，应避免撕除贴布以防止损伤皮肤。一般推荐持续贴扎1~3天，最长5天，贴扎过久弹性会下降，治疗效果会减退，尤其是某些情况（如夏天、大量出汗、过敏或贴扎部位长期暴露等），需要缩短更换贴布的周期。在关节或皮肤部位使用贴布时，必须考虑到方便患者运动、减少过度拉力。为促进表皮恢复，不可在同一治疗部位反复粘贴贴布，应调整贴布位置或间隔一天再使用贴布。当贴布尾部掀起时，可适当将掀起部分剪掉（仍需剪成圆形再与皮肤贴合），但当贴布底部掀起时，则应重新贴扎，因为此时贴布已失去了力学的固定点，力学作用被破坏，无法达到预期的治疗效果。

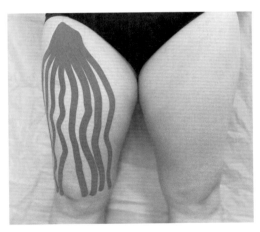

图1-5-184　大腿淋巴
引流贴法

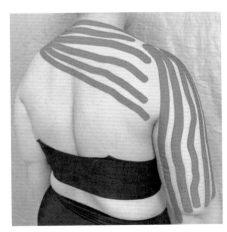

图1-5-185　患侧上臂淋巴液
向健侧引流贴法

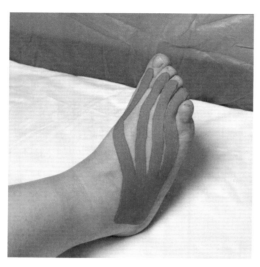

图 1-5-186　足背部淋巴引流贴法

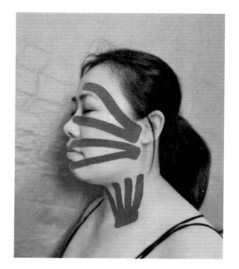

图 1-5-187　面部淋巴引流贴法

（3）肌内效贴并发症：据记载，肌内效贴可能增加患者表皮损伤的发生，相关研究表示，5%～20% 使用肌内效贴的患者出现了炎症和过敏反应；超过 40% 出现了轻度皮疹。

（4）肌内效贴禁忌证：禁止直接使用于新的瘢痕或切口部位、放射性纤维化部位、伤口部位、囊肿和瘘管、敏感性皮肤、过敏性皮肤、晒伤皮肤和深静脉血栓。同时应注意引发全身性水肿的问题，如心脏和肾脏疾病。

（5）肌内效贴健康教育：与 CDT 一样，肌内效贴治疗需要对患者进行细致教育。对刚开始接触治疗的患者，应告知其在使用贴布前后 60 分钟内避免高强度活动，以保证贴布粘性；除不良反应外，否则不鼓励在使用胶带后 24 小时内撕除贴布，避免引起皮肤损伤；患者可游泳和淋浴，但活动后应沾干胶带上水分。不可使用吹风机吹干，以避免烫伤皮肤；如胶带松动及时进行正确修剪或更换；应鼓励患者进行肌肉泵运动和伸展运动及一般日常活动，以最大限度地发挥胶带效果；指导患者安全去除胶带。

2. 间歇性充气加压装置治疗淋巴水肿

间歇性充气加压装置又称为空气波压力治疗仪。间歇性充气加压治疗是指运用阶梯式压力挤压肢体治疗疾病的方法，通过对多腔气囊有顺序地间歇反复充气和排气，从而对气囊所覆盖部位的组织产生循环压力，促进人体血液和淋巴液的流动。加速肢体组织液回流，能够预防血栓的形成和肢体水肿，直接或间接治疗与血液和淋巴循环相关的诸多疾病。

间歇性充气加压装置在临床上应用广泛，仪器体积相对较小，操作便捷，也可在患者家庭中使用。仪器由含有多个压力腔（4～12 腔）的充气衣、导气管道及主机（气泵和控制系统）三部分组成。每个压力腔的压力为 0～180 mmHg（可调节），采用循序加压的方式，作用于上肢、下肢和躯干。间歇性充气加压装置可选择或设置成多种操作模式，每个腔的压力可单独设定，如果遇到伤口处，可设置压力为零，跳过此处，不同装置的循环时间和压力有所不同。

2011 年，美国淋巴水肿治疗协作网（national lymphedema network，NLN）的意见书指出，间歇性充气加压治疗（IPC）不能"独立"治疗淋巴水肿，也不应在没有 CDT 辅助的情况下使用。

（1）作用机制：肢体加压时，组织间进行压力传导，同时随着充气和排气产生的挤压、放松的效果，由远端向近端产生梯度式的压差，从而使静脉血和淋巴液回流，有利于肢体水肿的消退。同时增加纤溶系统的活性，促进淤血静脉排空及肢体血液循环，预防凝血因子的聚集及对血管内膜的粘附，可用于血栓的预防，并且被动按摩，促进新陈代谢，可防止肌肉萎缩和肌肉纤维化，有助于解决因血液循环障碍引起的疾病（如股骨头坏死等）。

（2）适应证和禁忌证：具体内容如下。

适应证：主要治疗上肢和下肢的各种原发性和继发性水肿，同时包括外伤水肿、脑血管意外后的偏瘫侧水肿、慢性静脉功能不全、静脉炎后综合征及急慢性伤口（包括腿部静脉溃疡和手术后伤口），预防深静脉血栓（DVT）、静脉曲张，预防糖尿病引发的神经末梢炎等。

禁忌证：禁止使用在无凹陷的慢性淋巴水肿、已知或疑似深部静脉阻塞、肺栓塞、血栓性静脉炎、皮肤急性炎症（丹毒、蜂窝织炎）、不能控制的或严重的心脏衰竭、肺水肿、缺血性血管疾病、影响水肿区域的活动性转移性疾病、肢体根端的水肿或躯干水肿、严重的周围神经病变等。

（3）间歇性充气加压装置的应用：包括以下内容。

• 评估：患者年龄、意识状态、心理状态、治疗肢体活动及周围皮肤情况等。

• 准备：①治疗师准备，着装整洁、洗手、戴口罩。②环境准备，安静舒适适合操作；③物品准备，间歇性气压泵、一次性治疗巾。④患者准备，告知患者操作的目的、治疗意义及配合要点，采取合适体位，坐位或仰卧位（建议取仰卧位）。

• 操作流程：①接通电源，检查气压泵。②根据患者的身高、治疗部位、肢体围度选择合适型号的充气衣套在患肢上，并拉好拉链。③将导气管道按照顺序分别接在充气衣与气压泵上的连接端。④插上电源，设置压力治疗的模式、强度和治疗时间。模式设定为淋巴水肿模式，即模拟手法淋巴引流的顺序，先近心端气囊工作以排空近心端淋巴液，再依次远心端气囊逐一循序加压，再由远心端到近心端的循序加压。根据患者的耐受力和治疗反应，一般建议选择压力为 25 ~ 60 mmHg，设置时间为 30 分钟 ~ 2 小时，一般为 30 分钟左右，特殊患者 < 60 分钟，每日 1 ~ 2 次，10 次为 1 个疗程。⑤再次确认治疗部位，协助患者取舒适体位，交代注意事项。⑥停止气压泵，关闭机器开关，解

开压力充气衣，拔下电源线，撤离机器；协助患者取舒适卧位，整理床单位；记录治疗时间，观察治疗肢体周围皮肤情况；整理用物。

• 注意事项：治疗前需检查设备是否完好，观察患者的皮肤有无伤口、感染、出血倾向等，若有异常暂缓治疗；治疗前需向患者说明治疗的作用，免除患者的顾虑，从而更好地配合治疗；治疗中要注意观察患者的反应，询问有无不适，并根据情况及时调整剂量或暂停治疗等。

3. 烘绑疗法治疗淋巴水肿

烘绑疗法是通过发掘中医学宝贵经验而总结出来的一种治疗方法。在慢性淋巴水肿治疗方面有着显著的疗效，包括原发性淋巴水肿和继发性淋巴水肿。现被国际淋巴学会认定为淋巴水肿非手术治疗较为有效的方法之一。

烘绑疗法是利用远红外线的 3 种生物学效应，即辐射效应、共振效应、热效应。远红外线是一种电磁波，其可穿过皮肤表层达到深层皮肤和皮下组织，通过辐射、共振和分子碰撞的方式将自身能量转化成热能，使局部温度升高，同时导致分子内部结构发生变动和改组，造成大分子（如蛋白质）变性以致破碎，增加其在组织中的回吸收，促进淋巴回流，达到减轻或消除淋巴水肿的目的。

（1）治疗作用：包括以下几点。①镇痛作用：红外线对于临床上多种原因引起的疼痛具有一定的止痛、镇痛效果。根据不同的病因，其镇痛机制也不相同。对于局部组织张力增加导致的肿胀性疼痛，可通过增加局部渗出物的吸收，减轻肿胀，从而减轻疼痛。对于一些神经痛，可通过红外线治疗减轻神经的兴奋性，达到镇痛的目的。②消炎作用：临床上适用于各种类型、各种病因导致的慢性炎症。红外线治疗后可促进和改善血液循环，增强组织代谢功能，增强人体免疫功能，以及提高免疫细胞的吞噬能力，有利于慢性炎症的吸收和消散，从而起到消炎、消肿的作用。③促进组织再生：对于一些伤口、溃疡的愈合有着显著疗效。红外线照射伤口局部，可改善血液循环，增强物质代谢，使纤维细胞和成纤维细胞的再生能力增加，促进上皮组织和肉芽组织的生长，从而达到修复作用。④缓解肌肉痉挛：红外线因本身的热作用可减弱骨骼肌和胃肠道平滑肌的肌肉张力，从而促进骨骼肌或胃肠道平滑肌功能的正常化。⑤其他：红外线可使压力性损伤或烧伤等导致的渗出物减少，对于术后粘连、减轻瘢痕挛缩、促进组织肿胀和水肿消散具有显著疗效。

（2）适应证：蜂窝织炎、丹毒、风湿性关节炎、慢性支气管炎、胸膜炎、慢性胃炎、慢性肠炎、神经根炎、神经炎、多发性末梢神经炎、痉挛性麻痹、弛缓性麻痹、周围神经外伤、软组织外伤、慢性伤口、冻伤、烧伤创面、压力性损伤、慢性淋巴结炎、慢性静脉炎、注射后硬结、术后粘连、瘢痕挛缩、产后缺乳、乳头皲裂、外阴炎、慢性盆腔炎、湿疹、神经性皮炎及皮肤溃疡等。

（3）禁忌证：有出血倾向、高热、活动性肺结核、重度动脉粥样硬化、闭塞性脉管炎、恶性肿瘤局部、急性损伤及皮肤感觉障碍等情况下禁止使用。

（4）烘绑疗法的应用：烘绑疗法有电辐射热治疗和烘炉加热两种方法。目前，通常采用特制的远红外治疗仪和微波治疗仪（图1-5-188）。温度高低可按患者耐受性决定，每日1~2次，每次1小时，20次为一个疗程。每个疗程间隔1~2周。每次治疗完毕，应外加弹力绷带包扎。依据临床观察经1~2个疗程后可见患肢组织松软，皮肤弹性改善并趋于正常，肢体围度逐步缩小，特别是丹毒样发作次数大为减少或停止发作。

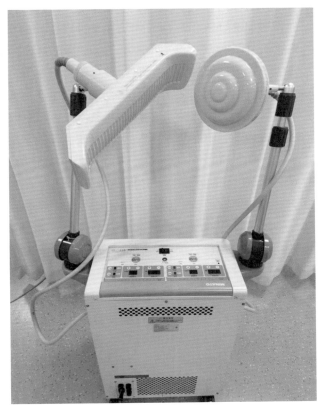

图1-5-188　微波治疗仪

4. 其他物理治疗

在淋巴水肿的保守治疗中，物理治疗是一个不可或缺的手段。一方面通过治疗直接改善淋巴水肿；另一方面可治疗相关伴随疾病。物理治疗除以上介绍的方法外还有很多，包括抬高患肢、冷疗法、热疗法、水中运动疗法、中频电治疗、经皮神经电刺激（transcutaneous electrical nerve stimulation，TENS）疗法及超声波等。

（1）抬高患肢：简单抬高受淋巴水肿影响的肢体可能有助于减轻水肿，可能在1期淋巴水肿时尤为如此。如果通过提高患肢，淋巴阻塞与水肿有所好转，则应通过穿合适的弹力衣来保持这一效果。

（2）冷疗法：有增强肌肉、消炎、缓解疼痛、放松软组织、收缩血管的作用等。虽然目前还没有严格的应用指南和参考数据证明，但有研究表明，综合消肿治疗联合冷空气可最大限度地减少水肿。在淋巴水肿患者的治疗中，考虑皮肤及感染等相关因素，不是所有患者都适合长时间的低温浸泡，对于肢端淋巴水肿，冷疗法处理只能在一些特殊情况下使用。

（3）热疗法：作为淋巴水肿治疗的一部分，不应将热超声、水疗（热敷）、桑拿、冷热交替浴和石蜡应用于患肢和同侧躯干象限。因为热疗可诱发局部组织充血，会升高毛细血管压力，反过来会增加淋巴负载量，因此热疗在身体的局部水肿区域或"有风险的肢体"和（或）同侧躯干象限常常是被禁止使用的。热疗法可降低肌肉紧张、镇痛、促进水肿吸收、软化瘢痕、促进代谢及抑制炎症等。对于淋巴水肿的整体治疗，根据经验，在水肿区域或肢体之外的地方应用局部热疗并不会加重肢体水肿的程度。例如，乳癌患者，进行切除和淋巴结清扫后产生患侧手臂的淋巴水肿，此时将热疗贴在胸椎或淤血的肢端是禁忌的。但是如果是为了缓解患者其他部位如颈椎、腰椎的疼痛引起的不适时，局部的热疗常常是可以接受的。

（4）水中运动疗法：运动是综合治疗的有机组成部分，人体由于多个肌肉泵的作用可激活和刺激淋巴管。在水中运动，患者通过水深产生的梯度静水压，以及喷雾、冲洗、摩擦、涡流等与身体碰撞产生按摩作用也会压迫和按摩其静脉和淋巴管，使体液回流增加，促进淋巴和血液循环，有利于减轻水肿。水中运动疗法也可改善淋巴水肿患者肌力差、稳定性欠佳、协调能力不足、关节疼痛、身心疲惫等情况。同时水作为一种媒介通过加入药物可治疗相关皮肤炎症问题，通过调节不同温度可起到辅助治疗的作用。

• 水中步行训练：慢性淋巴水肿患者肢体肿胀严重时往往会造成步行功能问题，当患者不能在地面步行时，水中步行训练是一种较好的方法。在水中，由于浮力的作用，显著降低了下肢的承重，更易于步行功能训练，从而锻炼和维持各关节的功能，有助于减轻患肢的水肿和疼痛等。训练方法是让患者进入水中，站在平行杠内，水面到达颈部，双手抓杠进行行走。

• 水中平衡训练：让患者站在水中平行杠内，水深以让患者可以站稳为准，治疗师从不同方向推水浪或水流冲击患者身体，让其努力保持平衡。

• 水中协调性训练：游泳是最好的协调性训练。开始可让患者在固定地方进行原地游泳动作，再过渡到完全独立进行游泳训练。

注意事项：针对淋巴水肿患者水疗中水的温度至关重要，温度过高会导致肢体充血，一般推荐低温水浴（25～32 ℃）。

（5）中频电治疗：应用低频电流调制后频率为 1000 ~ 100 000 Hz 的脉冲电流治疗疾病的方法。其幅度和频率随着低频电流的幅度和频率的变化而变化，不产生刺激作用，人体易于接受而容易产生适应性。其主要治疗作用为镇痛、促进局部组织血液循环和淋巴回流、防止肌肉萎缩和调节自主神经功能等。中频电疗法能刺激神经丛及末梢敏感神经，引起感受器的兴奋，有利于神经功能的恢复。增强 P 物质及血管活性物质，使小动脉和毛细血管扩张，加快血液循环。同时有研究表明，中频电刺激后，淋巴管增大，5 分钟可增加下肢淋巴回流。由于淋巴管的管壁很薄，管内压力低，易受周围组织压力变化的影响。运动时，淋巴回流量可达静息时的 3 ~ 14 倍。临床上常用改变外界刺激的方法来改变淋巴回流，作为治疗或预防淋巴瘀滞的手段。

适应证：颈椎病、腰椎病、骨性关节病、关节炎、肩关节周围炎、腰背肌筋膜炎、周围神经损伤、神经痛、胃肠张力低下、尿潴留、术后肠麻痹、术后粘连、瘢痕增生等。

禁忌证：禁止使用在恶性肿瘤、急性炎症、出血倾向、局部金属异物、心脏部位、孕妇腰腹部、戴有心脏起搏器者。

注意事项：使用植入式电子装置（如心脏起搏器）的患者不应使用本机器。勿在强电磁场的周围使用本机器。勿将电极板靠近和放置在心脏部位，否则有增加心脏纤颤的危险。电极板放置人体后，严禁开/关电源，以免有电击感。应在开机后固定电极板，在关前取下电极板；治疗过程中需要停止治疗时，可按停止键后，再将电极板取下。治疗时，必须保证电极板与皮肤接触充分，电极板插孔应保持干燥，以防因插针生锈或插针与电极板接触不良，局部电阻增大发热，造成患者皮肤灼伤。当输出电流调节到 50 mA 患者仍无感觉时，应停止输出，将电极板从人体上取下检查机器、输出线、极板或湿棉等。

（6）TENS

TENS 一般治疗周围神经痛效果显著，根据周围神经直径的粗细不同、传导速度不同，功能也不一样，从而治疗时设置不同的刺激阈值，达到镇痛效果。TENS 在淋巴水肿患者的应用也比较多见，多用于淋巴水肿患者伴有肌肉骨骼系统疾病的治疗，包括肌肉疼痛、腰椎病、神经痛、关节痛等，这些疾病能够导致如结构破坏、功能受限、机体功能减退，从而使淋巴水肿加重。

适应证：适用于各种急慢性疼痛，如神经痛、关节痛、头痛、手术后伤口痛等，也可用于骨折术后骨不愈合的治疗。

禁忌证：禁用于颈动脉窦区域治疗；心脏起搏器携带者禁用；孕妇的腰骶部、人体眼部等需谨慎使用。值得注意的是，不可放在皮肤瘢痕、溃疡、皮疹等部位治疗，避免电流集中造成皮肤烧伤，电极部位还需保持清洁。

（7）超声波疗法：将超声波作用于人体以达到治疗目的的方法称为超声波疗法。在理疗中常用的频率一般为 800～1000 kHz。通过超声波的机械作用可引起细胞功能的改变及生物体的反应，可改善血液和淋巴循环，增强细胞的弥散过程，从而改善新陈代谢，提高组织再生能力，因而可治疗某些局部循环障碍性疾病，同时还能使坚硬的结缔组织延长、变软，用于治疗瘢痕、粘连及硬皮症等。超声波的超声透热疗法可增加局部的血液循环、营养代谢，降低人体肌肉、结缔组织的张力和感觉系统神经的兴奋性，达到缓解局部痉挛和疼痛的作用。

适应证：运动支撑器官创伤性疾病，如腰痛、肌痛、挫伤、扭伤、肩关节周围炎、增生性脊柱炎、颞颌关节炎及腱鞘炎等。瘢痕、粘连、注射后硬结、硬皮症及血肿机化。作用于局部及相应的神经节段时可治疗神经炎、神经痛、幻肢痛、慢性荨麻疹、带状疱疹、湿疹、瘙痒症、消化性溃疡、支气管哮喘及胃肠功能紊乱。其他，如脑血管病偏瘫、冠状动脉供血不足、眼视网膜炎、玻璃体浑浊、营养不良性溃疡。

禁忌证：凡恶性肿瘤（大剂量聚集可治）、活动性肺结核、严重心脏病的心区和星状神经节及出血倾向、静脉血栓均禁用。孕早期孕妇的腹部及小儿骨骼处最好选用其他疗法。在头部、眼睛、心脏、生殖器部位治疗时剂量应严格控制。急性败血症、化脓性炎症、持续高热等禁用。

注意事项：定期测试超声波的输出强度是否正常，根据患者病情选择准确的治疗剂量。治疗时需使用耦合剂，声头需紧贴皮肤。治疗中如患者出现治疗部位过热、疼痛等不适时，需要暂停治疗，找出原因，避免灼伤等。

参考文献

［1］崔蕾，何乐人.血管化淋巴结移植治疗继发性淋巴水肿的研究进展.中华整形外科杂志，2018，34（4）：311-314.

［2］常鲲，夏松，孙宇光，等.联合应用抽吸减容术与淋巴静脉吻合术治疗下肢继发性淋巴水肿的临床效果［J］.中华整形外科杂志，2017，55（4）：274-278.

［3］M.福迪，E.福迪.福迪淋巴学［M］.3版.曹烨民，阙华发，黄广合，等译.北京：世界图书出版公司，2017.

［4］迪迪埃·汤姆森，克里斯蒂安·舒哈特.手法淋巴引流技术：理论、基础应用及消肿物理治疗［M］.张志杰，王季，宋朝，主译.郑州：河南科学技术出版社，2021.

［5］王静，孙洁，陆宇霞.淋巴水肿综合消肿护理指引［M］.上海：复旦大学出版社，2020.

（王光扬　邢军）

第六节　淋巴水肿的心理护理

淋巴水肿患者由于生理的改变，易产生焦虑、抑郁等不良情绪，导致治疗依从性差，严重影响治疗与预后。帮助患者克服淋巴水肿带来的不适及心理阴影，减轻心理压力，同时提高应对能力，鼓励患者调整定位，建立成熟的心理防御机制和积极的应对方式是十分重要的。

1. 浅谈与淋巴水肿治疗相关的心理学流派（萨提亚心理流派）

萨提亚是最早提出在人际关系及治疗关系中"人人平等，人皆有价值"的想法的人。她所建立的心理治疗方法最大特点是着重提高个人的自尊、改善沟通及帮助人活得更"人性化"，而不只求消除"症状"，治疗的最终目标是个人达致"身心整合，内外一致"。

（1）理念："我们都是同一生命力的明证－感受是属于我们的，我们都拥有它们。自我价值的高低，呈现在应对的方式上，自我价值越高，应对的方式越会人性化。"

（2）萨提亚五种沟通模式：不同的人，沟通模式也不相同，这是理解他人也是理解自己的一把钥匙：①指责型：只关注到情境、自己（受过伤害），占人均的30%，攻击别人只有自己和环境，没有他人。试图表明不是自己的过错，让自己远离压力的威胁，言语"你的错，你到底在搞什么？""你从来都没做对过""我完全没有错"。比较典型的是情感上指责在这里我是权威，行为上会独裁、吹毛求疵。身体的姿势都是很有权的样子，内心的感受就是隔绝。我很孤单和失败会引起报复、捉弄、欺骗的心理反应，也会引起肌肉紧张、背部酸痛等症状。②讨好型：只关注到情境、他人（渴求认同），占人群的50%。讨好别人，只有他人和环境，没有自己。试图远离对自己产生压力的人，或减轻自己因某些人所带来的压力。言语经常会说，"都是我的错，我不值得""没事儿，没事儿，你喜欢怎么样就怎么样"。比较典型的时候，情感上祈求我很渺小，我很无助，恳请的表情与声音相比较，软弱的身体姿势行为，就是举动过分的和善道歉，请求宽恕、谅解。这种患者的内心感受，他认为自己一无是处，自己毫无价值。心理反应会出现神经质、抑郁、自杀的倾向，躯体的反应就会有恶心、呕吐、消化道不良等。对于这种类型的患者我们应该让患者增加自信心，调整心态，相信自己做的都是对的。尽量让患者做一些拿手的事情，成功就会让患者相信自己是有用的，不需要他人来帮助，可以和其他人一样做自己。③超理智型：只关注到情境（掩饰脆弱），人数较少，占15%，压抑感觉，逃避感受，只有情景，没有自己和他人，逃避现实任何的感受，也回避因压力所产生的困扰和痛苦。语言总是客观的艺术，规条和抽象的想法，所以避开个人或情绪上的话题，很少涉及与人有关的感受。言语"人一定是要讲逻辑的""一切都应该是有科学依据的""人需要冷静"，所以从情绪上不论代价。行为上感觉顽固，不愿变更，举止合理化，操作固执刻板。内心的感受会感到空虚与隔绝，不能露出任何的感觉，所以会出现强迫心理，社会性的病态，社交性的退缩，以及故步自封。会引起内分泌疾病、癌症等。④打岔型：都没关注到（渴求关注），避重就轻，习惯闪躲自己。环境和他人都没有，经常改变话题来分散注意力，不能专注在一件事上，避开个人的或情绪上的话题，讲笑话，打断话题。词不达意，不愿意真正去面对，让别人在与自己的交往时分散注意力，也减轻自己对压力的关注，想让压力因素与自己保持距离，言语上，抓不到重点，随心所欲。经常会说，"我自己也搞不清楚"。情绪波动混乱，满不在乎，心不在焉。身体姿势特征是不停地在动，行为上转移注意力不恰当，一些举动多动忙碌，插嘴打扰，内心的感受就是没有人当真，在意可能造成的这个心理反应就是不适当，不合情理，心态混乱，会出现眩晕、神经系统症状。⑤一致型沟通：关注到自己、他人、情境，重视自我，他人和情境，具有高自尊、内在和谐，语言上带有感受、思维，可以表达自己的期待愿望，不喜欢，是开放的，愿意聆听别人相互分享，尊重自己、他人，也能顾及环境。任何压力的存在，正是自己处于压力之中，承担起自己在压力中的责任，为有效的应对压力而做出努力。他的言语经常会是尊重现实，尊重自己、尊重别人，情绪上稳定、乐观、开朗、自信。行为上顾全大局，乐于助人，应对投入，内心的感受虽有些惶恐，但仍充满勇气和信心，有坚强的毅力，心灵充满了坦然和安稳，心理反应合情合理，心平气和，坦然处之，全身放松，精神抖擞，健康充满活力。

（3）悲伤五个阶段：情绪学专家库伯勒-罗丝，将人们在面临巨大创伤和损失时，产生的"悲伤"分为五个阶段。①否认：不要强行，让对方马上接受，直面。②愤怒：允许对方表达，保持住对方情绪。③讨价还价：真实表达自己看法，提供不同视角。④抑郁：温暖，真实，用心陪伴。⑤接受：平等，尊重，如常。如果我们在其中的某个阶段被困住，哀伤的过程没有完成，而且不完整，因此也就没有疗愈。为了恢复和治愈心理情况，一个人必须经历这五个阶段，每个人经历的阶段也是不同步的，每个人都是不同的，你无法强迫一个人去度过某一个阶段，人们只能按照他们自己的脚步来，而且有时候你甚至会进一步退两步，但这都是过程的组成部分，同时对每个人都是个性化的，但是要强调的是，只有这五个阶段都被完成时，疗愈才会发生。

2. 叙事医学

从叙事能力出发，叙事能力是吸收、解释、回应故事和其他人类困境的能力，这种能力有助于医师在医疗实践中提高对患者的共情能力、职业精神、可信赖程度和对自己的反思，即具有"叙事能力"的医师实践，它关注的是患者叙事、医师叙事、疾病叙事、伦理叙事、健康叙事等。倾听患者的叙事、想象患者的境遇、理解他们的痛苦、尊重他们的选择，这样的医学在一定程度上能平衡医患关系，叙事医学是人和医师都需要的一种新的医学形式。

理念：问题才是问题，人本身不是问题；问题来自个体主控叙事之间的冲突；人是因为自己或他人用来说自己经验故事的叙事，不足以代表他的生活经验，在这种情形下，自己生活经验的重要部分和主控叙事互相矛盾时才感受到问题；咨询师与患者之间是合作治疗的关系。

3. 叙事护理

国内学者姜安丽参考源领域叙事医学的概念，派生出叙事护理的定义，指护理实践时，护士能够充分理解和感知患者所呈现出的痛苦体验与疾病遭遇，并做出恰当的回应，其本质是一种实践活动。

叙事护理在慢性创面患者教育的应用：叙事护理对于淋巴水肿患者的预防与康复有很大帮助和促进。特别是在整个护理过程中通过对患者的痛苦体验及疾病遭遇的深刻理解，专科护士可与患者站在同一个角度去沟通与分享，与患者并肩作战，克服万难，战胜疾病。通过叙事护理得到淋巴水肿患者的信任与尊重是预防与康复的奠基石，同时为淋巴水肿的预防奠定基础。

4. 沟通

沟通是信息的传递，沟通信息不仅要被传递到，而且要被充分理解；有效沟通并非双方达成一致，而是准确理解信息含义；沟通是一个双向互动的信息传递和反馈过程。

（1）治疗性沟通：患者的健康信息能够在护患之间、医护间及医患间传递，并能对治疗起到积极作用。特征就是以患者为中心，明确目的。

（2）有效沟通：沟通前先心理热身，没有谈不成的事、聊不来的人。同理心是感情的共鸣，是沟通的润滑剂。所谓同情心就是能够设身处地为他人着想的态度和思路。尝试采用另一个人的观点，将自己的意见放在一边，同时试着去了解对方，贴近地去体验别人的感受，真诚地关心对方的福祉。

（3）顺畅沟通的八大基本原则：①人际交往的基础，尊重心态不能少。②良言一句三冬暖，恶语伤人六月寒。③良好沟通的前提，微笑以对很重要。④营造良好的氛围，交谈才能获得双赢。⑤适时倾听姿态好，然后发声效果妙。⑥察言观色再发声，有效沟通巧促成。⑦浮躁心态不可取，耐心更能动人心。⑧话题找对是关键，让沟通事半功倍。

（4）肢体语言：读懂肢体语言，让对方传递出新的信号为自己所用。读懂眼神才能探查人心。适时点头，表达关注与欣赏。频频点头，也许意味着厌烦和催促。对淋巴水肿患者来说，心理护理应该贯穿整个治疗过程的始终，指引患者在治疗的道路上有一个好的心态，好的心态才能够促进身心健康。

参考文献

［1］王莉莉，王蓓，王开慧，等. 分级心理护理模式在乳腺癌术后上肢淋巴水肿患者中的效果评价［J/CD］. 中华乳腺病杂志（电子版），2017，11（5）：266-271.

［2］张鲁敏，顾芬. 叙事护理在健康教育中的应用研究进展［J］. 护理学报，2019，1（26）：28-31.

（岳春河）

第七节　淋巴水肿的居家自我管理

一、癌症相关淋巴水肿管理

1. 乳腺癌相关淋巴水肿

目前，国内研究多强调医院内专业治疗的必要性和重要性。由于淋巴水肿发病常呈隐匿性慢性过程，从早期发现、实践可行性及管理成本方面考虑，患者的居家自我管理可能是治疗与管理最重要的组成部分，后者常被称淋巴水肿自我管理，又被称为淋巴水肿自我照护，或降低风险的技术。国外学者对乳腺癌相关淋巴水肿自我管理进行了较多也较为深入的研究，发现自我管理不仅可有效地延缓其进展，还可早发现、早干预，在水肿治疗结束的维持期，也可通过一些技术进一步减轻水肿及缓解症状（图1-7-1）。

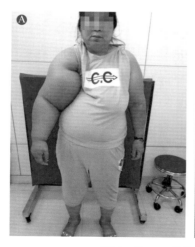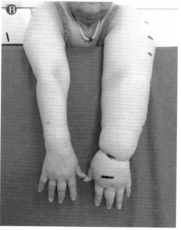

图1-7-1　乳腺癌相关淋巴水肿

（1）居家护理自我消肿疗法：淋巴水肿居家护理模式，可通过微信平台和电话随访、家庭访视对患者进行线上、线下培训教育，提高单人手法淋巴引流的准确性、指导绷带包扎的使用、注重护患沟通、讲解皮肤护理、功能锻炼、健康知识、做好心理护理等。

丁宇等在对 22 例乳腺癌相关淋巴水肿患者，在医院进行淋巴水肿综合消肿治疗 1 个疗程后，在家继续进行 2 个月的自我综合消肿治疗，方法如下。

• 自我手法淋巴引流：平卧深呼吸，肩部抚触，完全放松的状态下，行腹式呼吸，用鼻子吸气，并缓慢鼓起腹部，用嘴巴缩唇式呼气，呼气时，慢慢收缩腹部，吸气和呼气时间比为 1 ：2。指导五指并拢，用定圈法按摩颈部淋巴结，注意选用合适的力度，按摩顺序：颈部淋巴结群→锁骨上窝淋巴结群→健侧腋窝淋巴结群→患侧腹股沟淋巴结群→引流健侧胸部至健侧腋窝→引流患侧胸部至健侧腋窝→引流患侧胸部至下腹部→引流患侧上臂外侧、内侧至肩部→引流患侧肩部、腋下至腹股沟→引流患侧胸部至下腹部→引流患侧上臂至健侧腋下→引流患侧前臂至肩部、患侧腹股沟→引流患侧腋下至患侧腹股沟→引流患侧胸部至下腹部→引流患侧前臂至健侧腋下→引流患侧手背及手指→引流患侧手掌及手指。向近心端做按压，按摩动作轻、缓，不可用力过猛。

• 自我低弹压力绷带包扎法：手法淋巴引流后，进行低弹压力绷带包扎，以维持淋巴引流的效果。绷带包扎顺序：①患侧手臂穿套上纯棉管状绷带；②手指绷带自患肢腕部→拇指→食指→中指→无名指→小指→腕部；③沿手臂从下向上依次逐层包裹缠绕棉质衬垫；④低弹性压力绷带从手部向前臂、上臂按照顺序缠绕包扎，在绷带包扎的过程中注意压力的梯度分布和强度是否合适，以免出现用力过大，导致患侧指尖深紫色、有麻木及疼痛感；但如果包扎太松，则有可能达不到效果。

• 居家皮肤护理：每天定时评估皮肤情况，绷带取下后，先用温水冲洗患侧手臂，特别要注意皮肤皱褶处清洁，用温和、中性皂液进行涂抹，再次冲洗干净，涂抹中性无刺激的润肤剂（注意询问患者有无皮肤相关的过敏史）。患者居家自己需检查患肢皮肤有无皮疹、破损或结节，如有不适症状，要及时拍照并上传信息至微信交流群，由群里的专业淋巴水肿治疗师进行指导并给予对症处理，对于严重者或对症处理无效的患者，立即停止居家综合消肿治疗，并及时返院就诊。

• 居家功能锻炼：主要的运动锻炼方式包括抗阻力运动和居家有氧训练，但是具体的患者居家运动模式，必须结合患者自身的情况和耐受恢复的程度，进行个体化的指导，并且在患肢包扎绷带或穿戴压力衣下进行。

抗阻力运动：Schmitz 等采用的抗阻运动模式主要是上半身的抗阻运动，如坐姿划船训练器、仰卧压哑铃、侧举或前举、肱二头肌蜷缩和肱三头肌下推；辅助下半身抗阻运动如可变阻力机器腿部按压、背部、腿部伸展和腿部弯曲，干预可持续 1 年，2 次/周，团体模式在居家附近的社区健身中心完成，2~6 名患者为 1 组。前 13 周，由认证的专家给予安全指导，持续约 90 分钟/次；后 9 个月，患者居家自行进行抗阻力锻炼；每次进行 3 组训练，重复 10 次/组，在完成 2 个循环后，手臂症状没有变化，再以最小的增量增加以提高负重的训练量。

居家有氧运动训练：Temur 和 Kapucu 采用居家全身有氧运动。具体运动方案：每天进行肩关节、上肢功能锻炼，同时配合简易淋巴引流按摩 2 次/天，深呼吸锻炼 3 次/天，训练保持 6 个月。居家全身有氧运动可降低淋巴水肿发生率，同时提高患者的生活质量。Dönmez 和 Kapucu 采用居家体育运动，主要包括：全身有氧运动（如散步）、伸展康复运动（包括手、手腕、上肢及肩关节）、深呼吸训练、辅助球运动和简易手法淋巴引流等，约 20 分钟/次，持续 6 周。Fu 等采用居家全身有氧运动结合营养的健康教育，干预措施主要包括肩关节活动锻炼（拔出引流管后至肩关节活动正常）、深呼吸锻炼（2 次/天）、肌肉泵收缩运动（2 次/天）、大肌肉群康复锻炼（每天不少于 10 分钟）等促进淋巴液从远心端到近心端方向回流的运动，至少每次 30 分钟，3 次/周。同时结合营养方面的健康教育：每餐做到均衡饮食结构（注意蔬菜及水果的摄入量）、控制单餐的饮食量（约七成饱）等以维持术前 BMI 在一个稳定、合理、健康的区间。

• 定期随访：健康知识宣教，居家期间康复计划和治疗数据可以整理并以电子表格的模式发给患者，督促患者完成。淋巴水肿综合消肿技术的指导视频也可发给患者学习，起到指导患者或其家属操作的目的。定期由淋巴水肿治疗师监测效果，再提出个性化的指导建议。

• 做好心理护理：对淋巴水肿患者来说，不仅要承受来自癌症本身的打击，而且要面对乳房缺失和肢体肿胀所致躯体形象受损带来的心理打击，从而会加重患者的负性情绪反应。徐海萍等研究指出，康复指导在舒缓的音乐下开展，不仅可安抚患者焦躁的情绪，也能促进患者心理平稳，达到减轻焦虑、恐惧等负性情绪的作用。选择美国音乐治疗协会（american music therapy association）推荐的大自然音乐系列。

（2）自我监测：是水肿患者居家自我管理的重点、难点，对患者早期识别淋巴水肿进展情况，做到早干预和保护患肢，居家康复效果的观察等都有着重要的意义。王珊珊采用患者自我监测方法，患者接受淋巴水肿预防健康教育的基础上，还会识别淋巴水肿早期症状、手臂周径自我测量方法、徒手淋巴水肿综合消肿疗法配合弹力袖套使用等知识；指导患者若出现淋巴水肿早期症状如自感上肢沉重、肿胀，即使患肢周径没有显著的增加，也应持续进行 2 周的手法淋巴引流并佩戴合适大小的弹力袖套。

居家自我管理中，指导患者正确佩戴弹力袖套，也是一个重要的组成部分。患者可通过自我佩戴弹力袖套缓解淋巴水肿的进展速度。Kilgore 等通过患者自我佩戴弹力袖套，使 82% 的亚临床淋巴水肿患者电阻抗水肿指数回到基线水平。该研究是选用生物电阻抗法，筛检亚临床水肿（电阻抗指数高于基线 2 个标准差），发现出现水肿，即要求患者佩戴4～6周弹力袖套并进行居家手法引流，每月评估患肢水肿指数，若回到基线水平则停止干预。Stout Gergich 等采用佩戴弹力袖套，该研究采用 Perometer 测量法来测量患肢体积是否存在变化，较术前增加3%，则认为出现亚临床淋巴水肿，就立即开始干预。方式如下：佩戴4周弹力袖套，1月后重测，结果发现亚临床水肿患者的患肢体积平均下降48 mL，且下降体积可平均维持4.1个月。因此，居家自我护理重点是早期发现，早期干预，定期监测，定期效果评价并及时调整治疗策略。

延续性居家自我康复护理和管理，有利于改善淋巴水肿患者的水肿程度，有助于促进患者提高对疾病的认知，更好地安排居家生活，控制病情，提高生活质量，值得临床应用。岳朝丽等研究也表明，对于术后乳腺癌患者淋巴水肿改善情况，"互联网+"护理模式已崭露头角，得到部分专家和学者的肯定，具有较大的临床应用潜力。

2. 妇科肿瘤相关淋巴水肿（图1-7-2）

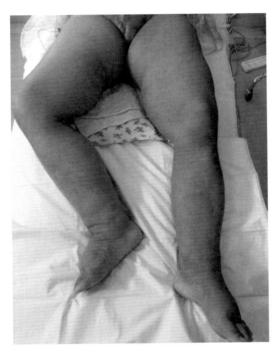

图1-7-2　妇科肿瘤相关淋巴水肿

宫颈癌治疗中多以广泛子宫切除术联合盆腔淋巴结清扫术，辅助放、化疗为综合治疗手段。该术式切断了盆腔内大量的淋巴管，造成盆腔淋巴回流障碍，加之放疗使盆腔内的毛细淋巴管及小淋巴管管腔闭塞，大淋巴管管腔狭窄，淋巴结不同程度萎缩，周围组织纤维化等可加重淋巴回流障碍从而导致下肢及外阴淋巴水肿，是妇科癌症常见的远期并发症。

居家护理康复技术，尤其要注意下肢淋巴水肿患者的皮肤护理，同时可辅以空气波压力治疗、压力器具（如弹力袜）等手段，加上健康知识教育和心理护理等支持手段，以达到减轻和控制下肢淋巴水肿的目的。居家淋巴水肿综合消肿治疗管理，在强化治疗期间，淋巴水肿治疗师对患者及其家属进行综合消肿疗法居家护理技能指导，包括手法淋巴引流、绷带包扎、功能锻炼、皮肤护理及患肢周径测量、症状评估等。强化治疗结束时，治疗师考核患者及其家属相关知识及能力，确保其具有自我护理能力。借助微信平台，患者每两周返回需要监测的数据，包括患肢周径、检查结果、妇科肿瘤淋巴水肿量表（gynecologic cancer lymphedema questionnaire，GCLQ）得分等；出现病情变化及时联系专家；定期预约咨询、会诊。淋巴水肿治疗师需要每月视频随访，了解患者淋巴水肿情况和自我护理问题，并给予相应指导；当患者病情出现变化或非淋巴水肿治疗的范畴，指导患者就诊；出现疑难问题，组织多学科讨论。每次随访资料，由专人保存至患者百度网盘资料夹，包括居家护理指导内容、采取的干预措施及达到的效果、各项评价指标及图文数据。

居家综合消肿疗法。手法淋巴引流具体做法如下：①打开淋巴通路：平卧位，双手自然放置于身体两侧，双腿膝关节屈曲，双脚放在床上，并拢五指，使用定圈法，抚触浅表淋巴结群，每个部位6~8次，每次10~15秒，力度适中，无须重复，开通顺序依次为腋窝淋巴结区、腹股沟淋巴结区。②徒手淋巴引流：采用滑抚法，从远心端向近心端引流至同侧腹部及腋窝。手法以轻、柔、缓、慢为主，以最大力度不能造成局部皮肤发红为宜，一般压力为3.33~4.00 kPa。每次徒手淋巴引流的时间约为15~30分钟。手法引流结束后，患者居家可采用低弹压力绷带进行患肢包扎，或佩戴弹力袜，对于会阴水肿的患者，可穿戴有一定压力的弹力裤，并进行患肢功能锻炼。淋巴水肿者的居家自我康复管理，早期建议在床上做下肢抬举、脚后跟滑行动作，从而活动髋、膝、踝关节，同时配合腹式深呼吸。在日常活动中应减少一些诱发淋巴水肿加重的因素，如长途旅行、长期站立。主动运动训练为髋关节全范围训练：患者取仰卧位，待全身放松后，先行踝关节背伸、跖屈、外翻、内翻运动，接着行膝关节伸展屈曲运动、直腿抬高运动，最后行髋关节伸展屈曲、内旋外旋、内收外展运动（类似空中骑车），15~20次/组，每天早晚进行1次训练。

张丽娟等在最近的研究中，提出下肢淋巴水肿患者的凯格尔训练内容：①平躺抬臀运动：平卧于床上或垫上，双手自然放置在身体两侧，双腿膝关节弯曲，放于床面与肩同宽，夹紧外阴部，抬起臀部，大腿小腿的夹角约呈90°，停留5秒，缓慢放下，放松5秒，重复10~15次，过程中手臂保持固定，可达到拉伸腰、臀部肌肉，促进外阴周围血液循环的作用。②仰卧髋关节运动：平卧位，双手抓住床板保持稳定，夹紧外阴部，双腿尽量并拢绷直，缓慢抬起双腿，直到大腿垂直地面，背部不要离开床面，停留5秒，缓慢放下，放下时腿不要触及床面，放松5秒，重复10~15次，过程中背部、手臂均需保持固定。可达到拉伸双侧腿部的肌肉群的效果。③卧位屈膝扭转运动：躺在床上或地面，手臂打开，掌心朝上，双臂与身体形成一个"T"字，夹紧外阴部，双腿屈膝抬起，大腿与地面、小腿与大腿夹角约呈 90º，保持两腿并住的姿势，将腿部转向身体一侧，感受腰腹部的牵拉感略做停顿，然后转向另一侧重复 10 ~ 15 次，转动过程中肩部始终不要离开地面。可锻炼腹部肌肉，排水拉伸背阔肌。④仰卧抱腿靠胸运动：仰卧于床上，两臂伸直，掌心向下置于身体两侧，夹紧外阴部，双腿屈膝上抬，同时吸气，两手抱紧膝关节使大腿尽量靠近胸部，身体尽量不要抬起，然后呼气，还原，重复10 ~ 15 次。可达到伸展臀大肌、大腿后侧肌群的作用。⑤仰卧踩单车运动：平躺于床上，背部紧贴床面，双腿伸直，双手放在头侧，手臂打开，将腿抬起，缓慢进行踩自行车的动作，呼气，抬起上半身，用右肘关节触碰左膝，保持姿势 5 秒，然后还原，再用左肘关节触碰右膝，同样保持 5 秒，然后慢慢回到开始姿势，重复 10 ~ 15 次，可锻炼腹直肌，腹内、外斜肌，腹部深层的腹横肌、大腿小腿肌群运动，以及增加关节的活动范围。

其他康复治疗方法也偶有报道，在此不做详述。

3. 生殖肿瘤相关淋巴水肿（图 1-7-3）

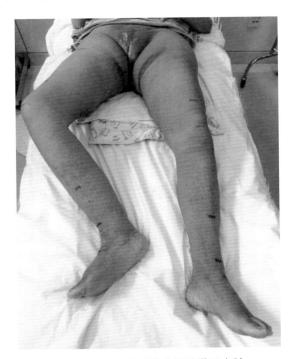

图 1-7-3　生殖肿瘤相关淋巴水肿

生殖器肿瘤的发病率较低，相关的文献报道也较少，报道显示：宫颈癌治疗后下肢及外阴淋巴水肿发生率为 2.9% ~ 48%。尽管外阴淋巴水肿不属于致命性疾病，但如不及时治疗，随着淋巴水肿的进一步发展，形成Ⅱ期、Ⅲ期淋巴水肿，影响排尿功能，造成泌尿系感染，制约下肢关节，造成关节活动受限，功能丧失导致单侧甚至是双侧下肢淋巴水肿，严重影响患者的生存质量。由于外阴淋巴水肿存在部位特殊，不易被识别，且患者大多羞于启齿，易被患者隐瞒或忽视，因此重视、早期识别和治疗外阴Ⅰ期淋巴水肿至关重要。目前，淋巴水肿的常规治疗已逐渐普及，但是针对外阴部的淋巴水肿鲜有报道。

张丽娟等通过对宫颈癌术后外阴Ⅰ期淋巴水肿的患者进行徒手淋巴引流联合凯格尔训练，可有效减轻外阴淋巴水肿，改善外阴外形。具体做法为：患者每次进行徒手淋巴引流治疗后，由治疗师指导患者进行凯格尔训练。训练方法：站立位，双手自然下垂，腹式深呼吸使患者呈放松状态，脚跟内侧与肩部同宽，用力夹紧外阴，保持5秒，然后放松5秒；平卧位，双手自然放置在身体两侧，双腿膝关节屈曲，吸气时尽力收缩会阴部，维持时间为6～8秒，然后放松6～8秒，反复练习，直到熟练掌握方法。每天练习3次，每次30分钟，能够促进外阴部的收缩功能，有效促进淋巴液的回流。

居家康复护理中，做好皮肤护理。指导患者穿着宽松、全棉的内裤，避免内衣和皮肤的摩擦，避免局部皮肤破损；禁忌桑拿或热浴，禁盆浴；患者每次排大小便后应用正确的清理方法和顺序轻轻蘸干，做好会阴区的护理。每次徒手淋巴引流操作前，清洁好外阴皮肤，注意皮肤褶皱和私密部位，清洁时避免皮肤破损，注意水温适宜。清洁后皮肤保湿护理：会阴水肿且合并尿失禁的患者，可在清洗后，涂抹皮肤护理剂，覆盖自粘性软聚硅酮有边型泡沫敷料，指导其做好凯格尔训练后，穿着成人纸尿裤。会阴水肿且合并感染患者，可对感染部位用生理盐水冲洗，碘伏消毒2次/天。

因此，常规的淋巴水肿康复手段：如手法淋巴引流和压力器具的合理佩戴，以及凯格尔训练法等盆底康复技术，对于生殖器肿瘤的淋巴水肿患者，仍然具有普遍的适用性。此外，居家护理相关知识的健康教育和心理护理也有利于患者的疾病恢复。

二、创伤相关淋巴水肿的管理

创伤相关淋巴水肿（图1-7-4）的管理主要可以分为四个方面：皮肤护理、伤口护理、瘢痕管理、压力性损伤的预防。

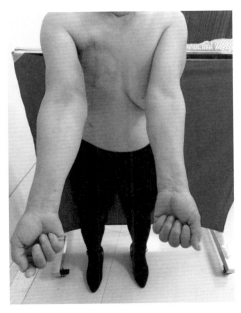

图 1-7-4 创伤相关淋巴水肿

（1）皮肤护理。①正确的皮肤清洗：建议患者洗澡 2 次 / 天，洗澡时间不超过 15 分钟；使用 40 ℃左右的温水；选择合适无刺激的洗浴液，严禁使用碱性皂；注意保护患肢皮肤；轻柔擦干皮肤，特别注意手指、脚趾及褶皱处；②滋润皮肤：选用合适的润肤、护肤、补水、保湿等产品，以达到阻止水分蒸发、促进角质层的储水能力等目的。如含补水成分的羟基酸、丙二醇、嫩肤蛋白；含保湿成分的凡士林、矿物油、羊毛脂；含脂肪和油质的平衡配方的杏仁油、胡萝卜油、芦荟萃取物、花生油；含天然保湿因子的尿素；能形成屏障的磷脂质和胆固醇；护肤效果好的高纯度酒精羊毛脂（羊毛脂醇）。不建议使用难以被皮肤吸收的矿物脂质或可能刺激皮肤的精油品类。护肤产品不但要适用于患者皮肤，而且对压力产品没有损坏，防止压力产品失去弹性。

（2）伤口护理。使用合适的润肤剂，更换底层管状绷带的材质，减少材料引起的刺激；受压部位使用水胶体敷料、根据患者受压部位的形状手工制作海绵保护层；预防皮肤破溃，及时做好破损皮肤的治疗。炎症或感染的护理规定：保持皮肤清洁，协助患者尽快减轻或缓解水肿，预防皮肤破损，及时治疗破损的皮肤，必要时遵医嘱使用抗生素。

（3）瘢痕管理。瘢痕是皮肤因各种原因引起损伤达到一定程度导致的皮肤外观形态和组织病理学改变的统称，是人体创伤修复过程中必然的产物。手术前对切口位置及方向的选择、避免创面受压与污染、适度的清创、合理的换药、及时的手术、必要的营养支持等，才能确保伤口或创面尽早愈合，减轻瘢痕的程度。因此瘢痕的干预要前置，而不应该在创面愈合之后再处理。

（4）压力性损伤的预防。①合适的压力治疗：开始压力以不超过 40 mmHg 为宜，逐渐增大，缓慢提高患肢皮肤的压力耐受性，避免损伤。②告知患者如感到麻木及疼痛等不适，可进行患肢的康复功能训练，如不能缓解，可自行拆除绷带。③使用产品保护骨隆突的部位，如棉垫、水胶体敷料、泡沫敷料等，以降低压力性损伤的发生。

三、淋巴管（结）炎相关淋巴水肿的管理

淋巴管（结）炎可引起淋巴水肿（图 1-7-5），该病需要注意与丹毒进行鉴别诊断，因为手法淋巴引流的相对禁忌证中，应避免急性感染。现在最新的实践和研究表明，可通过喜辽妥加上手法引流对淋巴管炎有一定的疗效。宋丹丹等曾采用喜辽妥乳膏联合综合消肿疗法给患者进行 1 个疗程（20 次）的治疗。结果发现治疗后患者的肢体周径均缩小、淋巴水肿相关症状评估较治疗前有明显改善，差异均有统计学意义（$P < 0.05$）。另外，还应进行相应的健康教育，以提高患者治疗的依从性，根据患者的病情进行相应的药物治疗及对症处理。加强对乳腺癌术后并发淋巴管炎患者的科学、有效的治疗和护理，能有效地预防和减少乳腺癌患者术后淋巴管炎的发生，大大减轻患者的痛苦，提高生存质量。

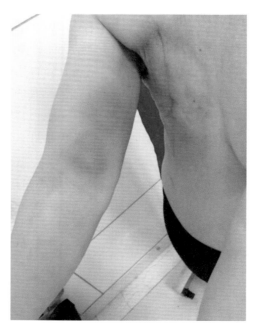

图 1-7-5　淋巴管（结）炎相关淋巴水肿

参考文献

［1］王蓓，周琴，王开慧，等.综合淋巴消肿疗法在乳腺癌术后上肢淋巴水肿患者中的应用［J］.中华现代护理杂志，2018，24（4）：427-431.

［2］邱慧，刘均娥，苏娅丽，等.乳腺癌康复患者预防上肢淋巴水肿的运动康复经验访谈［J］.中国康复理论与实践，2019，25（8）：986-992.

［3］TEMUR K，KAPUCU S.The effectiveness of lymphedema self-management in the prevention of breast cancer-related lymphedema and quality of life：a randomized controlled trial［J］.Eur J Oncol Nurs，2019，40：22-35.

［4］岳朝丽，徐海萍，孙莉."互联网＋"护理模式在乳腺癌患者术后淋巴水肿干预中的应用［J］.中国护理管理，2020，5（20）：670-675.

［5］张丽娟，罗庆华，张慧珍，等.乳腺癌保乳术后患者淋巴水肿的手法引流综合消肿治疗［J］.护理学杂志，2018，33（12）：8-11.

［6］马凤芹，刘翠萍.宫颈癌术后下肢淋巴水肿的系统性针灸康复训练研究［J］.实用临床医药杂志，2021，25（13）：89-92.

［7］张丽娟，罗庆华，张慧珍，等.徒手淋巴引流联合凯格尔训练在宫颈癌术后外阴Ⅰ期淋巴水肿患者中的应用［J］.护理学杂志，2020，35（14）：10-12.

［8］刘哲，张睿，沈剑南，等.物理因子疗法联合综合消肿治疗盆腔肿瘤术后下肢淋巴水肿的疗效观察［J］.中华物理医学与康复杂志，2021，43（10）：915-917.

［9］刘庆.水胶体敷料在浅表皮肤损伤中的应用效果研究［J］.中国美容医学，2019，28（10）：8-11.

［10］王媛，陈正红，王蓓.运用最佳压力包扎工艺提升手法淋巴引流综合消肿治疗质量［J］.中西医结合护理（中英文），2019，5（9）：117-119.

［11］MCLAUGHLIN SARAH A，DESNYDER SARAH M，Klimberg China Continuing Medical Education，Vol.1 3，No.7Suzanne，et al. Considerations for Clinicians in the Diagnosis，Prevention，and Treatment of Breast Cancer-Related Lymphedema，Recommendations from an Expert Panel：Part 2：Preventive and Therapeutic Options.［J］.Ann Surg Oncol，2017，24：2827-2835.

［12］贾莹莹，柏素萍，周芳芳，等.基于规定性理论的皮肤护理在淋巴水肿治疗中的应用［J］.中国继续医学教育，2021，21（7）：180-184.

［13］宋丹丹，陈丽，杨婧，等.喜辽妥乳膏联合CDT疗法治疗继发性肢体淋巴水肿的效果观察［J］.四川医学，2019，40（10）：1031-1033.

（成翰　张文莹）

第二章

静脉水肿

第一节　静脉系统的解剖与生理

一、静脉系统解剖

静脉系统运送血液回心脏，起始于毛细血管后段，汇聚并形成小静脉，从外周向中心逐步汇聚成较大的静脉。静脉系统特点：①管壁薄，管腔大，弹性低，压力低；②血流缓慢，容血量大，数量多；③易受重力和血管外压迫等因素影响；④多数大中型静脉有静脉瓣；⑤静脉间吻合广泛，形成静脉网或静脉丛；⑥分浅静脉、深静脉两个系统。

1. 上肢静脉

上肢浅静脉主要是头静脉和贵要静脉（图2-1-1）。手背静脉丛经桡侧汇入前臂头静脉，经尺侧汇入前臂贵要静脉。肘正中静脉位于肘前方，连接前臂头静脉和前臂贵要静脉。上臂头静脉最终汇入腋静脉或锁骨下静脉，上臂贵要静脉汇入腋静脉。深静脉与动脉伴行，在前臂有桡静脉和尺静脉，于肘部汇合形成肱静脉。上臂深静脉即肱静脉，在腋窝处延续为腋静脉，腋静脉在第一肋骨外缘延续为锁骨下静脉，锁骨下静脉与同侧颈内静脉汇合构成无名静脉（头臂静脉），双侧无名静脉于右侧第一肋软骨后汇合形成上腔静脉。

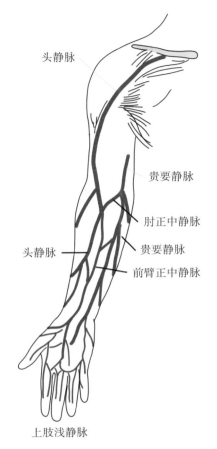

头静脉

贵要静脉

肘正中静脉

头静脉

贵要静脉

前臂正中静脉

上肢浅静脉

图 2-1-1　上肢静脉（头静脉和贵要静脉）

2. 下肢静脉

下肢同样具有双重静脉系统，即深静脉系统和浅静脉系统。浅静脉系统又可进一步分为大隐静脉系统、小隐静脉系统和非隐静脉系统，其中大隐静脉和小隐静脉构成浅静脉系统的主体。大隐静脉起始部位于踝关节内侧前方，沿小腿及大腿内侧上行，大隐静脉于卵圆孔处注入股总静脉。小隐静脉行于小腿背侧，在腘窝处注入腘静脉。下肢深静脉系统在膝下分为胫前静脉、胫后静脉、腓静脉。胫后静脉和腓静脉在小腿上段汇合成胫腓干，后在腘肌下缘与胫前静脉汇合成腘静脉，腘静脉穿过内收肌腱裂孔后移行为股浅静脉。股浅静脉属于深静脉，不能误解为属于浅静脉。在大腿上部，股浅静脉与股深静脉汇合后称为股总静脉，股总静脉上行经过腹股沟韧带后方后，移行为髂外静脉；髂外静脉与髂内静脉汇合成髂总静脉；双侧髂总静脉在脐水平汇合为下腔静脉；下腔静脉位于腹主动脉右后方，脊柱前方。穿静脉穿过深筋膜将浅静脉和深静脉沟通连接。穿静脉有多条，其位置最低处在内踝下方（图 2-1-2）。

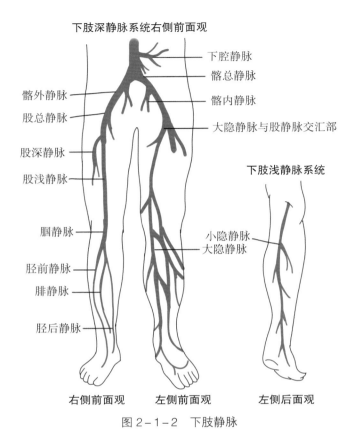

下肢深静脉系统右侧前面观

下腔静脉
髂总静脉
髂内静脉
大隐静脉与股静脉交汇部

髂外静脉
股总静脉
股深静脉
股浅静脉

下肢浅静脉系统

腘静脉

小隐静脉
大隐静脉

胫前静脉
腓静脉

胫后静脉

右侧前面观　　　左侧前面观　　　左侧后面观

图 2-1-2　下肢静脉

二、静脉系统的生理功能

在体循环中无论体位变化，血液总是经静脉系统回流至右心。静脉系统的生理功能还包括储存血液和调节循环容量。

（张欣　田然　田梓蓉）

第二节　静脉水肿的病因和分类

一、下肢静脉疾病概述及其病理机制

下肢静脉水肿人群发生率显著高于上肢静脉水肿。下肢慢性静脉疾病（chronic venous disease，CVD）是常见的血管疾病，发病率随着年龄的增长而增加，平均发病年龄为

53.4 岁，女性发病率（67.5%）高于男性。CVD 是指静脉的结构或功能异常使静脉血液回流不畅及静脉压力过高，进而导致的一系列临床症状和体征的综合征，主要临床表现包括下肢沉重、疲劳和胀痛、水肿、静脉曲张、皮肤营养改变和静脉溃疡。根据病因可将慢性静脉疾病分为三大类：原发性、继发性及先天性。原发性居多，约占 66%，而先天性相对最低，占比不足 1%。

1. 病因

（1）静脉反流：由静脉瓣膜功能不全引起的血液反流导致的静脉高压是原发性 CVD 的最常见病因。

（2）静脉回流障碍：因先天性或后天性因素导致近端静脉阻塞，使静脉血液回流障碍进而引起静脉高压。近端静脉阻塞的临床疾病包括下肢深静脉血栓形成后综合征、布加综合征、下腔静脉综合征、髂静脉压迫综合征等，其中下肢深静脉血栓形成后综合征是继发性 CVD 最常见的病因。

（3）先天发育异常：如先天性静脉畸形骨肥大综合征（K-T 综合征）等。

（4）遗传因素：研究发现，55.2% 的 CVD 患者存在相关疾病家族史，虽然目前未发现明确的特定遗传因素，但家族聚集现象提示 CVD 与遗传有关。

（5）其他因素：久坐、妊娠、女性、吸烟、肥胖等属于 CVD 的高危因素。

2. 发病机制

CVD 是一种随年龄增长而加重的进展性炎症反应性疾病，病理改变由慢性炎症及血流紊乱的共同作用所致。下肢静脉高压是 CVD 的主要病理生理改变，静脉高压的产生与静脉反流、静脉阻塞、静脉壁薄弱和腓肠肌泵功能不全相关。慢性炎症在 CVD 的发展中起着关键作用。

（1）下肢静脉高压：下肢持续的静脉高压可增加毛细血管后血管透壁压，引起皮肤毛细血管损伤、局部血液循环和组织吸收障碍、慢性炎症反应、代谢产物堆积、组织营养不良、下肢水肿和皮肤营养改变，严重者可导致溃疡形成。

• 静脉瓣膜功能不全：静脉瓣膜功能不全引起的反流是导致下肢静脉高压的主要原因（占 77%~80%）。静脉瓣膜缺陷和静脉壁薄弱与遗传因素有关，女性多于男性。瓣膜伸长、撕裂、变薄、缺如或瓣叶粘附均可导致静脉壁结构改变及静脉管壁扩张。下肢静脉血液排空后又迅速被反流的血液填充，使站立后静脉压迅速升高并维持在较高的水平。例如，浅静脉瓣膜中重要瓣膜的功能不全（隐-股静脉瓣和隐-腘静脉瓣），不能阻止静脉血流从深静脉反流至浅静脉系统，产生的静脉高压导致静脉曲张等一系列临床表现。

• 静脉回流障碍：可由先天性或后天性因素导致。由于静脉回流受限，使静脉压升高，而肌肉收缩时可使肢体远端静脉压进一步升高。

• 腓肠肌泵功能不全：肌泵是下肢静脉回流的动力来源，腓肠肌收缩可排出小腿静脉血总容量的 60% 以上，从而静脉压下降。腓肠肌收缩能力、前负荷和后负荷的变化都会对肌泵效能产生影响。当病理改变或步态异常，会使小腿肌泵的泵血功能大幅减弱，其结果是静脉腔内血液排空不良和内压升高。如果合并静脉瓣膜功能不全，肌泵降低静脉压的作用也被削弱。站立位即有逆流的血液瘀滞于低位静脉系统，即使小腿肌肉收缩，小腿静脉压仍然较高。如果合并穿静脉瓣膜功能不全，腓肠肌收缩产生的深静脉系统高压可使血液反流至浅静脉系统，进而影响皮肤微循环系统。

（2）慢性炎症反应：长期静脉高压是导致静脉性溃疡的关键因素。在疾病初期，静脉高压和血液瘀滞可使静脉壁扩张、瓣膜受损。血管内皮细胞因静脉高压受损，从而激活白细胞，导致循环血中白细胞表达 L－选择蛋白和 CD11b 减少。同时血浆中可溶性 L－选择蛋白、细胞间粘附分子（ICAM－1）、内皮－白细胞粘附分子－1 和血管细胞粘附分子－1 增多，白细胞粘附并浸润至局部组织；血小板、单核细胞聚集，产生更多的炎症介质和细胞粘附因子而致慢性炎症反应。随着疾病的发展，慢性炎症反应产生较多的基质金属蛋白酶，导致细胞外基质过度降解，促进足靴区皮肤营养障碍和溃疡形成。因此，静脉壁内皮细胞功能不全和慢性炎症反应在 CVD 的发生和发展中起着重要作用。

（3）静脉微循环受损：静脉高压传递至微循环，导致毛细血管床变形及内皮间隙增宽、通透性增高，组织间隙液体、代谢产物等聚积，引起皮肤病理性损害。腓肠肌的毛细血管床损害，则使小腿肌泵功能减退。

（4）遗传易感性：家族发病的聚集现象提示 CVD 与遗传有关。研究发现，*FOXC2*、*HFE* 和 *MMPs* 等基因表达水平与静脉曲张、慢性静脉功能不全或静脉溃疡密切相关，但目前尚未发现明确的遗传特定基因。双亲有 CVD 病史人群发病率可高达 90%；单亲有 CVD 病史人群发病率为 25%；而无家族史人群发病率仅有 20%。

3. 慢性下肢静脉疾病介绍

（1）下肢慢性静脉功能不全：国内对慢性静脉疾病常用慢性静脉功能不全（chronic venous insufficiency，CVI）的概念，即指静脉系统功能异常的慢性进展性疾病。CVD 与 CVI 的区别在于，CVD 纳入了更多处于疾病早期的患者。CVI 包括因各种原因引起的下肢静脉瓣膜功能不全、先天性无瓣膜症、交通静脉瓣膜功能不全、下肢静脉曲张、下肢深静脉血栓后遗综合征（post－thrombotic syndromt，PTS）等。上述疾病因静脉瓣膜功能不全致血液反流，引起下肢静脉、动态静脉高压和病理生理反应。临床表现为静脉曲张、下肢肿胀、皮疹、皮肤色素沉着，甚至静脉性溃疡。

• 下肢静脉曲张：是血管外科的常见病，表现为浅静脉迂曲且呈蚓状肿物状态。欧美国家的患病率高达 20% ~ 40%；而我国 45 岁以上为 16.4%。单纯性大隐静脉曲张是指病因仅限于隐－股静脉瓣膜关闭不全，血液从股总静脉反流入大隐静脉，并导致大隐静脉全程中各个瓣膜逐步破坏，引起下肢浅静脉曲张。下肢静脉曲张在大部分患者中发生于大隐静脉系统，少部分为小隐静脉系统或两者同时存在。此型静脉曲张多见于长期从事站立工作及重体力劳动者，常年轻时发病，一般以中壮年发病率高。

• 下肢静脉溃疡：下肢静脉性溃疡，俗称"老烂腿"，常常反复发作，久治不愈，严重影响患者生活。静脉溃疡的病理生理基础是下肢静脉高压。静脉高压使皮肤毛细血管渗透性增加，引发水肿，后期可出现皮下组织纤维化，小动脉及淋巴管阻塞，皮肤氧合作用降低。如遇外伤或感染，可在上述病理改变的基础上形成溃疡。此外，上述病理改变可使皮肤萎缩，变薄变脆，容易形成溃疡。

• 下肢深静脉血栓（deep venous thrombosis，DVT）：是临床上常见的周围血管疾病之一，分为急性、亚急性和慢性3个时期，其中慢性期是本节讨论的重点。DVT是血液在下肢深静脉内凝结，引起静脉回流障碍。急性DVT发生后可造成患者肢体肿胀疼痛，如果血栓脱落可导致肺动脉栓塞，有猝死风险。近年来将DVT与肺动脉血栓栓塞统称为静脉血栓栓塞症（venous thromboembolism，VTE），认为是同一疾病在不同阶段的临床表现，且诊治方面相辅相成。而慢性DVT的血栓属于陈旧性血栓，因其不会脱落，故不会引发肺栓塞；但陈旧性血栓破坏了下肢深静脉瓣膜且占据部分管腔影响血液回流，故常导致PTS，造成静脉功能不全的相关症状，尤其引发患肢长期肿胀，严重者可造成静脉性溃疡。

（2）髂静脉压迫综合征：是指髂静脉受压和（或）存在腔内异常粘连结构所引起的下肢和盆腔静脉回流障碍性疾病。髂静脉压迫的常见类型是左侧髂总静脉受到前方右侧髂总动脉及后方腰骶椎的前后压迫。除上述解剖结构压迫因素外，静脉壁反复受到压迫刺激，可出现左髂总静脉慢性损伤、粘连、管腔变窄，导致血液回流障碍，继发慢性下肢静脉功能不全症状，甚至深静脉血栓形成。

（3）布加综合征：是肝静脉和（或）其开口以上的下腔静脉阻塞性病变引起的肝后性门静脉高压症。发病的主要原因包括：①先天性大血管畸形；②高凝和高黏滞状态；③毒素；④腔内非血栓性阻塞；⑤外源性压迫；⑥血管壁病变；⑦横膈因素；⑧腹部创伤等。一般来讲，西方国家以肝静脉血栓阻塞为主，大多有明确病因，如口服避孕药、妊娠、血液疾病等；而在亚洲和南非地区则以下腔静脉膜性梗阻多见，发病原因大多不明。

（4）先天性静脉畸形骨肥大综合征：也称先天性静脉畸形肢体肥大综合征，是一种复杂的先天性血管发育异常疾病。临床以深部静脉和（或）浅部静脉发育畸形，皮肤血管瘤（痣），骨骼和软组织过度生长三联征为特征。少数患者可伴有肢体软组织海绵状血管瘤和内脏器官的血管瘤，个别患者可并发动脉病变。病因尚不明确，目前较有代表性的假说是中胚层发育异常，在肢芽的胚胎发育过程中，胚胎血管的退化推迟，以致患肢血流量增加、皮温升高、浅静脉管径和数量均增加，引起患肢一系列临床表现。

二、静脉疾病的临床表现

上述慢性静脉疾病在下肢有着相似的临床症状和体征。

1. 下肢静脉疾病症状

患者常主诉肢体沉重发胀，可伴有胀痛感，如果出现皮炎可有皮肤瘙痒感。静脉疾病相关的沉重、发胀、疼痛常在久站久坐后加重，肢体抬高或运动后缓解。其他不常见的主诉包括抽筋、烧灼感、乏力等。

2. 下肢静脉疾病体征

静脉体征包括静脉扩张（细血管扩张、网状静脉扩张、静脉曲张）、下肢水肿、静脉性皮肤改变及相关病变。①细血管扩张：呈皮肤表面直径小于 1 mm 的蓝色或红色静脉，为扁平薄壁的细小静脉扩张。国内文献中常被误译为毛细血管扩张。足部和踝部附近大量细血管扩张被称为足跖环状静脉扩张。细血管扩张也被称为蛛丝静脉。②网状静脉扩张：网状静脉是引流皮肤和皮下组织的表皮内网格状静脉，包括乳头下层和真皮深层血管丛。这些网格状网络为肉眼可见的蓝色血管，可扩张发展为网状静脉扩张。网状静脉扩张表现为浅蓝色扩张的皮下静脉，直径为 1 ~ 3 mm，通常是迂曲的。③静脉曲张：直立位测量时直径大于或等于 3 mm 的皮下静脉扩张，可累及隐静脉及其属支或非隐静脉系统。静脉曲张通常呈迂曲状。④下肢水肿：静脉高压所致肢体肿胀。静脉水肿是由浅静脉和深静脉功能不全引起的，其特征是可凹性水肿，通常发生在小腿和足部。多在傍晚时更为明显，抬高患肢、使用压力袜或服用静脉活性药物可缓解。在慢性静脉功能不全时，腿部淋巴引流超负荷可加重静脉水肿。⑤静脉性皮肤改变：皮肤和皮下组织改变与静脉高压所致微循环障碍及肢体组织慢性炎症有关。常见皮肤改变包括脂质硬皮病、色素沉着、静脉性湿疹和白色萎缩症。皮肤改变可增加静脉溃疡的发生风险。⑥色素沉着：局部皮肤呈暗黑色或暗褐色，通常发生在小腿足靴区，也可延伸到小腿中上部和足部（图 2-2-1）。⑦静脉性湿疹：一种非感染的炎症性和痒疹性的下肢皮肤病，通常见于未得到控制的慢性静脉疾病，也可能是局部治疗的过敏反应。瘙痒、疼痛、红斑、渗液、疱疹、鳞屑、结痂和苔藓化也是临床可见的症状和体征。小腿足靴区皮肤最常受累，常位于静脉曲张附近，但也可位于腿部任何部位。⑧脂质硬皮病：严重的慢性静脉功能不全可导致脂质硬化症，出现皮下组织纤维化性脂膜炎，其病变特点是皮肤硬结形成。⑨白色萎缩症：通常呈局限性的圆形白色皮肤萎缩斑，四周绕以扩张的细血管，可伴有色素沉着。⑩环状静脉扩张：是指踝部和足背内侧或外侧的环状皮肤内的小静脉扩张（图 2-2-2）。过去认为是静脉疾病的早期表现，但目前认为此病变易发展为静脉性溃疡。⑪静脉性溃疡：为全层性皮肤缺损，小腿足靴区最常见，由静脉反流或静脉阻塞继发的静脉高压引起的微循环障碍及慢性炎症所致，常自愈困难（图 2-2-3）。

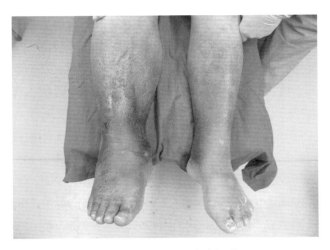

图 2-2-1　色素沉着

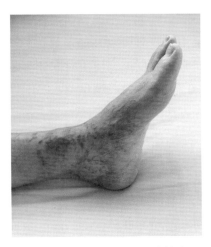

图 2-2-2　足跖环形静脉扩张

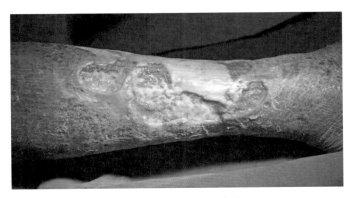

图 2-2-3　静脉性溃疡

三、下肢静脉疾病的诊断与评估

1. 下肢静脉疾病的诊断

首先要明确的是，下肢水肿属于临床表现，可由不同的疾病引发，因此临床医师面对下肢水肿时，通常是围绕引发下肢水肿的具体疾病针对性地开展诊断和治疗的。明确原发疾病的诊断并有效治疗原发疾病是工作的重点，而下肢水肿会随原发疾病的好转而相应缓解。是否存在下肢慢性静脉疾病是诊断下肢静脉性水肿的关键，而慢性静脉疾病可通过病史、临床表现及辅助检查来明确是否存在。有关病史及临床表现的特点可参见前一节内容，本节介绍诊断下肢慢性静脉疾病的辅助检查。

（1）彩色多普勒超声检查：是下肢静脉疾病首选的辅助检查。但对于髂总静脉的显示由于受到骨盆及肠道气体的影响，其准确率较低（约 60%）。下肢慢性静脉功能不全时常伴有反流，反流时间的测定可对反流程度进行量化：0.5～1.0 秒，可诊断有反流；1.0～2.0 秒为轻度反流；2.0～3.0 秒为中度反流；大于 3.0 秒为重度反流，同时应参考反流速度。

（2）肢体体积描记法：分为空气体积描记法、应变仪体积描记法、电阻抗体积描记法、光电容积脉搏波描记术（photo plethysmo graphy，PPG）。空气体积描记法和 PPG 是较常用的检测方法，通过测量静脉排空及充盈情况来评价静脉功能和小腿肌泵的功能。静脉光电容积脉搏波描记法（vein photo plethysmo graphy，VPPG）检测静脉充盈时间对判断深静脉瓣膜功能有指导意义。通常认为：静脉充盈时间在 20～24 秒，提示下肢深静脉瓣膜轻度功能不全；10～19 秒提示为中度功能不全；小于 10 秒提示重度功能不全。

（3）CT 静脉造影和磁共振静脉造影：两种检查均可用于静脉阻塞性疾病和先天性静脉疾病的诊断。可提供清晰的深静脉系统横断面影像资料，包括超声难以评估的骨盆内区域。具有简便易行、空间分辨率高、假阳性率低等优点。

（4）静脉造影：是检查静脉系统病变的有效方法，尤其对于诊断明确且经规范压力治疗及创面治疗后仍愈合缓慢的下肢静脉性溃疡，可根据具体情况选择顺行造影或逆行造影。静脉造影能够直观地反映下肢静脉的形态、病变或阻塞的部位及反流的程度，以进一步明确静脉高压产生的原因，并为纠正静脉高压的血管腔内治疗（介入治疗）或手术治疗的方案设计提供依据。

综上所述，目前临床诊断下肢慢性静脉疾病是通过病史、临床表现及辅助检查（常用到的是彩色多普勒超声检查或肢体体积描记法）。同时要注意鉴别诊断，对于下肢水肿要首先排除心功能不全、严重肾功能不全、严重肝功能不全、急性下肢深静脉血栓等影响患者生存的疾病。

2. 下肢静脉疾病及其相关水肿的评估

当诊断确立后，需要评估下肢慢性静脉疾病的严重程度，并进一步明确慢性静脉疾病的病因。病因的评估需要血管外科医师参与，不是本节的重点，大家需要熟悉下肢慢性静脉疾病的严重程度评估方法并掌握下肢水肿的评估方法。

（1）慢性静脉疾病的 CEAP 分级和 VCSS 评分：慢性静脉疾病的 CEAP 分级系统现在广泛应用于临床诊断、分类、病例报道及疗效评价。该分级系统从临床表现（C）、病因（E）、解剖部位（A）及病理生理学（P）这 4 个角度对下肢慢性静脉疾病进行分级和描述（表 2-2-1）。其中，临床表现（C）的分级越高，慢性静脉疾病程度越严重。

表 2-2-1　CEAP 分级

分级	临床表现
临床分级（C）	
C0	无可见的静脉疾病症状
C1	细血管扩张和（或）网状静脉扩张
C2	静脉曲张
C3	水肿
C4	皮肤或皮下组织的改变
a	色素沉着和皮炎
b	皮下脂肪硬化症或白色萎缩症
c	足踝环形静脉
C5	愈合期溃疡
C6	活动性溃疡
病因分级（E）	
Ec	先天性（如 Klippel-Trenaunay 综合征）
Ep	原发性
Es	继发性（血栓形成后综合征、创伤）
En	无明确血管原因
解剖学分级（A）	
As	浅表的
Ad	深的
Ap	交通的
An	无明确血管位置
病理生理学分级（P）	
Pr	反流
Po	阻塞、血栓
Pr, o	反流和阻塞
Pn	无静脉病理生理学改变

　　CEAP 分级系统自 1994 年美国静脉论坛确立以来已进行多次改进，但目前仍存在一些问题，其中最突出的问题是该分级系统不适用于评价慢性静脉疾病的动态变化，并且无法进行量化评分。静脉临床严重程度评分（venous clinical severity score，VCSS）则很好地实现了对患者病情的动态评估和病情严重程度的量化评分。VCSS 评分包括 10 项临床内容，单项评分 0～3 分（表 2-2-2）。VCSS 更好地反映了慢性静脉疾病的严重程度及治疗过程中的病情变化，从而客观地反映了治疗方法的疗效。

表 2-2-2　VCSS 评分

项目	无：0分	轻：1分	中：2分	重：3分
疼痛	无	偶有，不限日常活动	每天，中度限活动	每天，严重限活动
静脉曲张	无	少见分散	小腿或大腿	大小腿均受累
静脉水肿	无	局限于足靴区	踝关节-膝关节	膝关节以上
色素沉着	无	局限于足靴区	小腿下 1/3 以内	小腿下 1/3 以上
炎症	无	局限于足靴区	小腿下 1/3 以内	小腿下 1/3 以上
硬结	无	局限于足靴区	小腿下 1/3 以内	小腿下 1/3 以上
活动溃疡数	无	1 个	2 个	≥ 3 个
溃疡大小	无	直径 < 2 cm	直径 2 ~ 6 cm	直径 > 6 cm
溃疡时间	无	< 3 个月	3 个月 ~ 1 年	> 1 年
压力治疗	无	间断使用	经常使用	每天使用

（2）下肢静脉疾病相关水肿的评估：对于静脉性水肿，如图 2-2-4 中 "C3：26.2%"
是指静脉性水肿占慢性静脉疾病患者的比例，但实际上处于 C4、C5、C6 的患者中也常
伴有静脉性水肿，因此静脉性水肿在下肢慢性静脉疾病患者中的比例远在 26.2% 以上。
故针对水肿的评估同样十分重要，这是进一步治疗方案制订的前提。下肢静脉性水肿评
估要注意肢体水肿的动态变化特点和下肢皮肤软组织特点（本部分内容涉及一些压力治
疗的基本知识，为更好理解接下来的内容，建议大家先学习"下肢静脉疾病及其相关水
肿的治疗"中"压力治疗"的内容）。

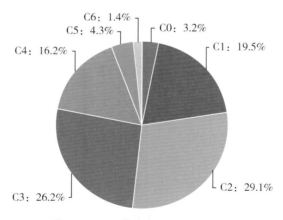

注：CA ~ C6 代表类型见表 2-2-1。

图 2-2-4　下肢慢性静脉疾病临床表现构成比

明确肢体水肿的动态变化是指要区分肢体水肿为持续性水肿还是呈晨轻暮重的周期

性变化。如果下肢水肿仅出现在白天，抬高肢体或夜间平卧可缓解，则这类水肿相对容易治疗，通常只需在整个白天活动期间进行压力治疗（如压力袜）就可获得良好的疗效。而如果是持续性水肿，推荐的压力治疗时长是 24 小时，即全天进行压力治疗并推荐选择硬度更高的压力产品。

　　下肢皮肤软组织特点可分为单纯水肿型（Watery）、脂肪型（Fatty）、胶泥质感型（Putty）和木质感型（Woody）。通过与下肢水肿相关的物理检查可识别上述水肿类型。物理检查包括：①按压试验，用手指按压皮肤，如果皮肤凹陷恢复时间超过 5 秒，则判定存在水肿。②领结试验，用单手或双手撚转皮肤，正常情况皮肤可捏起，如果皮肤无法捏起提示领结试验呈阳性，说明患者真皮和软组织已经增厚并出现纤维化表现（图 2-2-5）。对于部分 CEAP 分级 C4 及以上的患者，领结试验呈阳性（图 2-2-6）。③ Stemmer 试验：该试验和领结试验的临床意义是一致的，Stemmer 试验是在第二趾根部尝试能否捏起皮肤，捏不起来提示 Stemmer 试验呈阳性（图 2-2-7）。单纯水肿型的特点是按压试验呈阳性，而且压痕很快就能消失，领结试验和 Stemmer 试验都是呈阴性，这一皮肤组织水肿类型对压力治疗敏感，因此只是在白天进行压力治疗且通常应用硬度不是很高的圆织压力袜即可；对于严重的水肿可应用硬度高一些的加硬圆织或平织压力袜。脂肪型：如果是生理性的，可以选用任何压力产品；如果是继发于淋巴水肿的，则推荐用厚的加硬圆织压力袜或平织压力袜。有厚度且硬度高的产品可减少嵌入皮肤褶皱造成皮肤损伤的风险。胶泥质感型：形容皮肤组织触感有胶泥或橡皮泥质感，提示存在淋巴回流不良，软组织增厚纤维化。按压试验、领结试验和 Stemmer 试验都呈阳性，压痕恢复较慢，需要高硬度产品并且昼夜持续压力治疗。木质感型：形容皮肤组织有木质感表现，提示皮肤组织存在严重纤维化改变。按压试验呈阴性，而领结试验和Stemmer 试验都呈阳性，此型同样需要高硬度产品并且昼夜持续压力治疗。

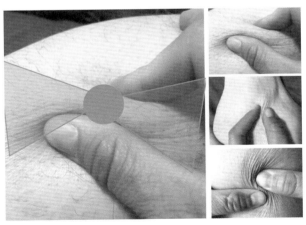

图片来源：*Journal of Wound Care* 2019：28：（6 suppl 1）：1-44

图 2-2-5　领结试验呈阴性

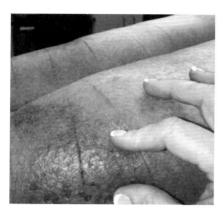

图 2-2-6　领结试验呈阳性

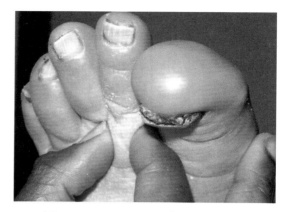

图 2-2-7　Stemmer 试验呈阳性

四、下肢静脉疾病及其相关水肿的治疗

（一）非手术治疗（保守治疗）

"保守治疗"的说法容易使患者产生将要接受或正在接受"非积极治疗"的误解，所以建议医务工作者使用"非手术治疗"来进行表述。下肢静脉疾病相关水肿的治疗以积极的非手术治疗为主。在非手术治疗中，压力治疗是基础治疗，其治疗效果优于药物治疗。本节重点讲述压力治疗的相关问题。

1. 压力治疗

（1）常用术语：具体内容如下。

• 界面压（interface pressure）：即绷带下压力，是指产生于压力系统和肢体相接触处的压力。压力袜所标记的压力值即指代界面压。

• 静息压（resting pressure）：仰卧位非运动状态下，压力系统作用于肢体所产生的界面压。静息压是一种持续的压力，是由绷带弹性回缩造成对肢体的压力。

• 工作压（working pressure）：肢体肌群处于运动时，压力系统作用于肢体所产生的界面压。工作压是一种间歇性压力。肢体肌肉收缩会使肢体周径增加，工作压就是肢体周径增加遇到绷带阻力所产生的一种对肢体的压力。工作压高于静息压。

• Laplace's 定律：用于计算使用弹力绷带所产生的界面压的大小。

$$P = (T \times N \times 4630) / (C \times W)$$

注：P，界面压（mmHg）；T，绷带的拉力（kilograms force – kgf）；N，绷带的层数；C，肢体周径（cm）；W，绷带的宽度（cm）。

- 长延展绷带（long-stretch bandages）：绷带拉伸状态下可达到的最大长度是非拉伸状态下绷带初始长度的 2 倍以上，称为长延展绷带。长延展绷带系统界面压的特点是工作压在静息压基础上增加幅度小，工作压和静息压的压力值都较高。

- 短延展绷带（short-stretch bandages）：绷带拉伸状态下可达到的最大长度是非拉伸状态下绷带初始长度的 2 倍以内，称为短延展绷带。短延展绷带系统界面压的特点是工作压在静息压基础上增加幅度大，静息压力值低，而工作压力值非常高。

- 硬度（stiffness）：硬度也称作弹性系数，其含义是肢体周径每增加 1 cm，压力系统所增加的压力值。欧洲标准化委员会对压力袜硬度的定义是在踝部周径最小处周径每增加 1 cm，压力袜产生的压力的增加值，单位为 mmHg/cm。

- 静态硬度指数（static stiffness index，SSI）：是指站立位界面压与仰卧位界面压之差，常以腓肠肌下方作为测量部位。

- 动态硬度指数（dynamic stiffness index，DSI）：是指步行状态下工作压峰值与静息压之差。通常压力系统（压力产品）的 SSI 与 DSI 有良好的一致性。

（2）临床常用压力系统特点

- 短延展绷带：硬度较高的绷带可实现低静息压力和非常高的工作压力，选择硬度较高的绷带有利于消除肢体水肿，故短延展绷带主要应用在溃疡治疗期和过渡期。因其静息压力低，故夜间睡眠状态下无须解除短延展绷带。

- 复层压力系统（multilayer bandaging systems）：可包含衬垫和多类型绷带（如长延展绷带和短延展绷带）。在防止绷带滑脱和绷带成束方面优于单纯成分绷带系统。复层压力系统产生的压力效果相当于短延展压力系统的压力效果，故主要应用在溃疡治疗期和过渡期。其主要缺点是需要对医护人员进行专门培训才能正确施行复层压力系统，而患者难以自我管理。

- 压力袜（compression hosiery）：产生的压力效果相当于长延展压力系统的压力效果，故主要应用于溃疡治疗的维持期和预防溃疡复发，患者容易自我管理。因静息压较高，故夜间睡眠状态下须脱掉压力袜。

- 可调节压力带（adjustable wraps）：属于多用途的压力带，使用尼龙搭扣、拉绳或钩孔封闭，形成半刚性的压力系统。根据所选材质，可调节压力带为完全无延展性或具备短延展性，因而可产生高工作压，形成较高的硬度。

- 夜用压力产品（night garments）：为夜间使用而设计的可调节压力装置，结合纹理材料可形成不同的低压力带和高压力带，进而促进淋巴回流，故具有软化纤维组织的作用。

- 防充血织物（decongestive garments）：可定制裁剪以适合各种肢体形状。具有高工作压低静息压的特点，故属于高硬度产品。

• 气动压力泵（pneumatic compression pump）：可用于减轻下肢水肿，也可提高静脉性溃疡愈合率。肢体水肿的患者如果不能运动或不能耐受压力绷带系统，可尝试应用间歇充气压力治疗。

• 压力值（界面压）是一个产品重要的参数，而硬度则是一个常被忽略的重要参数。需要强调的是，对于溃疡或严重水肿的患者，硬度的生物学作用或治疗效力不低于压力值的作用。一般认为，各种压力产品的硬度由低到高的排序是：圆织压力袜、加硬圆织压力袜、平织压力袜、可调节压力带、夜用压力产品、防充血织物。而绷带系统的硬度与所选绷带的延展性，缠绕层数和缠绕技巧等因素相关。

（3）压力治疗的作用机制

对机体的有利影响：包括以下四个方面。①对静脉系统的作用：压力治疗可减少静脉反流并增加静脉回心血量，缓解下肢静脉高压，并最大限度地发挥腓肠肌泵的功能。②对局部皮肤和创面的作用：压力治疗可通过以下方面促进创面愈合。a. 促进抗炎症介质的释放，可减轻局部的炎症反应；b. 使升高的基质金属蛋白酶水平下降，有利下肢静脉溃疡的愈合；c. 促进纤维化组织分解，改善局部皮肤，使皮肤软化。③对淋巴系统的作用：a. 压力治疗可减少从毛细血管过滤到组织间隙的液体量，减少组织液过度生成，从而降低淋巴系统的负荷；b. 压力治疗可迫使组织液向淋巴功能良好的区域移动，增加淋巴液的重吸收并刺激淋巴管收缩；c. 压力治疗通过增强肌肉泵的作用，增加淋巴收集器收缩的频率和幅度。④对临床症状的改善：a. 压力治疗通过减少促炎性细胞因子生成达到抗炎症作用，从而减轻局部疼痛；b. 压力治疗可减轻下肢水肿程度，使患者恢复日常活动和社交活动（例如，可恢复穿着平常鞋子等），提高生活质量。

• 对机体的不利影响：包括以下两个方面。①对心脏负荷的影响：压力治疗可使静脉回心血量增加，导致心脏前负荷增加。②对动脉供血的影响：压力治疗在一定程度上影响动脉系统灌注和供血，严重时可出现下肢缺血的症状和体征。

（4）压力治疗禁忌证

以下情况属于压力治疗的禁忌证：①不可控制的心力衰竭；②严重周围动脉阻塞性疾病；③严重周围神经病变；④化脓性静脉炎、脓毒血症或坏死性筋膜炎；⑤股青肿、股白肿；⑥深静脉血栓急性期（依血栓位置决定）；⑦对绷带或压力袜成分不耐受；⑧原发性慢性多关节炎。

（5）压力治疗方案选择和注意事项

在我国主要用于压力治疗的产品是弹力绷带和压力袜，而用于静脉性溃疡治疗的弹力绷带主要有短延展绷带和复层压力治疗系统。弹力绷带和压力袜在静脉性溃疡的应用指征上有区别。在溃疡的活动期（治疗期），通常伴有肢体的水肿，故此期应选择高压力且高硬度的压力治疗方式。使用非延展/短延展绷带或复层压力治疗系统可满足此期的治疗需求，促进水肿迅速消退。当水肿明显改善，溃疡进入愈合期（维持期）

时，可应用轻-中度压力的压力袜继续治疗，以预防水肿加重。此外，不适合压力袜但适用于短延展绷带或复层压力治疗系统的情况包括：a. 创面渗液量大；b. 下肢皮肤存在明显皱褶；c. 下肢水肿分布不均导致腿型明显异常。如果水肿合并溃疡，使用弹力绷带的压力级别是 40 ~ 60 mmHg（踝部），压力袜的压力级别通常选择 34 ~ 46 mmHg（踝部）。

应用弹力绷带治疗初期，因水肿消退会使下肢周径明显下降，使短延展绷带的压力在应用 24 小时后可下降至初始值的 1/2，所以要注意绷带压力损失和松脱的问题。应用短延展绷带治疗肢体严重水肿的患者，建议第一周内至少每日调整或重新缠绕绷带。相比之下，复层压力治疗系统的压力损失和松脱问题要少于短延展绷带。

需要强调的是，对于心脏功能处于临界的患者应避免双下肢同时进行压力治疗，尤其进行治疗范围包括大腿的压力治疗。在治疗期间要关注患者心功能情况，如出现心力衰竭症状则必须立即停止压力治疗。此外，对于合并下肢缺血的静脉性溃疡如果 ABI < 0.5、踝动脉压 < 70 mmHg 或趾动脉压 < 50 mmHg，应避免使用持续性压力治疗；ABI 0.5 ~ 0.8，可将压力治疗级别降低至 23 ~ 30 mmHg（踝部压力）。通常认为 ABI>0.8 可正常应用压力治疗，但 ABI 有假性升高的情况，所以对于 ABI > 0.8 的患者还要结合是否存在缺血症状和体征来判断肢体是否存在缺血；同样，对于 ABI > 0.5 的患者也要结合缺血症状和体征来判断肢体真实的缺血程度。肢体缺血程度可由血管外科医师进行评估。在压力治疗期间若患者出现明显下肢缺血表现，如足趾疼痛或发绀，则应立即拆除弹力绷带或压力袜，终止压力治疗或调整压力级别。

2. 小腿肌肉锻炼和踝关节运动

压力治疗要配合腓肠肌运动才能实现有效降低静脉高压。小腿肌泵功能异常与溃疡的发病有重要关系。小腿腓肠肌泵功能受小腿肌肉收缩力、前负荷及后负荷影响。当存在反流时前负荷增加，当存在近端静脉阻塞时后负荷增加。小腿肌肉锻炼可增强小腿肌肉力量，如接受连续 1 周的腓肠肌等张训练（跖屈运动），可改善腓肠肌泵功能及下肢血流动力学环境，达到消除下肢静脉性水肿及促进溃疡愈合的目的。患者压力治疗同时要以正常步态行走；对于步态异常患者可进行踝关节跖屈和背伸运动；对于无法自主完成有效下肢运动的患者，可在他人帮助下进行被动的踝关节跖屈和背伸运动。

3. 药物治疗

对于下肢静脉性水肿，不常规应用静脉活性药物治疗，即便使用口服药物也要避免长期应用；如合并更严重的静脉功能不全症状（如溃疡）可考虑应用药物治疗至症状缓解。目前使用的静脉活性药物主要通过降低毛细血管渗透性、减少炎症因子释放来改善腿部症状。类黄酮片段可抑制前列腺素和自由基合成，减少缓激肽介导的微血管渗出并抑制白细胞激活、诱捕和移出。非静脉活性药物如己酮可碱是通过减少白细胞活化而发挥作用；舒洛地特（Sulodexide）是一种具有纤溶酶原和抗血栓形成活性的药物。我国指南推荐应用舒洛地特和微粒纯化的类黄酮片段（地奥司明）配合压力治疗方案来治疗下肢静脉性溃疡。马栗种子提取物和己酮可可碱也可用于下肢静脉性溃疡患者。

（二）手术治疗

首先要明确一点，单纯的下肢慢性静脉性水肿的治疗不涉及手术治疗，手术治疗的对象是严重的慢性下肢静脉疾病状态，如静脉性溃疡等严重皮肤组织病变。通过外科手术的方式，最终降低下肢静脉高压，使长期下肢静脉疾病引发的一组临床表现有所缓解，这些临床表现中通常也包括慢性下肢静脉水肿。所以本节内容将简单介绍改善严重慢性静脉疾病（如 CEAP 分级 C6 的溃疡）预后的手术方式包括：

1. 浅静脉相关手术

大隐静脉高位结扎和抽剥可阻断浅静脉血液瘀滞对深静脉系统增加的负荷，改善深静脉瓣膜功能。因此，浅静脉手术不仅有效治疗浅静脉系统病变，而且可有效改善深静脉和穿静脉功能。目前临床常用浅静脉手术方式包括：大隐静脉高位结扎剥脱、曲张浅静脉的点式抽剥术、电凝闭塞术、腔内激光闭合术、射频消融术、微波消融术、Trivex 透光旋切术等。这些术式的基本原则是一致的，即消除或闭塞大隐静脉/小隐静脉主干和曲张浅静脉。根据目前循证医学证据，对于合并浅、深静脉功能不全者施以浅静脉手术就可达到改善临床症状（如水肿）、改善血流动力学指标和促进溃疡愈合的疗效。

2. 穿静脉相关手术

穿静脉在慢性静脉疾病发展过程中具有重要作用。穿静脉功能不全常是下肢静脉曲张复发的原因，并可导致皮肤局部微循环改变和皮肤营养障碍，进而出现静脉性溃疡。站立时功能不全的下肢穿静脉将过高的深静脉压力传递至踝关节附近的浅静脉，在小腿及足部肌肉收缩时更加明显。常用外科治疗方法包括：超声定位下穿静脉结扎、内镜筋膜下穿静脉结扎术（SEPS）、腔内射频消融、腔内激光闭合和腔内微波消融等。对于 CEAP 分级 C4 ~ C6 的肢体，应该在浅静脉手术的基础上，对功能不全的穿静脉进行结扎或热闭合手术。

3. 深静脉相关手术

可分为针对深静脉瓣膜功能不全的手术和纠正深静脉流出道阻塞（狭窄闭塞）的手术。

（1）深静脉瓣膜功能不全的手术方式分为两类，一是针对瓣膜本身病变的瓣膜修复成形手术，如静脉腔内瓣膜修复成形术、静脉外瓣膜修复成形术、静脉瓣膜移植术和移位术等；二是针对静脉管壁的手术，主要有静脉壁外的各种静脉瓣膜段（包括静脉瓣膜）包裹环缩、戴戒、环缝，以及经皮放置瓣膜外缩窄装置等，旨在缩小静脉管壁周径。对于存在严重反流，CEAP 分级 C4 以上，如合并浅静脉和穿静脉功能不全，可一期行浅静脉手术和（或）穿静脉手术，如果复发或一期手术后溃疡经非手术治疗无效，可考虑二期深静脉瓣膜功能不全的相关手术。目前深静脉瓣膜的相关手术应用相对较少。

（2）深静脉流出道阻塞病变常见于髂静脉受压和髂股静脉血栓形成，分别表现为慢性髂静脉压迫综合征（iliac vein compression syndrome，IVCS；又称 Cockett 综合征或 May-Thurner 综合征）和髂股静脉血栓形成后综合征（post thrombotic syndrome，PTS）。流出道阻塞导致的静脉高压往往难以通过压力治疗缓解，因而此类静脉性溃疡对压力治疗反应较差。目前在全球范围，经皮穿刺髂股静脉球囊成形及自膨支架置入已成为解除静脉流出道阻塞的一线治疗方式，替代了早先的开放手术治疗。总之，对于非手术治疗效果不佳的静脉性溃疡患者可考虑进行深静脉相关手术；如果同时存在深静脉瓣膜功能不全和流出道阻塞，则在考虑治疗深静脉瓣膜功能不全之前首先治疗深静脉阻塞。

此外，急性下肢深静脉血栓会造成肢体急性水肿，若血栓发生在下腔静脉和（或）髂静脉可能引发较为严重的急性下肢水肿。目前，血管外科的相关手术治疗是针对急性血栓及慢性静脉疾病的治疗，而非针对急性水肿。当然，清除血栓及纠正静脉狭窄性疾病后，可起到即刻消除急性水肿和降低日后发展成慢性下肢水肿的作用。大家可简单了解相关手术的作用和意义：①放置下腔静脉滤器，是防止下肢脱落的血栓造成肺栓塞，下腔静脉滤器只能起到拦截血栓的作用，而不能误解为有"防止血栓脱落"或"防止血栓繁衍"的作用。血栓脱落可能是自然病程，也可能发生于腔内导管溶栓、碎栓吸栓（机械性血栓清除）的手术中。②经皮机械性血栓清除术，主要采用旋转涡轮或流体动力的原理打碎或抽吸血栓，从而达到迅速清除或减少血栓负荷，解除静脉阻塞的作用。③导管接触性溶栓，是将溶栓导管置入静脉血栓内，可使溶栓药物直接作用于血栓。其目的是降低下肢深静脉血栓的血栓负荷。④下腔静脉-髂股静脉球囊扩张和支架成形术，只是针对部分合并髂静脉狭窄或闭塞的患者，有利于减少血栓复发，提高静脉中远期通畅率，并减少血栓形成后综合征的发生，从而降低发生肢体慢性水肿的风险或日后慢性水肿的严重程度。

（三）患者教育

（1）压力治疗的重要性：压力治疗中足踝压力达到 40 mmHg 可有效减低静脉性高压，促进下肢静脉回流，消除肿胀，改善患者生活质量。压力治疗是消除静脉水肿的重要手段。

（2）正确的足部穿着：在行走过程中，足部接触地面，使足部承受体重 1.5～2 倍的压力。因此要尽量选择合适的鞋和袜子，特别是尽量选择宽大圆头鞋，穿合适而舒适的鞋，才能保证以正常步态行走。

（3）正确行走的重要性：正常步态是以一侧足跟着地到再次着地为一步行周期。一个周期分为足跟与地面接触时支撑期和足趾离开地面的摆动期。正常的步态使腓肠肌正常收缩舒张，从而促进下肢静脉回流。所以要教会患者以正常步态行走，不要久站久坐。

（4）皮肤护理：①伤口周围皮肤脆弱，出现皮炎可以请皮肤科会诊，对症处理；②出现湿疹如果伴感染可用局部抗生素（如莫匹罗星）等药物治疗；③皮肤出现干燥可以涂抹油性膏剂。

（5）下肢动脉供血不足的表现：要教会患者观察足部供血情况，如足背、胫后动脉搏动微弱或消失、足皮肤苍白、皮温低。如有上述情况需及时就医，并暂避免或停止压力治疗。

（6）短延展绷带和压力袜的使用和清洗方法：①可重复使用和清洗多次。②应该使用新的或洗净后的绷带进行压力治疗。③绷带应该用热水（最高95℃）每日清洗，以保持清洁。④压力袜应每日清洗以保持清洁，手洗，设定30～40℃水温。⑤应使用柔和的洗衣剂或特殊的袜子洗涤剂。⑥应避免使用药物柔顺剂、强力洗涤剂，或洗头香波等含有软化剂的产品。⑦压力袜和绷带应平铺于晾衣架晾干，不可使用烘干机。⑧压力袜不可熨烫、氯化或化学清洁。⑨损坏的压力袜不能擅自自行修补。

（7）养成习惯：嘱患者取平卧位抬高患肢，促进下肢静脉回流。每日观察足趾颜色和温度；拆除绷带后触诊足背、胫后动脉；戒烟。

参考文献

［1］蒋琪霞.伤口护理实践原则［M］.3版.北京：人民卫生出版社，2017.

［2］王深明，陈忠.静脉及淋巴系统疾病手册［M］.北京：人民卫生出版社，2021.

［3］迪迪埃·汤姆森.手法淋巴引流技术［M］.郑州：河南科学技术出版社，2021.

［4］中华医学会外科学分会血管外科学组，中国医师协会血管外科医师分会，中国医疗保健国际交流促进会血管外科分会，等.中国慢性静脉疾病诊断与治疗指南［J］.中华医学杂志，2019，99（39）：3047-3061.

［5］李龙.下肢慢性静脉疾病CEAP分类系统和报告标准2020年修订版的解读［J］.中国普通外科杂志，2021，30（6）：639-648.

［6］中华医学会外科学分会血管外科学组，中国医师协会血管外科医师分会，中国医疗保健国际交流促进会血管外科分会，等.中国慢性静脉疾病诊断与治疗指南［J］.中华医学杂志，2019，99（39）：3047-3061.

［7］中华医学会外科学分会血管外科学组.深静脉血栓形成的诊断和治疗指南（第三版）［J］.中华普通外科杂志，2017，32（9）：807-812.

［8］LURIE F，PASSMAN M，MEISNER M，et al. CEAP classification system and reporting standard，revision 2020［J］. J Vasc Surg Venous Lymphat Disord，2020，8（3）：342-352.

［9］Wounds UK（2019）Best Practice Statement：Addressing complexities in the management of venous leg ulcers. London：Wounds UK. Available to download from：*www.wounds-uk.com.*

［10］BJORK R，EHMANN S. S.T.R.I.D.E. Professional Guide to Compression Garment Selection for the Lower Extremity［J］. J Wound Care，2019. 28（Sup6a）：1－44.

［11］STACEY MC. Biomarker directed chronic wound therapy － A new treatment paradigm［J］. J Tissue Viability，2020，29（3）：180－183.

［12］MUFTI A，MALIYAR K，Syed M，et al. Approaches to Microthrombotic Wounds：A Review of Pathogenesis and Clinical Features［J］.Adv Skin Wound Care，2020，33（2）：68－75.

［13］RADHAKRISHNAN N，George D，JAYAKRISHNAN R，et al.Vein Size and Disease Severity in Chronic Venous Diseases［J］.Int J Angiol，2018，27（4）：185－189.

（张欣　田然　田梓蓉）

第三章

其他类型的水肿

第一节 营养不良性水肿

营养不良性水肿是全身性水肿的一种，是蛋白质型营养不良和蛋白质-能量型营养不良（protein-energy malnutrition，PEM）的一个重要特征，是机体代谢紊乱的征象之一。

一、营养不良性水肿的病因和病理机制

营养不良性水肿的病因及机制尚未完全阐明。

（一）营养不良性水肿的病因

1. 低蛋白质

营养不良性水肿的主要原因通常被认为是由低蛋白饮食或低蛋白血症引起的。Kerpel-Fronius 等研究显示水肿组血清白蛋白浓度［（23.45 ± 4.5）g/L］明显低于非水肿型营养不良组［（41.3 ± 6.2）g/L］。该研究结果表明，营养不良性水肿的发生可能与低蛋白血症、血浆胶体渗透压降低，血液和组织间液之间的液体平衡紊乱有关。白蛋白是由肝细胞产生的，是评价肝功能的重要参数，白蛋白在维持血浆胶体渗透压，以及在运输各种常量和微量营养素、药物中起着关键作用。白蛋白的合成受肝功能、营养状况、激素水平（如皮质类固醇、甲状腺激素和胰岛素）及血浆胶体渗透压等的影响。而白蛋白的分解受全身炎症应激（包括手术、感染、损伤和烧伤）、温度和海拔的急剧变化等因素的影响。在正常情况下，白蛋白的半衰期约为 21 天，在白蛋白分解增加（如炎症等）或通过尿液和粪便丢失增加时，肝脏合成白蛋白的速率最多只能增加一倍。

因此，当白蛋白丢失过多、过快时可能会出现低蛋白血症，进而导致水肿，但水肿的严重程度和血浆蛋白质水平之间并不一定呈比例关系。而充足的能量和一定程度上的高蛋白摄入对于肝脏合成白蛋白和维持血浆胶体渗透压水平是必不可少的。

但也有学者发现营养不良性水肿可能与低蛋白饮食无关。Gopalan 等对印度农村儿童的饮食进行调查，但未发现消瘦型营养不良和蛋白质型营养不良患者在饮食中蛋白质摄入量的差异。另外，Golden 等发现在营养不良性水肿改善前后血浆白蛋白浓度并无差别。因此，关于高蛋白饮食或输注白蛋白是否能改善营养不良性水肿尚需进一步研究。

2. 氧化应激

营养不良性水肿可能与氧化应激有关。与正常人或能量型营养不良患者相比，营养不良性水肿患者血液中氧化应激的生物标志物浓度较高，而抗氧化剂水平较低，并且营养不良性水肿的症状消退与这些标志物恢复正常的趋势是一致的。关于该学说尚需要进一步探索。

3. 钒

钒是自然界分布极广的人体可能必需微量元素之一。大量研究表明，适量钒能维持机体生长、刺激骨髓造血功能、抑制胆固醇合成、降低心房收缩力及降低血糖，提高机体免疫力等。有研究显示，在正常情况下，钒酸盐可抑制钠泵的活性，任何导致钒酸盐耗竭的疾病均会增加肾脏对钠的重吸收。同时，有研究显示，营养不良儿童的钒水平很低，关于钒摄入量与营养不良性水肿是否有关尚需进一步关注。

4. 抗利尿激素

抗利尿激素对水盐平衡具有调节作用。有研究显示，营养不良性水肿患儿血浆（17.2～67.8U/mL）和尿液（89～534U/mL）中抗利尿激素水平升高，而能量缺乏型患儿血浆（2.6～5.1U/mL）和尿液（28～68U/mL）中抗利尿激素水平无明显升高。另外，研究还发现营养不良性水肿患儿血浆肾素活性也升高，尤其是重症婴儿，在水肿消退后肾素活性恢复正常。抗利尿激素与营养不良性水肿的关系尚需探讨。

5. 铁离子

有学者观察到在营养不良性水肿患者中出现铁离子增加的现象，而在营养治疗后铁离子恢复正常。铁离子介导的营养不良性水肿很可能是通过铁离子增加了氧化应激反应引起的。血清铁蛋白作为机体铁负荷的指标进行检测。关于铁离子与营养不良性水肿是否相关及具体的机制尚需进一步研究。

6. 肠道菌群

肠道菌群是一个庞大而复杂的微生态系统，肠道菌群随饮食和生理状态的变化而变化。人体肠道中存在的细菌代谢产物可能对人体宿主产生强大的影响，如促进有毒代谢产物的产生，或减弱肠道菌群对毒素的灭活作用，从而影响营养不良宿主细胞膜结构的完整性。

（二）营养不良性水肿的病理机制

营养不良性水肿的发生可能与低蛋白血症、血浆胶体渗透压降低，血液和组织间液之间的液体平衡紊乱有关。

另外，也有学者认为糖胺聚糖的丢失可能与营养不良性水肿有关。糖胺聚糖是哺乳动物生物高聚物之一，以糖脂和蛋白聚糖的形式存在。糖胺聚糖是长链分子，无支链，具有活性阴离子和亲水性，由重复二糖组成的聚合物分子。由于糖胺聚糖带有高浓度的负电荷且具有亲水性，因此这些分子能够在机体中吸收大量水分。有研究表明，营养不良性水肿患者出现糖胺聚糖（特别是硫酸乙酰肝素蛋白多糖）的丢失，这可能是导致营养不良性水肿的机制之一，但研究数量较少，尚需进一步探索。

二、营养不良性水肿的评估与诊断

目前营养不良性水肿尚无确切的诊断标准，可结合患者病史、临床表现、体格检查、实验室检查，以及排除其他原因导致的全身性水肿进行诊断。

（一）病史

1. 长期摄入不足

评估是否有影响患者营养素摄入的不良饮食习惯，如是否存在长期以淀粉类食品为主，是否出现食欲不振、偏食、挑食、吃零食多或早餐过于简单，或有无精神性厌食、再发性呕吐的表现。

2. 营养素的大量消耗或丢失

某些疾病会抑制患者食欲，影响食物的消化、吸收和利用，导致患者出现低蛋白血症、氧化应激的生物标志物浓度较高、铁离子增加及肠道菌群紊乱等，从而引起营养不良性水肿。容易引起营养不良的常见疾病：消化吸收障碍，迁延性婴儿腹泻、慢性肠炎或各种酶缺乏所致的吸收不良综合征，以及肠寄生虫病、结核病、麻疹、反复呼吸道感染、慢性尿路感染等；某些消化道先天畸形，如唇裂、腭裂、幽门梗阻等均可影响食物的摄入、消化和吸收；消耗量过大，大量蛋白尿、长期发热、烧伤、甲状腺功能亢进、恶性肿瘤等均可使蛋白质消耗或丢失增多。

3. 先天不足

早产、双胎、多胎等容易引起营养不良，婴儿期为生长发育的快速阶段，对营养素的需要量增多，但消化、吸收能力较差，再加上先天不足，易造成营养不良。

（二）营养不良性水肿的临床表现

营养不良性水肿的特点是水肿发生前常伴有消瘦、体重减轻等症状，水肿常从足部开始逐渐蔓延至全身。皮下组织减少所致的组织松弛，组织压降低，加重了液体的潴留。可伴有毛发稀疏、干脆、枯黄，指甲薄脆有横沟，皮肤干燥、色素沉着或脱屑、溃疡等；轻者仅下肢水肿，重者外生殖器、上肢、腹部及颜面部等均有凹陷性水肿，也可伴有胸腔积液、腹腔积液。

（三）体格检查

常伴有体重下降，低于同年龄、同性别参照人群正常均值，皮下脂肪减少等。人体成分测定会出现水肿，部分患者出现肝大、胸腔积液、腹腔积液等。

（四）实验室检查

可见血清总蛋白、白蛋白、前白蛋白、转铁蛋白、视黄醇结合蛋白、甲状腺结合前白蛋白、血红蛋白、红细胞等降低，并常伴有锌、铁、钒、维生素 A、维生素 B、维生素 C、维生素 D 等营养素的缺乏。胰岛素样生长因子、尿羟脯氨酸等降低。

（五）鉴别诊断

在诊断营养不良性水肿前要排除其他原因所导致的全身性水肿。

1. 心源性水肿

常见原因为右心衰竭，水肿特点是首先出现在身体下垂部位，通常伴有颈静脉怒张、肝大、静脉压升高等症状。

2. 肾源性水肿

常见于各型肾炎和肾病，钠、水潴留是其水肿的基本机制，水肿的特点是基本早期晨起时有眼睑与颜面水肿，以后发展为全身性水肿，常伴有血压升高、尿常规改变和肾功能异常等。

3. 肝源性水肿

常见于肝硬化失代偿期，水肿的主要机制是门静脉高压、低蛋白血症、肝淋巴液回流障碍、继发性醛固酮增多等。突出表现为腹腔积液，也可先出现在踝部水肿，逐渐向上蔓延，而头、面部及上肢多无水肿。

4. 黏液性水肿

常见于甲状腺功能减退，水肿特点为非凹陷性水肿，颜面及下肢较为明显。

5. 经前期紧张综合征

特点为月经前 1 ~ 2 周出现眼睑、踝部及手部轻度水肿，可伴乳房胀痛、盆腔沉重感，月经后水肿逐渐消退。

6. 药物性水肿

可见于糖皮质激素、雄激素、雌激素、胰岛素、甘草制剂等治疗中，停药后水肿则消退。

7. 特发性水肿

几乎只见于女性，水肿常出现在身体下垂部位，站立过久或行走过多后加重。

三、营养不良性水肿的预防

营养是指人体摄取、消化吸收和利用食物中的营养素来提供生命活动所需的能量、促进生长发育与维持良好健康状态的全过程，充足、合理的营养是保证人体营养状况良好的重要条件。

1. 合理饮食

对婴儿来说，应大力提倡母乳喂养，及时添加辅食，保证优质蛋白质的摄入量。对于2 岁以上的居民来说，应按照中国营养学会提出的《中国居民膳食指南（2022）》进行合理膳食。一般人群遵循食物多样、以谷类为主；吃动平衡、健康体重；多吃蔬菜、奶类和大豆；适量吃鱼、禽、蛋、瘦肉；少盐少油、控糖限酒的原则。特定人群如孕妇、乳母、婴幼儿、儿童青少年、老年人、素食人群等遵从特定人群膳食指南。

关于每一类食物的推荐摄入量，可根据自己的年龄范围和劳动强度来确定能量需要量（表 3-1-1），在实际生活中，可根据自己的生理状态、身体活动程度与体重情况，以及食物资源的可及性进行调整。不同能量摄入水平的平衡膳食模式见表 3-1-2，表中列出了 1000 ~ 2600 kcal 能量需要水平下的膳食构成，涵盖了 2 岁儿童以上全人群的能量需要量水平，在每个能量水平下均给出了每类食物的推荐摄入量，各类食物都可以多样化地选择，帮助摄入充足的营养素以及其他有益健康的成分。

表 3-1-1　不同年龄轻体力活动的能量需要量

年龄	幼儿		青少年			成年人		老年人
	2 ~ 3 岁	4 ~ 6 岁	7 ~ 10 岁	11 ~ 13 岁	14 ~ 17 岁	18 ~ 49 岁	50 岁以上	65 岁以上
能量需要量（kcal/d）	1000 ~ 1250	1200 ~ 1400	1350 ~ 1800	1800 ~ 2050	2000 ~ 2500	1800 ~ 2250	1750 ~ 2100	1500 ~ 2050

表 3 - 1 - 2　不同能量需要水平的食物量（每人/g·d）

食物种类（克，且为生重）	不同能量摄入水平（kcal）								
	1000	1200	1400	1600	1800	2000	2200	2400	2600
谷类	85	100	150	200	225	250	275	300	350
其中全谷物及杂豆	适量			50～150					
薯类	适量			50～100					125
蔬菜	200	250	300	300	400	450	450	500	500
其中深色蔬菜	占所有蔬菜的 1/2 以上								
水果	150	150	150	200	200	300	300	350	350
畜禽肉类	15	25	40	40	50	50	75	75	75
蛋类	20	25	25	40	40	50	50	50	50
水产品	15	20	40	40	50	50	75	75	75
乳类	500	500	350	300	300	300	300	300	300
大豆	5	15	15	15	15	15	25	25	25
坚果	–	适量		10	10	10	10	10	10
烹调油	15～20	20～25			25	25	25	30	30
食盐	＜2	＜3	＜4	＜6	＜6	＜6	＜6	＜6	＜6

2. 纠正不良的饮食习惯

戒除偏食、挑食等不良的饮食习惯，注意食物的合理搭配。素食主义者注意合理增加高蛋白食物摄入。增加蔬果、杂粮等摄入量，改善肠道菌群结构。

3. 预防疾病

按时完成传染病的预防接种，注意环境卫生及饮食卫生，注意食物供应充足，防止腹泻、肠道寄生虫病等，对患有唇腭裂及幽门狭窄等先天畸形者应及时手术治疗。

4. 定期体检

处于生长发育期的儿童，应叮嘱家长定期测量身长、体重等，进行生长发育监控，保证小儿体格和智力发育正常。对于成年人，定期监测体重，发现体重波动过大应及时就医。

四、营养不良性水肿的治疗

1. 积极治疗原发病

及早纠正先天畸形，控制感染性疾病，诊治各种消耗性疾病，纠正不良的饮食习惯或保障食物的供应充足等。

2. 调整饮食、补充营养

根据患者的胃肠功能及对食物的耐受度，调整膳食的结构及食物的摄入量。对经口摄入不足者，可补充特殊医学用途配方食品。特殊医学用途配方食品是针对患者消化吸收障碍、代谢紊乱或特定疾病状态人群对营养素或膳食的特殊需要，专门加工配制成的配方食品，是为了改善营养状况或为了配合医学治疗进行的营养补充。若经口摄入仍然满足不了机体需要可增加肠外营养补充。正确的营养补充方法、合理的饮食结构和丰富的营养素可增加患者食欲，保证充足的营养，以达到增强机体对疾病抵抗力和加速创伤愈合的目的，预防各种并发症的发生。

3. 其他治疗

给予各种消化酶（胃蛋白酶、胰酶等）以帮助消化。口服各种维生素及微量元素，必要时肌内注射或静脉滴注补充。低蛋白血症时，可在保证能量充足的基础上，采取高蛋白饮食或额外补充蛋白质粉，可根据临床适应证，输注人血白蛋白。必要时使用促进食欲的药物，如肌内注射蛋白质同化类固醇制剂，如苯丙酸诺龙等以促进机体对蛋白质的合成、增进食欲。加强护理：营养不良性水肿患者，大多皮下脂肪薄，易出现压疮，因此褥垫要软，经常为患者翻身，骨突出部位进行按摩。如患者有水肿更要细心保护皮肤，以防皮肤破损后感染。

参考文献

［1］张伟，陈俊霖，胡康.动物源细胞外基质中糖胺聚糖物质的检测方法［J］.中国组织工程研究，2019，23（30）：4861-4867.

（翟军亚）

第二节　体位依赖性水肿

体位依赖性水肿多数为外周水肿。一般发生在四肢，以下肢水肿多见。可由下肢静脉性疾病、大隐静脉曲张剥脱术或为冠状动脉旁路移植术而切取下肢大隐静脉、白蛋白浓度的变化及创伤后继发水肿等引起的水肿。

由静脉压升高造成组织间液体积聚，也称为静脉池。虽然淋巴系统通过代偿可纠正这种不平衡，但是当组织液过量增加，远超淋巴管代偿能力时，就可能发生体位依赖性水肿。

一、诊断和鉴别诊断

水肿的原因有很多，根据病因的不同，表现也会有所不同。比如一侧或双下肢水肿的慢性积聚通常表明静脉功能不全，特别是存在体位依赖性水肿和含铁血黄素沉积的情况下。具有水肿伴随组织质地变硬、过度增生和外形改变是淋巴水肿的特征，可出现在一侧或双侧下肢。当怀疑有静脉血栓栓塞时，则需要进行影像学检查常见原因如下。

1. 下肢静脉曲张和瓣膜关闭功能不全

病变部位的毛细淋巴管和前集合管可发生闭塞，患肢的静脉栓塞和静脉炎症可影响邻近的淋巴管，导致淋巴管闭塞。活动时静脉压力降低和静脉血液回流障碍会增加毛细血管静水压，使滤出液增加，回吸收减少，大分子渗出增多导致淋巴回流量增加。通常双下肢都罹患浅表静脉曲张，肢体远端皮肤萎缩、小腿溃疡、色素沉着，还可能发生表皮角化、乳头状瘤。可采用手法引流综合消肿治疗减轻肢体水肿，使用弹性绷带包扎和弹力袜。

2. 大隐静脉曲张剥脱术或为冠状动脉旁路移植术而切取下肢隐静脉

大隐静脉曲张是临床常见疾病，隐静脉剥脱术和激光治疗术都可能损伤与静脉伴行的下肢集合淋巴管，由此造成淋巴水肿。此类淋巴水肿往往在手术后早期即发生，如果在隐静脉手术治疗后很快出现肢体水肿，应高度警惕是否为手术造成的淋巴管损伤或下肢深静脉血栓形成，尽早去专科就诊，早发现，早治疗。

3. 白蛋白浓度的变化

白蛋白浓度的变化（如低蛋白血症）也可能引起水肿。血浆中的蛋白质是组成胶体渗透压的主要物质，可维持一定的血容量。肾脏疾病、肝脏疾病、甲状腺疾病、营养不良、失血过多、慢性引流、创伤和灼伤可能导致血浆蛋白质丢失。创伤和关节炎引起的炎症反应也可引起水肿。

4. 创伤后继发性水肿

常见于下肢广泛的皮肤撕脱伤或挤压伤后。严重的外伤，如较大范围的软组织（皮肤、皮下组织、肌肉）缺损伴有或不伴有骨折，由于创伤深且范围大，浅表淋巴管甚至深部淋巴管也可能损伤，留下大面积或环状紧贴骨面的瘢痕，可造成下肢远端淋巴水肿。正常情况下人体淋巴管再生修复能力很强，对于损伤不严重或不广泛的淋巴管损伤机体能较快自行修复。皮肤的广泛损伤还会形成广泛的瘢痕，日后瘢痕的挛缩会压迫新生的淋巴管，阻碍新建的淋巴循环，远端受阻的淋巴管会逐渐形成管腔狭窄甚至闭塞。创伤痊愈早期水肿可不立即发生，往往经过一段时间潜伏期，有的时间可长达数年。若水肿出现在肢体远端，如没有得到及时正确的治疗，肿胀逐渐加重，还可伴有频发的丹毒，最终形成象皮腿（足）。如果在肢体外伤早期处理时能够采用含淋巴管的组织瓣（如皮瓣或肌皮瓣）对深达骨质的创伤进行修复，或许可减少或避免淋巴水肿的发生。

二、预防措施

重点人群包括恶性肿瘤、恶性黑色素瘤根治术、放疗术后的患者及其他会阴部肿瘤切除术、静脉曲张剥离和激光手术后的患者、冠状动脉旁路移植手术切取隐静脉的患者、下肢大面积皮肤软组织撕脱伤的患者、频发下肢淋巴管及周围组织炎的患者。

预防措施包括：①提高机体抵抗力，避免过度疲劳；②积极治疗足癣，减少感染并发症；③勤修剪指甲，避免甲沟炎；④避免长久坐姿，建议长时间坐卧时采取间断站立行走的方法；⑤坐飞机长途旅行时建议穿着弹力袜；⑥有静脉曲张瓣膜功能不全病史者应长期穿着弹力袜；⑦一旦发生丹毒等皮肤感染应立即就医，尽早使用抗生素控制；⑧关注肢体皮肤的护理，保持皮肤清洁，常换鞋袜，使用护肤品，防止皮肤干燥；⑨长途行走和攀爬时建议穿着弹性裤袜，避免在没有穿着弹力袜或绷带的情况下做剧烈或长时间的运动；⑩避免穿过紧的鞋子。此外，还应注意以下问题。

1. 避免皮肤受伤

①蚊虫叮咬：使用驱虫剂，避免去蚊虫多的地方。②剃毛：用电动剃须刀去除腿部或下半身的毛发，不要用剃须刀片。③注射：不要在有水肿（有风险的）腿部、患侧的臀部或腹部进行注射。④静脉穿刺：不要从受影响的（有风险的）腿部抽血。⑤妥善照顾外伤：随身携带酒精棉签、局部用抗生素和绷带。⑥避免足踝受伤：穿合脚的鞋以避免足踝受伤。⑦避免损伤性行为：不要在腿部或身体下半部打孔或文身。

2. 避免高温

避免热水淋浴和热水盆浴，腿部不应放在高于 38.9 ℃ 的热水中。避免在患肢和腰部进行按摩。避免使用刺激皮肤的化妆品。避免晒伤。在阳光下要使用防晒霜，并用衣服或干毛巾遮患肢。

3. 服饰

避免穿太紧的衣服。不要佩戴过紧的首饰，避免在足踝上佩戴弹力带。全天穿着弹力袜或连裤袜。至少每 6 个月随访一次，检查一下弹力衣的情况。如有必要，晚上使用绷带。

4. 皮肤护理

保持皮肤清洁（始终穿干净的内衣和袜子）。检查皮肤是否有破裂、真菌感染或皮疹。每天保湿，特别是在洗澡或沐浴后保湿。使用不含酒精和香精的软膏或乳液。沐浴或盆浴后使皮肤彻底干燥（特别是在皮褶和趾蹼处）。使用柔软的毛巾，不要擦洗。放疗过程中可将药膏涂抹在因放疗而发红的皮肤上。避免在含氯的泳池游泳及在阳光下直晒。

5. 营养

肥胖可能对水肿产生负面影响，因此要保持合理的体重。保持饮食均衡，保持低盐、低脂、高纤维的饮食。尽可能多地摄入蛋白质，以提高机体抵抗力，避免低蛋白性水肿的发生。

总之，对于特定水肿的患者，在大多数情况下，弹力袜、抬高、运动和减肥仍然是基石。有不少体位依赖性水肿患者存在侥幸心理，没有充分重视水肿的发生，而随着水肿的进展疾病控制愈加困难。因此，针对这部分特殊的人群，早些预警，做到早期诊断、早期预防、早期控制。

三、治疗

水肿可以是暂时性的或永久性的，其治疗的重点是纠正原发病因；如果这种情况得以改善，水肿就会消散。如果根本病因不能纠正，则可通过抬高受影响的身体部位、穿着弹力衣、服用利尿剂或低盐饮食来治疗水肿。

1. 肌肉泵

下肢肌肉泵分布广泛，在促进下肢静脉淋巴回流减轻组织水肿方面发挥着至关重要的作用。其中，以小腿肌肉泵最为重要，小腿肌肉每次收缩可排出的血量为 30 ~ 40 mL，被喻为"周围的心脏"。肌肉泵的主要作用机制可以概述为两方面：一方面是通过挤压作用，赋予静脉收缩和舒张的能力。在肌肉收缩的过程中，筋膜限制了小腿肌肉组织的扩张，从而使筋膜内的压力升高，这一压力促使深静脉管壁缩小，加速血液的回心作用。另一方面是在行走的过程中，浅静脉的压力高于深静脉的压力，从而浅静脉的血流会进入到深静脉中，一般会使足部的静脉压力下降至 60% ~ 80%，对浅静脉起回吸作用，同时对深静脉起压力泵作用，进而有效地促使深浅静脉的回流。故此，当小腿肌肉泵出现问题时，就会出现静脉血流瘀滞，导致下肢水肿的发生。

2. 关节泵

关节泵也可协助回流运输——即使是在单纯的被动运动当中。例如，在瘫痪患者身上或手术过程中。与周围组织相互锚定的血管壁在这过程中起着决定性作用。关节的姿态决定了局部血管是否舒张或收缩。因此躯体运动引起液体运动。这些机制效果的实现只有通过关节全范围地运动。即使对于关节运动的很小限制也会产生负面影响。当关节翻转到最大程度时，静脉和淋巴管被拉伸，引起它们管腔空间缩小，将其中的血液和淋巴液泵向瓣膜。这也是为什么治疗总是试图恢复正常关节活动的另一个原因。

3. 足底泵

足底静脉和淋巴管将血液和淋巴液运向足背。因为身体自身的重量产生的压力及短肌腱屈肌的收缩，每走一步都能排空足底部的静脉和淋巴管。即使徒手挤压被检者足底也能检测出远至盆腔静脉的血液和淋巴液增加。当一个人在走路的时候，在自身重量转移到非负重一侧腿前的短暂时间里，人会伸展脚趾。这样使牵拉跖趾关节的伸肌肌腱从足背的浅表静脉排空血液，同时排空至更深层的血管。这为后来的血液回流创造了空间，然后当重量负重回到脚上时，再次挤压推向足背。脚趾锻炼可提高静脉血流速度，达到160%（基于一个相对基础值，仰卧时为100%）。脚部畸形会影响这一机制，因此这应该作为物理治疗的一部分同时进行治疗。选择穿戴合适的鞋子（专业鞋垫、缓冲垫）。当护理人员护理卧床病患时，护理人员应该让患者用整只脚接触地面，以减少直立性调节障碍的发生。

4. 踝关节泵

上踝关节的跖屈可从足背部排空血液和淋巴液。同时，与局部肌腱和韧带相连的踝关节血管开放，从而驱动血液流向心脏。这些机制对脚踝有特殊的意义，因为在踝关节里，流体静压力是最大的（脚踝静脉溃烂也被称为"重力溃烂"）。脚部锻炼可提高静脉血流速率，达到190%（基于一个相对基础值，仰卧时为100%）。上下踝关节的活动受限会降低踝关节泵和腓肠肌肉泵的效果。长期进行加压治疗的同时，也应该采用一些改善肌肉泵效果的锻炼项目。必须始终注意和考虑到功能性或器质性问题，也应该使用综合消肿疗法治疗。

5. 小腿肌肉泵

在跖屈时，小腿三头肌的主动泵血功能不是小腿肌肉泵的唯一决定因素。这个肌肉群在背部伸展的时候产生的被动伸展也是很有效的。应当指导患者进行肌肉强化锻炼。

6. 腘窝泵

每次膝关节大幅弯曲，股后肌群的肌腱会从深层组织拉举腘筋膜。腘筋膜会像一个活塞一样排空膝部后方的深层血管，从而促进静脉回流。治疗中应注意：在对膝部的手法淋巴引流治疗中，需要整合主动和被动活动；确保弹力绷带并不会限制活动能力；在膝部后方敷上垫料可防止绷带折叠，影响静脉回流；避免久坐。

7. 大腿肌肉泵

因为大腿深处血管固定在内收肌间隙中，内收大腿肌的收缩可引起相关血管伸展，进而促进血液流动。在减轻充血锻炼治疗中，要确保内收肌也在运动（例如，通过侧身行走进行锻炼）。

8. 腹股沟泵

在所有臀部主动或被动活动时，腔隙滋养血管的特殊锚定可加快血液流动运输。在腿部的手法淋巴引流治疗中，需要整合臀关节的主动运动和被动运动。

9. 其他

如拉伸锻炼，骑自行车，八段锦等。

参考文献

［1］M. 福迪，E. 福迪. 福迪淋巴学［M］.3 版. 曹烨民，阙华发，黄广合，等译. 北京：世界图书出版公司，2017.

［2］约阿希姆·恩斯特·楚特，史蒂夫·诺顿淋巴消肿管理［M］.4 版. 张路，宋坪，高铸烨，等译. 北京：北京科学技术出版社，2020.

［3］王静. 淋巴水肿综合消肿护理指引［M］. 上海：复旦大学出版社，2020.

（鄢婧　武佩佩）

第二篇

慢性水肿与皮肤

临床上按水肿发生时间长短将水肿分为急性水肿和慢性水肿。无法去除病因，长期存在的水肿，称为慢性水肿。本篇中所阐述的水肿即指慢性水肿。

　　创面是正常皮肤（组织）在外界致伤因子如外科手术、外力、热、电流、化学物质、低温，以及机体内在因素（如局部血液供应障碍）等作用下所导致的损害。常伴有皮肤完整性的破坏以及一定量正常组织的丢失，同时，皮肤的正常功能受损。创面也称为伤口或创伤。创面本身也会影响组织炎性反应和间质液的形成。在大多数创伤后和术后毛细血管渗漏情况下可导致静脉系统和淋巴系统的动态不足，淋巴系统负荷增高。挤压伤、烧伤、其他严重的创伤和手术直接导致淋巴系统的局部破坏。如果创面不及时治疗，可能会导致继发性创伤后慢性水肿，以淋巴水肿为主。

　　本篇重点围绕由皮肤完整性破坏导致的创面与慢性水肿的关系，分三个章节重点讲述了皮肤的解剖与生理、慢性水肿对皮肤营养状况的影响及临床表现、创面与慢性水肿的内容。

第四章

皮肤的解剖与生理

皮肤是人体最大的器官，其总重量约占个体体重的16%，其总面积成年人为1.5～2 m²，新生儿约为0.2 m²。皮肤的厚度在不同部位差异较大，掌跖部位皮肤最厚，而眼睑、外阴、乳房的皮肤最薄，平均厚度为0.5～4 mm（不包括皮下组织）。皮肤的颜色因种族、年龄、性别、营养状况及部位的不同而有所差异。皮肤被覆于体表，在口、鼻、尿道口、阴道口和肛门等处与体内各种管腔表面的黏膜相移行，是人体重要的屏障，对维持人体内环境的稳定起着十分重要的作用。

第一节 皮肤的解剖结构

皮肤由表皮、真皮和皮下组织构成，并包含各种皮肤附属器（如毛发、皮脂腺、汗腺和甲等）及丰富的血管、淋巴管、神经和肌肉组织（图4-1-1）。

一、表皮

表皮位于皮肤最外层，在组织学上属于复层鳞状上皮，由深至浅可分为基底层、棘层、颗粒层、透明层和角质层5层，主要由角质形成细胞和树枝状细胞构成（图4-1-2）。

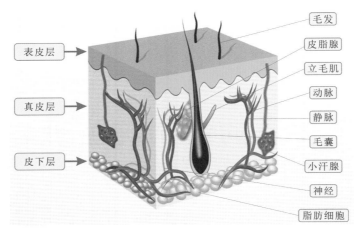

图 4-1-1 皮肤解剖结构

标注（从上到下）：毛发、皮脂腺、立毛肌、动脉、静脉、毛囊、小汗腺、神经、脂肪细胞

标注（左侧）：表皮层、真皮层、皮下层

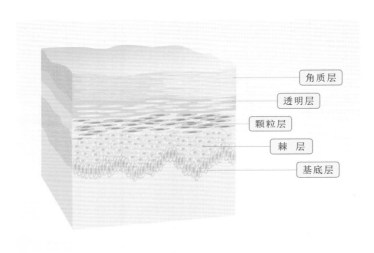

图 4-1-2 表皮组织

标注（从上到下）：角质层、透明层、颗粒层、棘层、基底层

1. 表皮的分层

（1）基底层：位于表皮最底层，由一层栅栏状排列的圆柱状细胞构成，胞质嗜碱性，胞核呈卵圆形，细胞长轴与真皮-表皮交界线垂直。

（2）棘层：位于基底层上方，因在组织切片中呈棘刺样形态而命名。通常由 4～8 层多角形细胞构成，胞核较大呈圆形，细胞轮廓渐趋扁平。

（3）颗粒层：位于棘层上方，通常由 1～3 层扁平或梭形细胞构成（掌跖等部位细胞可达 10 层），胞核和细胞器溶解，胞质中富含形态不规则的透明角质颗粒，细胞长轴与皮肤表面平行。

（4）透明层：在掌跖部位，角质层与颗粒层之间经 HE 染色后可见一薄层均质嗜酸性带，称为透明层，由 2～3 层较扁平细胞构成。

（5）角质层：位于表皮最上层，通常由 5 ~ 20 层已经死亡的扁平细胞构成（掌跖部位可达 40 ~ 50 层），细胞正常结构消失。

2. 表皮的细胞构成

角质形成细胞是表皮的主要构成细胞，占表皮细胞总数的 80% 以上。通常约 30% 的基底层细胞处于分裂期，新生的角质形成细胞逐渐上移，由基底层移行至角质层表面并脱落共约 28 天，称为表皮通过时间或更替时间。

除角质形成细胞外，表皮中还含有一些树枝状细胞，如黑色素细胞、朗格汉斯细胞、梅克尔细胞等，其结构和功能各异。黑色素细胞位于基底层和毛囊，胞质内含有黑色素，后者与皮肤的颜色深浅有关，还能阻挡和反射紫外线以保护真皮及深部组织。朗格汉斯细胞主要分布于基底层以上的表皮和毛囊上皮中，属于免疫活性细胞，其主要功能是免疫识别和抗原提呈。梅克尔细胞散在于基底层细胞之间，可能是一种感觉细胞，能感受触觉。

3. 表皮与真皮间的连接

表皮借基底膜带与真皮紧密连接。基底膜带在 PAS 染色时显示为一条 0.5 ~ 1.0 μm 的紫红色均质带，银浸染法可染成黑色。皮肤附属器与真皮之间、血管周围也存在基底膜带。

二、真皮

真皮位于表皮下方，在组织学上属于不规则的致密结缔组织，由纤维、基质和细胞成分构成。真皮由浅至深可分为乳头层和网状层，但两者之间并没有明确界限。乳头层与表皮呈犬牙状交错相接，富含毛细血管、毛细淋巴管和游离神经末梢；网状层位于乳头层下方，有较大的血管、淋巴结和神经穿行。

1. 纤维

纤维是真皮的主要构成成分，包括胶原纤维、网状纤维和弹力纤维。胶原纤维含量最丰富，其韧性大、抗拉力强、但缺乏弹性，主要成分为 I 型胶原蛋白，其在乳头层内排列不规则、纤细、不成束，而在网状层内为水平方向排列、粗大、呈束状。网状纤维是幼稚的胶原纤维，纤细、多分支，互相交织成网状，主要成分为 Ⅲ 型胶原蛋白，分布在乳头层及皮肤附属器、血管和神经周围。弹力纤维较胶原纤维细，呈波浪状缠绕在胶原纤维束之间，具有较强的弹性。

2. 基质

基质是充填于纤维和细胞之间的无定形均质状物质，主要成分为蛋白多糖，后者有较强吸水性，参与调节真皮可塑性。

3. 细胞

真皮常住细胞包括成纤维细胞和肥大细胞，另外还有巨噬细胞、朗格汉斯细胞、噬色素细胞和少量淋巴细胞等。胶原纤维、弹力纤维和基质都由成纤维细胞产生。

三、皮下组织

皮下组织又称为皮下脂肪层，位于真皮下方，其下与肌膜等组织相连，由疏松结缔组织及脂肪小叶组成。皮下组织含有血管、淋巴管、神经、小汗腺和顶泌汗腺等。皮下组织的厚度随部位、性别、营养状况而异。

四、皮肤附属器

1. 毛发

毛发由同心圆状排列的终末分化角质形成细胞构成，其位于体表可见的部分称为毛干，位于皮肤以内的部分称为毛根。毛囊是毛发生长所必需的结构，位于真皮和皮下组织中，末端膨大部分称为毛球，是毛发活跃生长的部分。毛囊呈周期性生长，全部毛发中约80%处于生长期，正常人每天可脱落70～100根头发，同时有等量的头发再生。不同部位毛发的长度、直径及颜色不同，其性状与遗传、健康状况、激素水平、药物和气候等因素有关。

2. 皮脂腺

皮脂腺由腺泡和导管构成，属泡状腺体，可产生脂滴。皮脂腺分布广泛，存在于掌跖和指（趾）屈侧以外的全身皮肤，头面及胸背上部等处皮脂腺较多，称为皮脂溢出部位。皮脂腺通常开口于毛囊上部，位于立毛肌和毛囊的夹角之间，故立毛肌收缩可促进皮脂的排泄。皮脂腺主要受雄激素水平控制。

3. 汗腺

根据结构与功能不同，汗腺又分为小汗腺和顶泌汗腺两类。

（1）小汗腺：又称外泌汗腺，为单曲管状腺，由分泌部和导管构成。分泌部位于真皮深部和皮下组织，由单层细胞构成，呈管状排列并盘绕呈球形；导管由两层小立方形细胞构成，穿过真皮，直接开口于汗孔。人体有160万～400万个小汗腺，几乎遍布全身，在手掌和足底的密度最高，在唇红、包皮内侧、龟头、小阴唇及阴蒂等处无汗腺。小汗腺有分泌汗液和调节体温等作用，受交感神经系统支配。

（2）顶泌汗腺：又称大汗腺，属大管状腺体，由分泌部和导管组成。分泌部位于皮下脂肪层，腺体为一层扁平、立方或柱状分泌细胞，其外有肌上皮细胞和基底膜带；

导管结构与小汗腺相似，但其直径约为小汗腺的 10 倍，开口于毛囊上部皮脂腺开口的
上方，少数直接开口于表皮。顶泌汗腺主要分布在腋窝、乳晕、脐周、肛周、包皮、
阴阜和小阴唇等特殊解剖部位，外耳道耵聍腺、眼睑的睫腺及乳晕的乳轮腺也属于变形
的顶泌汗腺。顶泌汗腺由交感神经系统支配，受性激素影响，青春期分泌旺盛。对人类
而言，顶泌汗腺的功能尚不明确。

4. 指（趾）甲

指（趾）甲是人体最大的皮肤附属器，位于指（趾）末端伸面，由多层紧密的角化
细胞构成。指（趾）甲由甲板、甲床、甲母质和甲廓等部位构成（图 4-1-3）。指（趾）
甲的外露部分为甲板，延伸至近端皮肤中的部分称为甲根，甲根处的新月状淡色区称为
甲半月，甲板周围皮肤称为甲廓，甲板下的皮肤称为甲床，其中位于甲根下者称为甲母
质，是甲的生长区。甲的性状和生长速度受疾病、营养状况、环境和生活习惯的影响。

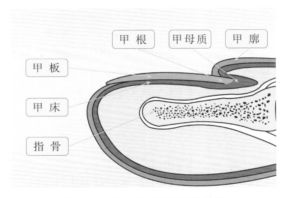

图 4-1-3　指（趾）甲的结构

五、皮肤的神经、脉管和肌肉

1. 神经

皮肤中有丰富的神经纤维，包括感觉神经和运动神经，多分布在真皮和皮下组
织中，可通过与中枢神经系统之间的联系感受各种刺激、支配各种靶器官活动及完成各
种神经反射。皮肤的神经支配呈节段性，但相邻节段间可有部分重叠。感觉神经主要
分布在表皮下和毛囊周围，可感受触觉、痛觉、温度和机械刺激等；运动神经来自交
感神经节后纤维，其中肾上腺素能神经纤维支配立毛肌、血管、血管球、顶泌汗腺和
小汗腺的肌上皮细胞，胆碱能神经纤维支配小汗腺的分泌细胞；面部横纹肌由面神经
支配。

2. 血管

皮肤的血管分布于真皮及皮下组织内，由真皮乳头的毛细血管、真皮浅层血管丛（亦称乳头下血管丛、浅丛）、真皮深层血管丛（深丛）、皮下组织的血管（深部血管）及交通支组成。浅丛及深丛由微动脉及微静脉构成，大致呈层状分布，与皮肤表面平行，两层血管丛之间由垂直走向的交通支相连。皮肤血管的上述结构特点有助于其发挥营养代谢和调节体温等作用。

3. 淋巴管

皮肤的淋巴管网与主要的血管丛平行。皮肤毛细淋巴管盲端起始于真皮乳头层，逐渐汇合为管壁较厚的具有瓣膜的淋巴管，形成乳头下浅淋巴网和真皮淋巴网，再通连至皮下组织中更大的淋巴管。毛细淋巴管管壁仅由单层内皮细胞和稀疏纤维组织构成，内皮细胞间通透性较大，皮肤中的组织液、游走细胞、细菌等均易通过淋巴管网引流至淋巴结，最后被吞噬处理或引发免疫反应。肿瘤细胞也可通过淋巴管转移。

4. 肌肉

肌肉包括平滑肌和横纹肌。平滑肌包括立毛肌、血管壁平滑肌、阴囊肌膜、乳晕平滑肌等。立毛肌最常见，其一端起自真皮乳头层，另一端插入毛囊中部的结缔组织鞘内，当精神紧张或寒冷时可引起立毛肌收缩、毛囊上提，形成所谓的"鸡皮疙瘩"。面部表情肌和颈部的颈阔肌属于横纹肌。

第二节 皮肤的生理功能

皮肤被覆于体表，与外界环境直接接触，是人体的第一道防线，对维持人体内环境稳定十分重要，具有屏障、吸收、体温调节、分泌和排泄、感觉、代谢、免疫等多种功能。

一、屏障作用

皮肤的屏障作用表现在不仅可以保护体内各种器官和组织免受外界有害因素的损伤，也可以防止体内水分、电解质及营养物质的丢失。

1. 防护物理性损伤

表皮细胞排列紧密，真皮的纤维成分使皮肤具有一定弹性和伸展性，皮下脂肪层厚而柔软，这种结构使得皮肤组织既坚韧又柔软，对机械性损伤（如摩擦、挤压、牵拉及冲撞等）有较好的防护作用。角质层及基底层的黑色素细胞还能吸收和反射光线，具有光防护作用。角质层含水分较少、电阻值较大，对低压电损伤有一定的防护作用。

2. 防护化学性刺激

正常皮肤对各种化学物质都有一定的屏障作用，其中角质层是最主要的防护结构，其次是皮肤表面的氢离子浓度对酸、碱的缓冲能力。

3. 防御微生物

正常皮肤表面寄居的微生物相互制约通常不致病，角质层生理性脱落可清除部分体表寄生菌；角质层致密及角质形成细胞间连接紧密，能机械性防御微生物的侵入；角质层含水分较少及皮肤表面弱酸性环境，不利于某些微生物的生长繁殖。

4. 防止营养物质丢失

正常皮肤的角质层具有半透膜功能，可防止体内水分、电解质和营养物质的丢失。

二、吸收作用

皮肤具有吸收功能，角质层是主要吸收途径，其次是毛囊、皮脂腺、汗腺。皮肤的吸收功能受多种因素影响。

1. 皮肤的结构和部位

皮肤的吸收能力与角质层的厚度、完整性及通透性有关。一般而言，阴囊＞前额＞大腿屈侧＞上臂屈侧＞前臂＞掌跖。角质层破坏时，皮肤吸收能力增强。

2. 角质层的水合程度

角质层的水合程度越高，皮肤的吸收能力越强。

3. 被吸收物质的理化性质

物质分子量与皮肤吸收能力之间无明显相关。物质浓度通常与皮肤吸收率成正比。脂溶性物质较水溶性物质更易被皮肤吸收，汞、铅、砷、铜等重金属及其盐类也可被皮肤吸收。剂型对物质吸收有明显影响，如粉剂和水溶液中的药物很难吸收，霜剂可被少量吸收，软膏和硬膏可促进吸收。

4. 外界环境因素

当环境温度升高、湿度增大时，皮肤吸收能力增强。

5. 其他

婴儿和老年人皮肤的吸收能力比成年人强。皮肤充血、理化损伤及皮肤疾患等病理情况也会影响经皮吸收。

三、体温调节作用

皮肤在体温调节中起着重要作用。当外界温度或某些疾病使体温发生变化时，皮肤及内脏的感觉神经末梢感受刺激，向下丘脑体温调节中枢发送相应信号，然后通过交感神经调节，通过血管舒缩反应、寒战或出汗等方式，使体温维持在相对稳定的水平。体表散热主要通过皮肤表面的辐射、皮肤周围空气对流、热传导和汗液的蒸发实现。环境温度过高时的主要散热方式是汗液蒸发。

四、分泌和排泄作用

皮肤的分泌和排泄主要通过小汗腺、顶泌汗腺和皮脂腺完成。

1. 小汗腺

小汗腺的分泌和排泄受体内外温度、精神因素和饮食的影响。环境温度高于 31 ℃ 时全身皮肤均可见出汗，称为显性出汗；温度低于 31 ℃ 时无出汗的感觉，但显微镜下可见皮肤表面出现汗珠，称为不显性出汗；精神紧张、情绪激动等大脑皮质兴奋时，可引起掌跖、前额等部位出汗，称为精神性出汗；进食辛辣、热烫食物可使口周、鼻、面、颈、背等处出汗，称为味觉性出汗。正常情况下小汗腺分泌的汗液无色透明，呈酸性（pH 4.5 ~ 5.5），其中 99% 是水分。小汗腺的分泌对维持体内电解质平衡非常重要。

2. 顶泌汗腺

顶泌汗腺在青春期分泌旺盛，情绪激动和环境温度增高时其分泌也增加。顶泌汗腺新分泌的液体是无味的，经细菌酵解后可使之产生臭味。

3. 皮脂腺

皮脂是多种脂类的混合物，其分泌不受神经支配而直接受内分泌系统的调控。雄激素可使皮脂腺增生肥大、分泌活动增加，雌激素作用则相反。

五、感觉作用

皮肤的感觉可分为单一感觉和复合感觉两类。皮肤中的感觉神经末梢和特殊感受器感受体内外刺激后，转换成一定的动作电位并沿相应的感觉神经纤维传入中枢，进而产生不同的感觉。若为单一刺激产生的感觉，称为单一感觉，如触觉、痛觉、压觉、冷觉和温觉；若为不同类型的刺激，并最终由大脑综合分析后形成的感觉，称为复合感觉，如湿、硬、软、粗糙、光滑等。此外皮肤还有形体觉、两点辨别觉和定位觉等。

痒觉，又称瘙痒，是皮肤黏膜特有的一种引起搔抓欲望的不愉快感觉，其产生机制尚不清楚。

六、代谢作用

1. 糖代谢

皮肤中的糖主要为糖原、葡萄糖和黏多糖等。皮肤角质形成细胞可通过单糖缩合及糖醛途径合成糖原，血循环中肾上腺素水平可影响皮肤糖原降解。皮肤中的葡萄糖可通过有氧氧化及糖酵解途径分解供能。黏多糖在真皮中含量丰富，主要包括透明质酸、硫酸软骨素等，其合成及降解主要通过酶促反应完成，但某些非酶类物质（如氢醌、核黄素、抗坏血酸等）也可降解透明质酸。

2. 蛋白质代谢

皮肤蛋白质包括纤维性蛋白质和非纤维性蛋白质，前者包括角蛋白、胶原蛋白和弹性蛋白等，后者包括细胞内的核蛋白以及调节细胞代谢的各种酶类。角蛋白是角质形成细胞和毛发上皮细胞的代谢产物及主要成分。

3. 脂类代谢

皮肤中的脂类包括脂肪和类脂质。脂肪主要存在于皮下组织，主要通过 β – 氧化降解供能；类脂质在表皮细胞及未成熟皮脂腺细胞内含量较高，是构成生物膜的主要成分。此外，表皮中的花生四烯酸在日光作用下还可合成维生素 D。

4. 水和电解质代谢

皮肤中的水分主要分布于真皮内，当机体脱水时，皮肤可提供其水分的 5% ~ 7%，以维持循环血容量的稳定。皮肤中含有各种电解质，主要贮存于皮下组织，它们对维持细胞间的晶体渗透压和细胞内外的酸碱平衡起着重要作用。

七、免疫作用

皮肤是重要的免疫器官。皮肤与外界环境直接接触，许多外来抗原可通过皮肤进入机体，因此许多免疫反应首先产生于皮肤。皮肤免疫系统的概念于 1986 年由 Bos 等提出，由多种细胞成分和体液成分构成，其中细胞成分包括角质形成细胞、树突状细胞、淋巴细胞、巨噬细胞、肥大细胞、血管内皮细胞等（表 4–1–1），体液成分包括细胞因子、补体、免疫球蛋白、抗微生物多肽、神经多肽等，它们在皮肤的非特异性免疫和（或）特异性免疫过程中不可或缺。

表 4-1-1 皮肤主要免疫细胞的分布与功能

细胞种类	分布部位	主要功能
角质形成细胞	表皮	合成分泌细胞因子、参与抗原提呈
朗格汉斯细胞	表皮	抗原提呈、合成分泌细胞因子、免疫监视等
淋巴细胞	真皮	介导免疫应答、抗皮肤肿瘤、参与炎症反应、创伤修复、维持皮肤自身温度等
内皮细胞	真皮血管	分泌细胞因子、参与炎症反应、组织修复等
肥大细胞	真皮乳头血管周围	Ⅰ型超敏反应
巨噬细胞	真皮浅层	创伤修复、防止微生物入侵
成纤维细胞	真皮	参与维持皮肤免疫系统的自稳

参考文献

［1］张学军，郑捷.皮肤性病学［M］.9 版.北京：人民卫生出版社，2019.

［2］张建中，晋红中.皮肤性病学［M］.2 版.北京：人民卫生出版社，2021.

（梁新新）

第五章

慢性水肿对皮肤营养状况的
影响及临床表现

当过量的液体在组织间隙、皮下或体腔内积聚的现象称为水肿，是一种病理表现。皮下组织的水肿又称为浮肿，体腔内的液体过多则称为积水或积液。水肿发病机制主要有两大方面。①血管内外液体交换平衡失调：组织液生成大于回流。②体内外液体交换平衡失调：水钠潴留。按水肿发生时间长短可以分成急性水肿和慢性水肿。按照水肿发生的原因可以分成淋巴性水肿、静脉性水肿、心源性水肿、肾源性水肿、炎性水肿等。通常情况下临床上还有另一类水肿叫作功能性水肿。功能性水肿经各种检查被证实为非疾病所致，属于由功能性原因引起，在此不做赘述。

第一节　水肿对营养状况的影响

一、水肿对机体营养物质吸收的影响

营养物质的吸收：食物经消化后形成的小分子物质通过消化道进入血液或淋巴，被机体细胞利用的过程，称为吸收。小肠是吸收的主要部位，蛋白质、脂肪和碳水化合物的消化产物大部分在十二指肠和空肠被吸收，回肠可主动吸收胆盐和维生素 B_{12}。食物中大部分营养物质在到达回肠时已被吸收，因此回肠是吸收功能的储备部分。小肠内容物在进入大肠后可被吸收的物质已非常少，大肠可吸收其内容物中 80% 的水分、90%的 Na^+ 和 Cl^- 及其他矿物质。

当大量的水肿液蓄积压迫组织时，尤其在组织致密或难以扩张的部位，一旦发生水肿，组织更易受压。由于组织器官受到水肿液的压迫，会引起重要器官的功能障碍，可导致相应的循环、呼吸和消化等功能障碍。例如，胃黏膜发生水肿时，胃消化功能下降，从而影响机体对营养物质的吸收；肠黏膜水肿会引起消化吸收障碍和腹泻，从而导致机体营养不良；当水肿区域的细胞发生营养不良时，皮肤容易发生溃疡，创面难以修复。

二、水肿对机体氧合的影响

正常情况下，血液和组织液之间不断交换液体、气体、营养物质和废物，交换的主要场所是毛细血管，人体保持进出的水量大致相同，保持组织中液体的平衡。当过多的液体离开毛细血管，或者位于组织中的水没有被有效的重吸收回到毛细血管中，组织液过量积聚就会发生水肿。水肿液大量积聚会使组织间隙扩大，导致细胞与毛细血管的距离延长，增加了营养物质向细胞弥散的距离，影响细胞间氧气及养分的传送，使细胞间正常的氧合功能降低。肺水肿发生可引起呼吸功能障碍，心包积液可影响心脏的泵血功能，喉头水肿可致气道阻塞甚至引起窒息，这些重要器官功能的障碍进而引起机体的氧合功能低下，机体血氧含量降低。

三、水肿对机体代谢的影响

营养物质的代谢：人体摄入的食物首先被分解成小分子物质再被机体吸收利用。未被吸收利用的物质或一些代谢产物经大肠、肝、肾及肺等器官代谢，以粪便、胆汁、尿及呼气等形式被排出体外。碳水化合物和脂肪在代谢过程中完全氧化成 CO_2 和水；氨基酸在代谢过程中脱去氨基后剩余碳链也氧化成 CO_2 和水，氨基可转化为氨、尿素和尿酸。CO_2 和部分水通过呼吸器官排出体外。皮肤以出汗的方式排出水及部分无机盐。大肠可排出没有被肠道吸收的废物。多余的水和含氮化合物通过血液循环到达肾，经过肾的滤过、重吸收和分泌而形成尿液，再由输尿管送入膀胱储存，排尿时即通过尿道排出体外。

机体发生水肿使其产生的代谢产物不易排出体外，引发机体的代谢障碍。如慢性水肿的进展逐步导致水肿区域纤维化，压迫血管，发生水肿的组织对感染的抵抗力及再生能力均减弱，因此容易发生感染，如皮肤水肿、肺水肿等常伴有感染的发生，而且发生创伤或溃疡后也不易愈合。

（尤渺宁　田军）

第二节　水肿皮肤的临床表现

　　水肿是在毛细血管滤过超过淋巴回流极限时发生的组织间隙中的液体积聚，组织间隙和血管内之间的液体受毛细血管静水压力梯度和毛细血管渗透压梯度的调节。当局部或全身状况破坏这种平衡时，会发生液体积聚，导致毛细血管静水压升高、血浆容量增加、血浆渗透压降低（低白蛋白血症）、毛细血管通透性增加或淋巴阻塞，产生明显的临床体征和症状。水肿的原因可以是静脉淤血、淋巴水肿、外伤、小腿泵机制出现故障，以及全身性疾病，如心力衰竭、肝病、肾脏损害等。皮肤由表皮、真皮和皮下组织构成。正常真皮中的含水量较高。水分子与真皮结缔组织成分之间的相互作用是皮肤水分稳态的主要决定因素，水肿明显表现为皮肤水分平衡紊乱。水肿的皮肤因机体循环问题引起新陈代谢异常，导致皮肤易受损且极其敏感。在肿胀的情况下，毛细血管与这些由毛细血管提供养分的细胞之间的距离扩大。扩散距离的扩大将导致供应给细胞的氧气和营养物质明显减少。同时代谢产物和二氧化碳积聚在细胞和组织中，就会导致组织极易发生感染、皮肤破裂、细胞损伤和延迟愈合。大多数水肿起病隐匿，进展缓慢，从早期的偶尔肢体肿胀到晚期象皮肿要经历数年的病程。淋巴水肿主要临床特点为早期出现在肢体远端（足背、手背、踝部等）的凹陷性水肿，有时会伴有皮肤蜂窝织炎的发作，组织逐步纤维化，部分水肿肢体会并发色素沉着、皮肤溃烂或乳头状瘤等病变。

一、色素沉着

　　皮肤中的色素沉着主要指黑色素的沉着，黑色素大多位于表皮基底层（图5-2-1）。表皮由角质形成细胞和非角质形成细胞组成。非角质形成细胞包括黑色素细胞和梅克尔细胞。黑色素细胞起源于胚胎神经嵴细胞，在神经管闭合后迁移至不同的目的地，包括表皮基底层和毛囊，再增殖分化为黑色素细胞。正常情况下，表皮基底层的黑色素细胞寿命长，十分稳定，似乎不发生增殖，但在受到损伤刺激或紫外线辐射后可增殖。而越来越多的研究表明，同一个体正常皮肤、色素沉着过度与色素脱失组织中黑色素细胞含量并无明显差异，而导致色素沉着差异的原因主要是创面微环境的变化改变了黑色素细胞活性，影响了黑色素的生成及黑色素小体的转运。但是静脉功能不全引起的静脉溃疡，是由于铁元素的沉积引起的，沉积物进入到间质组织间隙中导致含铁血黄素染色，紧邻创面床以及距离创面不同距离的创面区域通常会变色。这在淋巴水肿中并不常见，只在同时发生静脉损伤时可见。

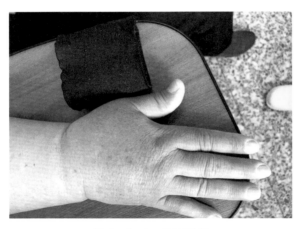

图 5-2-1　色素沉着

二、角化过度

角化过度的定义为皮肤角质层肥大。角质层屏障由角质形成细胞和细胞间脂质构成，二者形成"砖-水泥"样的结构，即亲水的富含纤维蛋白的角质形成细胞（砖）被疏水的脂质双分子层状结构（水泥）所包绕。这种结构既可以防止皮肤内的水分和电解质丢失，还可以抵御外界理化因素进入对皮肤的损伤。角质形成细胞是表皮的主要构成细胞，可产生角蛋白，参与表皮分化及角化的病理生理过程。角化过度通常与淋巴水肿有关，尤其是在下肢，是淋巴水肿象皮肿阶段的关键病征之一，是慢性淋巴瘀滞的常见后果。角化过度可以理解为淋巴瘀滞引起的表皮增生，表现为局部皮肤过度增厚，有粗糙的老茧、疣状结构或乳头状瘤（图 5-2-2）。疣状瘤通常出现在足部或足趾上，可能

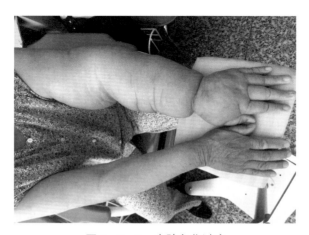

图 5-2-2　皮肤角化过度

会导致皮褶加深，足趾形状改变。足趾畸形拥挤，不利于空气循环，容易潮湿和滋生细菌。由于角化过度的表现特征奇特，好像皮肤上长了苔藓，因此有时用"苔藓化"来形容。值得注意的是，静脉水肿出现角化过度的表现意味着应将其更准确地诊断为静脉淋巴水肿。

三、皮肤组织纤维化

皮肤组织纤维化是淋巴水肿发生和发展过程中的重要病理改变之一，也是判断淋巴水肿严重程度或治疗效果的重要观察指标之一。发生不可逆的纤维增生，淋巴瘀滞导致细胞外间质主要是胶原纤维及弹力纤维的增生。目前，瘀滞的淋巴液导致皮肤组织发生纤维化的具体机制尚不明确，可能的机制是由于淋巴回流障碍，组织中大量侵入的细菌和抗原得不到及时清除，引发炎症反应。炎症介质能促进组织细胞合成胶原纤维和细胞外基质沉积。另外，富含大分子物质，如蛋白质、透明质酸的淋巴液能刺激成纤维细胞大量合成胶原纤维。细胞外基质沉积和胶原纤维增生导致纤维化发展，皮肤弹性变差，使皮肤组织变硬，影响淋巴管的生长和运输功能，集合淋巴管管壁纤维化还可引起淋巴管收缩功能下降或丧失，进一步加重淋巴液瘀滞，水肿加剧，形成恶性循环。慢性淋巴水肿皮肤组织纤维化会使皮肤组织变硬、增厚、畸形，增加治疗难度（图5-2-3）。

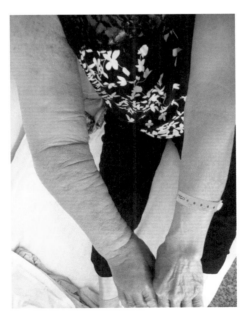

图5-2-3 皮肤组织纤维化

四、皮肤附属器［毛发、指（趾）甲、汗腺、皮脂腺］的改变

皮肤附属器是皮肤的表皮和真皮衍生成分，包括毛发、指（趾）甲、汗腺和皮脂腺。每个附件都有独特的结构、功能和组织学，其发生改变见图5-2-4。

1. 毛发

毛发的结构分为毛干和毛囊。毛干是在皮肤上的外部可见的毛发的一部分。它由围绕皮层的角质层细胞组成，中央髓质存在于较厚的毛发中。皮质层提供了大部分的毛干结构并由角蛋白组成。毛囊是用于头发生长的一级结构并分成三段：漏斗、峡部和下段。漏斗包括从表皮内陷到皮脂腺导管开口水平的部分。峡部是从皮脂腺开口到竖毛肌插入的部分。人们认为干细胞所在的隆起区域位于皮脂腺的导管开口和竖毛肌的插入点之间。下段是毛囊的生长部分，在其基部扩张形成球茎，球茎被一簇血管化的疏松结缔组织包裹，称为真皮乳头。真皮乳头被真皮鞘包围，真皮鞘含有祖细胞，其功能是使真皮乳头再生并参与创面愈合。毛发具有多种功能，包括保护、调节体温、促进排汗、感觉、促进触觉等，水肿患者随着液体在组织中积聚，表皮不断扩张，毛发随着竖毛肌的收缩而竖立起来，毛孔增粗。淋巴水肿部位皮肤可能出现增厚或鳞状显像，增加了皮肤裂口和龟裂的风险。

2. 指（趾）甲

指（趾）甲单元包括甲板、甲床、甲襞、甲沟、甲根、甲基质等部分。甲基质没有颗粒层，有厚的复层鳞状上皮，长网脊，含有黑色素细胞、上皮细胞、梅克尔细胞、干细胞和朗格汉斯细胞。它也被称为生发区，干细胞在此分裂、迁移、分化并产生角蛋白以形成指甲。指（趾）甲的功能包括防止受伤和感染、帮助抓握和操纵物体、增强感觉。淋巴水肿患者容易发生皮肤和指（趾）甲感染。指（趾）甲通常呈黄色，分裂、剥落，并且变得过厚。

3. 皮脂腺

皮脂腺是毛囊皮脂腺单位的一部分，每个毛囊通常有多个皮脂腺。皮脂腺由小叶和导管以及真正的外分泌腺组成，这些腺体分布在皮肤的所有区域，除了手掌、脚底、嘴唇和脚背。皮脂腺对于皮脂的分泌至关重要，皮脂可润滑皮肤并保护皮肤免受摩擦，但也有助于通过甘油三酯和蛋白水解酶的存在调节细菌和真菌的生长。由于创伤、长时间的组织缺氧、真菌感染、免疫系统功能障碍等原因，患有淋巴水肿的个体会出现不同的皮肤变化。如果淋巴水肿患者的淋巴血管系统功能失调，那么其很有可能发生开放性创面或动、静脉溃疡等创面，导致皮肤附着物明显缺失，如毛发、汗腺、皮脂腺。

4. 汗腺

汗腺分为外分泌腺和顶泌腺。外分泌腺是最常见的汗腺，除嘴唇和部分外生殖器外，遍布全身。顶泌腺仅限于腋窝、乳晕、乳头、肛门周围皮肤和外生殖器，并有气

味。外分泌腺主要功能：保护皮肤的酸性成分并防止微生物过度生长；体温调节：汗液的产生使皮肤表面冷却并降低体温；排泄水和电解质。顶泌腺的主要功能尚不完全清楚。通常情况下，患者水肿部位皮肤汗腺功能障碍，导致局部皮肤干燥、瘙痒、脱屑。淋巴水肿患者进展到皮肤组织纤维化阶段，局部皮肤表现为汗液减少或无汗。

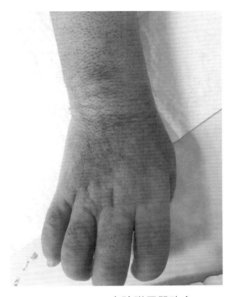

图 5-2-4　皮肤附属器改变

五、慢性炎症

　　皮肤感染是淋巴水肿的常见并发症（图 5-2-5）。淋巴水肿患者的淋巴液中淋巴细胞、红细胞的数量较正常人明显增高，而慢性淋巴水肿的表皮中 B 细胞和朗格汉斯细胞等炎性细胞增多。在真皮层小细血管周围有大量的单核细胞渗出，在皮肤小细血管内有粒细胞移出。这些病理现象表明，在淋巴回流障碍的组织中持续存在慢性的炎症。由于淋巴回流受阻，淋巴细胞和朗格汉斯细胞等免疫细胞从组织中回流到淋巴结的路途受阻，外来微生物和抗原难以被清除，因此淋巴水肿肢体易患感染。细菌和真菌感染在淋巴水肿患者中很常见。蜂窝织炎是因 A 组链球菌和金黄色葡萄球菌入侵皮肤所致，表现为发热和压痛，皮肤呈红色且边缘模糊。真菌感染经常影响下肢，症状包括足趾之间的瘙痒、结硬皮、结垢和浸软。皮肤表层可能呈灰白色，并有发甜的气味。

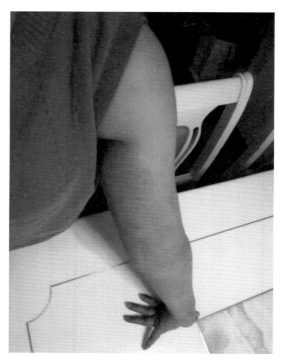

图 5-2-5　皮肤感染

另外，慢性静脉功能不全（chronic venous insufficiency，CVI）通常是指下肢水肿、皮肤营养改变和继发于静脉高压的不适。如果不治疗 CVI，它通常会进展并导致静脉炎后综合征和静脉溃疡。CVI 可由连接它们的浅静脉、深静脉或穿静脉的长期瓣膜功能不全引起。间质纤维蛋白和由此引起的水肿减少了向组织的氧气输送，导致局部缺氧并可能伴随炎症和组织坏死。CVI 患者最初通常表现为依赖性凹陷性水肿、腿部不适、疲劳和瘙痒。尽管患者的表现可能有所不同，但某些特征更为普遍：疼痛、痉挛、瘙痒、刺痛和搏动感。随着疾病的进展，可以注意到静脉曲张和压痛以及难治性水肿和皮肤变化。晚期疾病患者会出现严重的皮肤变白、皮肤萎缩、色素沉着过度、静脉毛细血管扩张和最常见于内踝上方的溃疡形成。

参考文献

［1］杨月欣，葛可佑.中国营养科学全书［M］.2 版.北京：人民卫生出版社，2020.

［2］张立实，吕晓华.基础营养学［M］.北京：科学出版社，2021.

［3］约阿希姆·恩斯特·楚特，史蒂夫·诺顿.淋巴水肿管理［M］.4 版.张路，宋坪，高铸烨，等译.北京：北京科学技术出版社，2020.

［4］孙秀发，凌文华.临床营养学［M］.3 版.北京：科学出版社，2019.

［5］KEAST DH，MOFFATT C，Janmohammad A. Lymphedema impact and prevalence international study：the canadian data［J］. Lymphat Res Biol，2019，17（2）：178-186.

［6］丁炎明，于卫华，辛霞，等.伤口护理学［M］.北京：人民卫生出版社，2021.

［7］郭晓雨，谢卫国.烧伤后创面皮肤色素沉着障碍机制的研究进展［J］.中华烧伤杂志，2021，37（10）：1000-1004.

［8］孙笛.继发性淋巴水肿皮肤纤维化的病理及诊疗研究［D］.上海：上海交通大学，2017.

［9］VAN DAMME N，Van Hecke A，Remue E，et al. Physiological processes of inflammation and edema initiated by sustained mechanical loading in subcutaneous tissues：a scoping review［J］. Wound Repair Regen，2020，28（2）：242-265.

［10］MERCIER G，PASTOR J，Moffatt C，et al. LIMPRINT：health-related quality of life in adult patients with chronic edema［J］. Lymphat Res Biol，2019，17（2）：163-167.

［11］MOFFATT C，KEELEY V，Quere I. The concept of chronic edema-a neglected public health issue and an international response：the limprint study［J］. Lymphat Res Biol，2019，17（2）：121-126.

［12］BESHARAT S，GROL-PROKOPCZYK H，Gao S，et al. Peripheral edema：a common and persistent health problem for older Americans［J］. PLoS One，2021，16（12）：e0260742.

［13］PATEL SK，SUROWIEC SM. Venous insufficiency［M］. 2021 Aug 4. In：StatPearls［Internet］. Treasure Island（FL）：StatPearls Publishing；2021.

（尤渺宁　田军）

第六章

创面与慢性水肿

第一节　创面愈合的生理和方式

　　创面是指机体的正常解剖结构和功能的损伤或破坏。正常的创面愈合是一个动态和复杂的过程，涉及一系列协调事件，包括出血、凝血、启动急性炎症反应、再生、迁移增殖结缔组织和实质细胞，合成细胞外基质蛋白，重塑新的实质和结缔组织以及胶原沉积。完全愈合的创面是指在一段合理的时间内恢复到正常的解剖结构、功能和组织外观的创面。大多数创面通常是由简单的损伤造成的；然而，有些创面并不能及时、有序地愈合。多种全身性因素和局部因素可能会导致修复过程的紊乱，减缓创面愈合的进程，从而导致慢性、不愈合创面。

　　正常的创面愈合过程通常分为四个阶段：止血期、炎症期、增殖/修复期和成熟/重塑期，每个阶段都相互重叠，但在损伤后的时间上有所不同。

一、止血期

　　损伤后，创面内立即发生凝血和止血。这是血管系统的一种保护机制，防止出血并保持血管完整，从而使重要器官的功能不会受到伤害。同时，凝血也为愈合后期提供细胞迁移所需要的基质。

　　由于神经元反射机制，使环形排列的血管平滑肌细胞收缩，损伤的血管迅速收缩。然而，血管平滑肌收缩只有几分钟的作用，当创面出现缺氧和酸中毒时其收缩被动松弛，又会出现出血。而纤维蛋白凝块形成，使止血时限延长。凝血级联反应通过外在和内在的途径被激活，触发血小板释放凝血因子，形成由纤维连接蛋白、纤维蛋白、玻璃体连接蛋白和血栓反应蛋白组成的纤维蛋白凝块。同时纤维蛋白凝块还为止血和炎症阶段的细胞迁移提供了临时基质。在纤维蛋白凝块形成后，作为身体防御系统之一的纤维蛋白溶解系统被激活，纤维蛋白凝块开始分解。这一过程阻止了凝块的扩大，从而使细胞易于进一步迁移到创面，使下一阶段的愈合继续进行。血小板细胞质中含有生长因子和细胞因子的 α-颗粒，如血小板衍生生长因子（PDGF）、转化生长因子-β（TGF-β）、表皮生长因子和胰岛素样生长因子等。这些分子通过激活和吸引中性粒细胞以及后来的巨噬细胞、内皮细胞和成纤维细胞，在创面愈合级联反应中发挥促进作用。

二、炎症期

炎症期分为两个阶段，早期炎症阶段和晚期炎症阶段，目的是建立一个免疫屏障，抵御入侵微生物。

随着纤维蛋白凝块的分解，毛细血管扩张，渗透性增加，血管内液进入损伤部位并激活补体系统。中性粒细胞在损伤后 24～36 小时开始被各种具有趋化作用的细胞因子吸引到创面部位。由于表面粘附分子调控的改变，中性粒细胞变得有粘性，开始粘附在创面周围毛细血管后小静脉的内皮细胞上。然后，中性粒细胞沿着内皮细胞的表面滚动，被血流向前推动。细胞停止滚动并迁移出小静脉，这称为血细胞渗出。一旦进入创面环境，中性粒细胞就会吞噬外来物质和细菌，通过释放蛋白水解酶和氧自由基来破坏它们。当污染细菌被清除，中性粒细胞的活性在受伤的几天内逐渐减弱，在进入下一个愈合阶段前从创面中被清除，细胞残余物和凋亡小体被巨噬细胞吞噬。

晚期炎症阶段，发生在损伤后 48～72 小时，创面中出现巨噬细胞并继续吞噬的过程。巨噬细胞最初是血液单核细胞，在到达创面时发生表型变化，成为组织巨噬细胞，被多种具有趋化作用的细胞因子吸引到创面。巨噬细胞比中性粒细胞寿命长，也是后期炎症反应阶段关键的调节细胞，提供丰富的组织生长因子，激活角质形成细胞、成纤维细胞和内皮细胞。在炎症期晚期，最后一个进入创面部位的细胞是淋巴细胞，在损伤 72 小时后被白细胞介素-1（IL-1）、补体成分和免疫球蛋白 G（IgG）分解产物的作用所吸引。IL-1 在胶原酶调控中发挥重要作用，这是后来胶原蛋白重塑、细胞外基质成分的产生和分解所必需的物质。

三、增殖/修复期

增殖期于损伤后第 3 天开始，此后持续约 2 周。它的特征是角质形成细胞、成纤维细胞、巨噬细胞和内皮细胞的广泛激活，以协调创面闭合、基质沉积和血管生成，也可以看作肉芽组织的形成。

1. 成纤维细胞前移和创面收缩

损伤后前 3 天内，周围组织中的成纤维细胞被炎症细胞和血小板释放的 TGF-β 和 PDGF 等因素所吸引，迁移到创面中，大量增殖并合成细胞外基质，包括透明质酸、纤维连接蛋白、蛋白聚糖和Ⅰ型、Ⅲ型胶原蛋白，并在创面局部沉积。到第一周结束时，大量的细胞外基质沉积，进一步支持细胞迁移，对修复过程至关重要。在这个阶段，一些成纤维细胞开始分化为肌成纤维细胞，它们在质膜下含有厚厚的肌动蛋白束，并主动延伸，附着在细胞外基质中的纤维连接蛋白和胶原蛋白上。它们具有收缩功能，将断裂的创面边缘结合在一起。创面收缩是修复过程中的一个重要事件。完成这一任务后，冗余的成纤维细胞凋亡消除。

2. 胶原蛋白合成

胶原蛋白是创面愈合所有阶段的重要组成部分。它们由成纤维细胞合成，在组织修复的增殖期和重塑期，使组织的完整性和强度增强。胶原蛋白是创面内细胞内基质形成的基础。未受伤的真皮中含有 80% 的Ⅰ型胶原蛋白和 10% 的Ⅲ型胶原蛋白，而创面肉芽组织含有 30% 的Ⅲ型胶原蛋白和 10% 的Ⅰ型胶原蛋白。

3. 血管生成和肉芽组织形成

新血管的建立在创面愈合中至关重要，并且同时发生在修复过程的所有阶段。血管内皮细胞对血管生成因子产生反应，从创面边缘现有的小血管中萌发出的内皮细胞从血管壁分离，降解并穿透（侵入）创面中的临时基质，形成球形或锥形的血管芽。这些血管芽一直延伸，直至遇到另一根毛细血管，它们与毛细血管连接形成血管网使血液循环。血管抑制素和类固醇等抑制因素也起到了维持血管平衡的作用。

肉芽组织由许多有明确表型的间充质细胞和非间充质细胞、疏松的细胞外基质（主要成分为胶原蛋白、纤维连接蛋白和蛋白聚糖）组成，炎性细胞和新生毛细血管嵌入细胞外基质中。

4. 上皮形成

早在损伤后 12 小时，角质形成细胞就被激活，导致创面边缘的角质形成细胞经历部分上皮-间充质转化，在那里它们发展为更具侵袭性和迁移性的表型。前面的角质形成细胞通过创面横向迁移以重塑表皮层，这一过程被称为再上皮化。后面的角质形成细胞通过粘附，允许它们与迁移的上皮片重新排列顺序。新表皮中的角质形成细胞释放基质金属蛋白酶（MMPs）来帮助其打开迁移通路，同时铺设新的基质蛋白来重建基底膜。当来自相反边缘的角质形成细胞相遇时，迁移终止（这被称为接触抑制），形成一个薄薄的上皮层，角质形成细胞与下面的基质形成新的粘连。角质形成细胞完全重组基底膜，并进行最终分化，进行表皮的分层和再生。

四、成熟 / 重塑期

成熟 / 重塑期作为创面愈合的最后阶段，包括新的上皮细胞的生成和最终的瘢痕组织的形成。这个阶段可能会持续 1 年或 2 年，有时甚至会持续更长的时间。急性创面的重塑受到调节机制的严格控制，以保持分解和合成之间的微妙平衡，从而保证正常愈合。创面的抗拉强度随着胶原蛋白的聚集而逐渐增加。胶原蛋白的合成和分解以及细胞外基质重塑持续进行，损伤后 3 周均趋于平衡到稳定状态。

虽然胶原束最初的积聚是无序的，但随着时间的推移，新的胶原基质变得更加有方向性和相互交联。在重塑期的最后阶段，形成更大的创面收缩的力量。由于成纤维细胞与细胞外基质的相互作用，下面的结缔组织体积缩小，使创面边缘更紧密。成功的重塑期是一种合成比分解多的生理过程，而合成是需要能量的，任何营养物质的消耗都会使分解增多，从而影响愈合过程。此阶段的过度纤维化会导致增生性瘢痕（瘢痕局限于创面区域）或瘢痕疙瘩（瘢痕超出创面边缘）的形成。

基质金属蛋白酶由创面中的中性粒细胞、巨噬细胞和成纤维细胞产生，起到分解胶原蛋白的作用。但是，其活性受到抑制因子的严格调控，导致基质金属蛋白酶的活性下降，从而促进新的基质积累。随着愈合的进展，III 型胶原蛋白被 I 型胶原蛋白取代，直接增加了瘢痕的抗拉强度。3 个月之后，创面强度大约只有正常皮肤 80% 的力量。

创面愈合的方式分为三种类型，一期愈合是指手术创面、浅表外伤等无组织损伤的创面愈合，愈合时间一般在 5 ~ 12 天。此类创面愈合按照愈合的 4 个阶段进行，各阶段没有中断。二期愈合是指有组织损伤的创面愈合，包括切口感染或裂开、全层损伤创面，常留有瘢痕，一般愈合时间 ≥ 25 天。三期愈合是指经过数天开放的创面及污染严重或感染的创面，达到消退水肿及排净感染渗出物后的创面愈合。在创面愈合的 4 个阶段进程中，某个阶段中断，如感染、裂开、缺氧或免疫功能障碍，都会导致创面受损，进入二期愈合阶段。如果不进行干预，这些创面可能会变成慢性创面。

急性创面修复是一个高度动态的细胞信号和行为事件的级联，确保了皮肤屏障的快速关闭；而慢性创面特点是有大量的朗格汉斯细胞、中性粒细胞、巨噬细胞和蛋白酶，与临床溃疡的严重程度有关。创面病理的一个关键因素是过度炎症，它通过创面组织的持续破坏而长期存在。中性粒细胞被过度启动，并对凋亡的抵抗力更强，巨噬细胞清除无效，进一步促进了它们在病理创面中的过度存在，不仅阻止了从炎症期到增生期的转变，而且大大增加了感染的可能性。慢性创面感染也可能导致炎症加剧持续，从而使创面处于感染、炎症和修复不足的持续循环中。蛋白酶水平增高也显著抑制了皮肤的重建，不仅分解皮肤细胞壁外基质成分，还能分解生长因子和细胞因子。慢性创面成纤维细胞高度衰老，进一步影响细胞外基质的沉积，从而延迟愈合。

参考文献

［1］WILKINSON HN，HARDMAN MJ. Wound healing：cellular mechanisms and pathological outcomes［J/O］. Open Biol，［2020 10：200223］. http：//dx.doi.org/10.1098/rsob. 200223.

［2］SORG H，TILKORN DJ，HAGER S，et al. Skin wound healing：an update on the current knowledge and concepts［J］.Eur Surg Res，2017，58（1-2）：81-94.

（李飞）

第二节　创面愈合影响因素

创面愈合是一个非常复杂的过程。影响创面愈合的因素包括全身因素和局部因素。其中，有些因素会促进创面的愈合，相反有些因素则会阻碍创面的愈合。因此，我们只有充分了解影响创面愈合的因素及其作用机制，为创面愈合提供有利因素，避免影响创面的不利因素，才能达到促进创面愈合的目的。

一、全身因素

1. 年龄

不同年龄阶段组织细胞的再生能力不同，一般情况下，年龄越大组织的再生能力越弱，加之血管硬化致局部血液供应减少，以及组织中成纤维细胞的分裂增殖周期延长等原因，致使创面愈合过程延迟，甚至不愈合。

2. 肥胖

肥胖会阻碍创面愈合，原因有以下三点：首先，皮下脂肪较厚，术后易形成死腔和血肿，为感染提供了病灶；其次，脂肪组织血液供应相对较少，创面缺氧后会发生液化坏死；最后，脂肪组织会导致一期缝合创面的张力增加，影响创面局部的血液循环，使创面愈合延迟。

3. 营养状况

营养不良患者因机体负氮平衡影响胶原蛋白形成及机体蛋白质代谢，可显著延缓创面愈合。

（1）蛋白质缺乏：蛋白质缺乏可减慢新生血管形成、成纤维细胞增殖和胶原合成；同时影响细胞吞噬功能，降低免疫力，组织修复比较缓慢，创面不易愈合。尤其是含硫氨基酸缺乏时，常导致组织细胞再生不良或延缓，肉芽组织形成受阻。

（2）维生素缺乏：不同维生素缺乏会引起不同表现，具体内容如下。

维生素 C 缺乏：维生素 C 是中性粒细胞产生过氧化物杀灭细菌所必需的，亦有利于巨噬细胞的吞噬和游走，同时它作为脯氨酸和赖氨酸羟化辅助因子，可促进胶原合成和交联，提高创面强度。人体内维生素 C 储存较少，创伤时由于维生素 C 消耗增加，致维生素 C 缺乏，不但影响糖和蛋白质的代谢，还可造成毛细血管脆性增加而发生出血。

维生素 A 缺乏：维生素 A 通过溶酶体膜作用提高炎症反应，增加进入创面的单核细胞、巨噬细胞及淋巴细胞等炎症细胞，并调节胶原酶活性，有助于胶原合成、上皮再生及血管形成，因此维生素 A 在创面愈合的炎症期有积极作用。有研究报道，局部补充维生素 A 仅能增加创面上皮化进程，全身应用维生素 A 才能影响胶原合成。

B 族维生素缺乏：维生素 B_1 有利于提高赖氨酸羟化酶活性，促进新陈代谢，促进胶原肽链交联，增强创面强度。

（3）微量元素缺乏：多种微量元素参与了机体蛋白的合成过程，若微量元素缺乏，创面愈合的速度也会受到影响。

锌是人体必不可少的微量元素，特别是作为 DNA 聚合酶和 RNA 聚合酶的辅酶成分，与细胞分裂和蛋白质合成都有密切关系。锌不足时创伤后机体成纤维细胞增生数减少，胶原合成量降低，蛋白质代谢不良。除锌以外，铜、铁、锰、碘等微量元素也参与了机体蛋白的合成过程。

4. 全身性疾病

（1）糖尿病：糖尿病患者表皮中负责免疫应答的朗格汉斯细胞功能受损，容易形成创面；巨噬细胞功能障碍，致使患者罹患感染性疾病或创面感染风险率增加；由于糖尿病患者易于并发周围神经病和血管性疾病，导致血液供应障碍；糖尿病患者的高血糖使巨噬细胞功能受损，创伤炎症反应弱，直接导致了纤维母细胞生长和胶原蛋白合成减少。因此，糖尿病患者容易出现创面，而且创面难以愈合。

（2）尿毒症：尿毒症患者创面不易愈合，其主要机制可能在于全身性营养不良、创面低血容量和创面供氧量不足。

（3）高脂血症：可使创面中成纤维细胞合成胶原功能有所降低，其原因可能是成纤维细胞胞质中的脂滴占据一定空间，且不能直接利用，影响了内质网正常功能；巨噬细胞吞噬了脂质转变成泡沫细胞，其分泌使成纤维细胞生长因子的功能减退，间接影响了胶原合成。

（4）血液循环系统功能状态：心力衰竭或动脉硬化，会导致周围组织血供不足，从而影响创面愈合。

（5）其他：贫血、恶性肿瘤、类风湿关节炎、自身免疫性疾病、肝衰竭以及肾功能不全等疾病也会影响创面愈合。贫血是因为血液携氧能力下降，导致周围组织缺氧而影响创面的愈合。恶性肿瘤创面难以愈合的原因有：肿瘤组织的快速生长、坏死组织易于感染、营养平衡破坏（负氮平衡），以及治疗时药物（化疗及放疗）的影响。

5. 药物

外源性肾上腺皮质激素妨碍创面愈合，主要是激素能稳定细胞溶酶体膜，阻止蛋白水解酶及其他促炎症反应物质释放，抑制了创面早期的炎症反应。这种作用以损伤后 3 天内给药尤为显著。大剂量类固醇还会抑制脯氨酸羟化酶和赖氨酸羟化酶活性，增强了胶原酶活性，并使巨噬细胞功能受损，影响创面的愈合。

非特异性抗炎药物：如阿司匹林等，能阻断前列腺素的合成而抑制创面愈合过程的炎症反应而使创面愈合缓慢。

细胞毒性药物能抑制骨髓中细胞的分裂增殖，使炎性细胞和血小板数量降低，相关生长因子不足，延缓了创面正常愈合。免疫抑制剂一方面会降低白细胞的活性，使创面的清创过程受阻，另一方面会增加感染的机会，干扰创面愈合的过程。

青霉素因能在体内转化成青霉胺，青霉胺因阻碍胶原蛋白的交联而使新形成的胶原纤维强度下降，影响创面的愈合。

6. 放疗

离子射线不仅对恶性肿瘤细胞具有杀伤力，同样对正常组织细胞也具有强烈破坏性。放疗时因损伤小血管，造成闭塞性动脉内膜炎，并直接损伤各类细胞，延缓创面愈合。同时，放疗所带来的不良反应［如恶心、呕吐以及消化道功能障碍（腹泻）］会引起营养吸收障碍，从而影响创面的愈合过程。

7. 吸烟

吸烟者血液循环中一氧化碳含量增加，一氧化碳与血红蛋白结合降低了血液的携氧能力，使创面组织氧供减少。此外，尼古丁会使周围血管收缩，血流减慢；增加血小板粘附，形成血栓，致微循环障碍；抑制红细胞、纤维原细胞、巨噬细胞的生成，影响创面愈合。

8. 其他

如社会因素、心理状态（长期压抑、紧张、焦虑等）等，通过对神经内分泌系统的影响使机体免疫功能受损，可间接地延缓创面的愈合。相反，积极的心态会有利于创面的愈合。

二、局部因素

1. 创面部位

头部创面血液供应丰富，与肢体的创面相比更容易愈合。下肢血液供应较上肢差，因此下肢溃疡较上肢更难愈合。

2. 致伤原因及伤情

致伤原因不同，创面的愈合时间也不同。无菌手术切口一期愈合一般需要 7～10 天，3 期以上压力性损伤愈合时间常常大于 8 周。创面范围越大、深度越深、受损组织越多，创面愈合时间就越长。

3. 创面异物

异物的存在，也会影响创面愈合过程。常见的异物有坏死组织、外科缝线、创面敷料残留物、植入人体的物质（钢钉及钢板等）。及时清除异物，可缩短创面愈合的过程。

4. 创面感染

炎症反应是创面愈合的基础，但过度的炎症反应会导致局部组织细胞坏死，坏死的组织阻碍创面愈合，而且如果不及时控制还会导致全身感染，这样创面愈合更加困难，甚至有生命危险。感染是创面愈合过程中最常见的干扰因素之一，会延长炎症反应和肉芽增殖。当创面细菌量 $> 10^5/g$ 组织时，细菌会附着于创面繁殖，包埋于细胞外基质中并形成生物膜。细菌生物膜的形成会对抗生素产生耐药，局部抗感染效果无效，因此创面愈合非常困难。

5. 创面血供

良好的血供能为创面愈合提供氧及养料，并带来炎性因子与炎症细胞，带走代谢性产物，是创面成功愈合的基础。创面组织缺血缺氧导致组织细胞再生时所需的营养供给不足，从而阻碍创面愈合进程，是慢性创面形成初期的主要原因之一。创面解剖位置、缝线张力及缺血性疾病等都会影响创面血供。

6. 创面水肿

创面水肿可使创面愈合延迟或停滞，多因血液回流障碍所致。创面肉芽组织水肿最为常见，表现为肉芽柔软、颜色苍白或淡红、突出创面床，多因炎症刺激、微血管壁通透性改变等导致创面渗液过多而引起，也可因创面引流不畅导致，影响组织细胞代谢而干扰创面愈合进程。

7. 创面的温度和湿度

创面基底湿度不够会影响肉芽组织的再生及上皮爬行。适当的创面渗液中含有生长因子及蛋白溶解酶有利于促进创面愈合。实验证实，创面局部温度接近或恒定于 37 ℃

时，细胞的有丝分裂速度增加 108%，且酶的活性处于最佳状态。传统创面护理因频繁更换敷料和用冷溶液冲洗创面，导致创面局部温度比正常体温低 2 ~ 5 ℃，从而阻碍创面的愈合过程。

8. 创面的局部处理措施

正确合适的治疗能促进创面愈合，而不恰当的创面局部处理措施将影响创面的愈合，如手术中过度牵拉皮缘、缝合过紧、包扎过紧等。因此，了解创面愈合的病理生理、熟悉各种因素对愈合过程的影响，充分评估创面及全身情况后，对不同类型创面选择最合理的治疗方案至关重要。

参考文献

［1］胡爱玲，郑美春，李伟娟. 现代伤口与肠造口临床护理实践［M］. 2 版. 北京：中国协和医科大学出版社，2018.

［2］李秀华，王泠，胡爱玲. 伤口造口失禁专科护理［M］. 北京：人民卫生出版社，2018.

（任晓波）

第三节　创面床的准备

创面按照愈合时间可分为急性创面和慢性创面。急性创面如手术创面或皮肤擦伤等，多在两周内自然愈合；慢性创面如糖尿病足溃疡、压疮、下肢血管性溃疡或烧伤创面等，表面多被黑色组织或黄色组织覆盖，通常超过 1 个月治疗仍未愈合，需要进行创面床准备。

创面床概念最早在 2000 年由美国学者 Sibbald 和 Falanga 等相继提出，指将复杂创面转变为简单创面，为创面进一步愈合做准备。创面床准备理论是一个动态、系统、全面的创面管理方案，包括创面床准备前的评估、创面床准备的实施及创面床准备实施后的评估三方面。在对创面进行局部处理前，首先需要判断创面形成的病因，评估患者的整体情况及创面局部情况。创面床准备通过遵循"TIME 原则"来实施。此外，还需动态评估创面的愈合情况，以便及时调整治疗方案。

一、创面床准备前的评估

病因判断及处理是慢性创面处理的基础，也是保证处理措施有效的前提。在进行创面处理前，首先要评估患者的整体情况及创面局部情况，掌握造成创面延迟愈合的影响因素、判断创面愈合的预后趋势，为实施创面床准备做好前提。

1. 患者的整体评估

通过询问病史、查体及辅助检查等途径了解患者的整体情况，如患者的疾病史（有无糖尿病、免疫性疾病等阻碍创面愈合的疾病）、用药情况、饮食及运动情况、吸烟饮酒史、营养状况、心理健康程度、家庭照护情况（经济条件是否充裕、有无人员照护以及能够延续治疗的医疗服务）等。

2. 创面局部评估

评估内容主要包括创面的位置、形状、大小、渗液、创面边缘、潜行、窦道、周围皮肤及血供等情况，拍照记录，以便后续动态观察创面的变化。

通过上述评估，可以初步判断创面愈合的预后趋势。若病因能被及时纠正、创面局部血供充足，可判断为可愈型创面；若病因无法纠正（如癌症晚期）、创面局部血供不充足、患者无法或不能配合治疗，或家庭照护难以长期维持，可判断为维持型创面或难愈型创面。

二、创面床准备的实施

创面床准备过程主要包括四个方面，清除坏死组织（tissue management）、控制感染或炎症（infection/inflammation control）、维持创面湿性平衡（moisture balance）、促进创缘上皮化（edge of wound），即"TIME 原则"。

处理创面时首先选用生理盐水或低毒性抗菌剂轻柔清洗，然后根据患者自身情况和创面局部情况选择适合的清创方式，并注意疼痛的管理（如患者耐受力差，可在清创前30分钟遵医嘱服用止疼药物），同时评估和控制创面的感染和炎症，再通过渗液管理、改善微循环等措施，逐步完成创面床准备，促进创面愈合。

1. 清除坏死组织

坏死组织包括肌肉、筋膜、肌腱、韧带、骨组织等。常见的清创方法包括自溶性清创、机械性清创、外科清创、生物清创、酶清创五种。

（1）自溶性清创（图6-3-1）：是指利用自身的溶解酶等活性成分溶解坏死组织，软化并溶解硬痂脱落，可利用水胶体、水凝胶和透明薄膜达到自溶性清创。其优点是患者不会感到疼痛，易于操作，过程安全；缺点是创面周围可能会发生浸渍，清创过程缓慢，不适用于感染性创面。

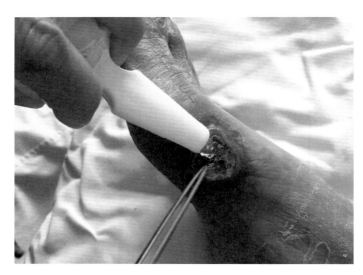

图6-3-1　自溶性清创

（2）机械性清创（图6-3-2）：是指覆盖在创面上的敷料由湿变干后，手动去除时，可带走附着在敷料上的创面分泌物及坏死组织，然后手动去除敷料的技术。机械性清创还包括用镊子搔刮、水疗等。其优点是材料成本低、方便实施、有效，缺点是患者会感到疼痛。

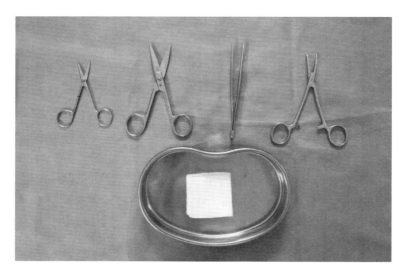

图6-3-2　机械性清创

（3）外科清创（图6-3-3）：是指在麻醉下利用手术来清除坏死组织，通常由外科医师或经过培训的创面治疗师来完成。外科清创是最有效的清创方法，其优点是清创快速、有选择性，缺点是需要在手术室完成，费用较高。

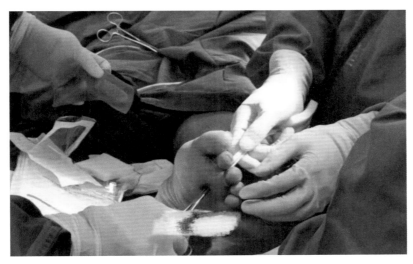

图 6-3-3　外科清创

（4）生物清创：是指用无菌培养的蛆虫对腐肉进行清创。其优点是患者无疼痛，效果良好；缺点是取材不易，不容易被患者接受，存在伦理方面的考虑。

（5）酶清创：是指选用化学酶使坏死组织快速脱落，适用于有大量坏死组织或焦痂形成。其缺点是需要处方、费用较高且只针对坏死组织，可能发生炎症或不适。

2. 控制感染或炎症

慢性创面常存在感染、持续炎症，一般伴有大量渗出液，创面有臭味且有颜色及黏稠度的变化。对于此类创面，及时清除坏死组织，同时做好创面细菌分泌物培养（图 6-3-4）及血培养，根据培养结果合理使用抗生素及抗菌敷料（图 6-3-5）（局部多用银离子敷料），防止细菌定植。

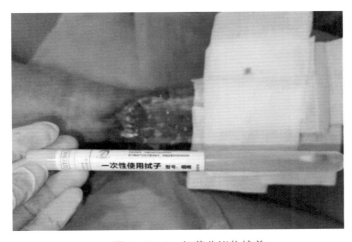

图 6-3-4　细菌分泌物培养

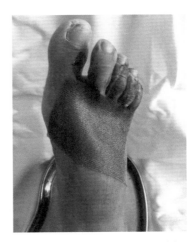

图 6-3-5　银离子抗菌敷料

3. 维持创面湿性平衡

有研究表明，湿性环境可加快上皮细胞增生及移行，调节氧张力和血管生长，有利于坏死组织与纤维蛋白溶解，促进多种生长因子释放，从而加快创面愈合的速度。但渗液过多也会干扰细胞介质的正常活动、降解细胞外基质，造成创面愈合延迟、损害周围正常皮肤。有效的渗液管理可缩短换药的频率，促进创面愈合，在实际工作中可通过选择适合的敷料或应用负压引流技术（图6-3-6）来维持创面的湿性平衡。

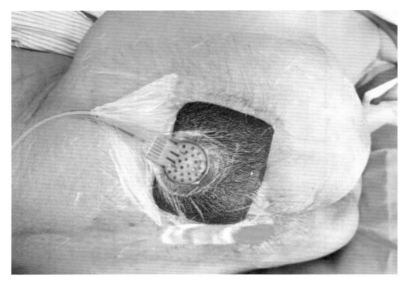

图6-3-6　负压引流技术

4. 促进创缘上皮化

创面收缩是创面床准备好的关键判断指标。创面干燥、菌群失衡、肉芽过度增生都会阻碍表皮细胞和角质细胞迁移而使创面愈合停滞，在实际工作中需关注创面周围皮肤的生长情况。

三、创面床准备实施后的评估

遵循"TIME原则"实施创面床准备后，还需动态评估患者的创面愈合情况。正常情况下，可愈型创面在治疗后4周时可缩小至20%～40%。对愈合停滞的创面应分析是否存在影响创面愈合的因素，必要时可申请多学科协同会诊，重新评估并优化治疗方案。应明确的是创面愈合并非是创面处理的唯一目标，对于癌症终末期的患者而言，减轻创面疼痛、减少敷料更换次数、提高生活质量可能是更为现实的目标。

参考文献

［1］刘清娴，苏静，陈文专，等．TIME 伤口床准备联合封闭式负压引流用于慢性伤口护理［J］．护理学杂志，2017，18：1-6.

［2］张小彦，王冬梅，刘春梅．伤口床准备理论应用于压疮患者中的实践研究［J］．家庭医药·就医选药，2018（7）：315-316.

（尤欣　赵英）

第四节　创面的概述

创面是正常皮肤（组织）在外界致伤因子如外科手术、外力、热、电流、化学物质、低温以及机体内在因素（如局部血液供应障碍）等作用下所导致的损害。常伴有皮肤完整性的破坏及一定量正常组织的丢失，同时，皮肤的正常功能受损。创面也称为伤口或创伤。创面的病因包括外科手术、创伤、神经病变、血管病变或压力等因素。

创面分类的方法有很多：根据伤及组织的解剖深度可分为表浅伤、半层伤和全层伤；根据损伤的时间和细菌污染的情况可分为清洁创面、污染创面、感染创面和溃疡创面；根据皮肤连续性破坏原因可分为外伤性创面和缺血性创面；临床通常按照愈合时间将创面分为急性创面和慢性创面。急性创面可通过有序和有时间性的愈合过程来达到解剖结构和功能的完全整合。慢性创面无法按照此过程愈合，失去创面愈合的级联反应。关于急、慢性创面愈合时间，尚无统一标准，有学者认为在两周内能自行愈合的创面为急性创面；由感染、异物、缺血等因素而影响创面愈合，使创面愈合部分或完全停止，愈合时间超过两周的称为慢性创面。

一、创面合并水肿

创伤事件（手术、钝器创伤、烧伤）会导致伴有高蛋白水肿的炎症反应。这些软组织大多数肿胀是暂时的，并且组织随着时间的推移会恢复正常，但是炎症过程也可能对淋巴系统造成永久性损伤并长期影响淋巴系统。创伤后肿胀和水肿被归类为生理组织反应，结缔组织中浆液异常过度积聚。水肿形成发生在创伤事件后，引发炎症过程。炎症时由物理创伤和组织破坏引起了非特异性局部免疫反应。该过程是为了破坏受损细胞并修复受损组织。炎症的特征表现为急性炎症中典型的症状，包括红、肿、热、痛、肿胀和功能障碍等。最初的炎症过程是局部血管舒张及血流量增加，几种介质释放后，毛细血管对血浆蛋白的渗透性增加。这些反应会导致发红、发热和水肿，以及继发于神经末梢受压的疼痛。由于大量纤维蛋白原和其他蛋白质离开毛细血管，会发生间质液凝结。白细胞、中性粒细胞和单核细胞离开毛细血管进入受损的组织中，中性粒细胞和组织细胞会释放介质（组胺、激肽、血清素），引发炎症反应。在几个小时内，巨噬细胞会吞噬受损的组织细胞，在损伤受到控制之后，修复就开始了。

（一）创面感染与水肿

水肿是细胞或间质组织中过量水样液体的聚集。过度水肿使创面区域丧失了局部供血能力，为创面不愈合创造了环境，增加了创面感染的概率。创面感染即炎症过程发生。水、蛋白质和细胞的淋巴负载量（LL）增加可引起受影响区域淋巴集合管的淋巴系统容量增加（淋巴安全系数）。要么淋巴系统能够排除多余的液体而不出现明显的水肿，要么会产生动力功能不全。因为在炎症中离开毛细血管的蛋白质的量增加，故由动力功能不全引起的水肿组织往往富含蛋白质。如果炎症涉及淋巴结（淋巴结炎）或淋巴管（淋巴管炎），那么这些淋巴管壁会发生纤维化，淋巴液会凝结并且冲刷淋巴管，因此造成淋巴液流动阻塞。淋巴管炎造成的疼痛又引起淋巴集合管中平滑肌组织痉挛（淋巴管痉挛）、水肿增加和进一步疼痛形成了疼痛－水肿的恶性循环表现。在慢性炎症中，由于肿胀导致的持续性压力，淋巴系统的运送容量（TC）可能因瓣膜和管壁功能不全而永久性减少，使其降至正常 LL 之下（机械功能不全），其结果是淋巴系统的联合功能不全从而引起组织水肿。

（二）创面渗液与水肿

在正常情况下，类似血清的液体从毛细血管渗出到身体组织内，这些渗出液体有90% 会被毛细血管再吸收入血液循环内，10% 被淋巴系统吸收。当创面形成时，由炎症反应释放出组胺，组胺能增加毛细血管渗透压，渗出更多的液体，使白细胞到达创面，这些渗出物形成创面渗液。同时，创伤本身也会影响软组织反应和间质液的形成。挤压伤、烧伤、其他严重的创伤和手术直接导致淋巴系统的局部破坏。早期的淋巴充盈和扩张，表明在创伤部位淋巴形成增强。在大多数创伤后和术后毛细血管渗漏情况导致静脉系统和淋巴系统的动态不足，有渗出物和水肿时，淋巴系统负荷增高。如果水肿不及时治疗，可能会导致继发性创伤后淋巴水肿，它们的慢性进展可导致以创伤后淋巴水肿为基础的伤残。

（三）创面减压、敷料与水肿

1. 压力治疗

（1）压力治疗评估：实施压力治疗之前，临床医师必须要对潜在的禁忌证和（或）预防事项进行评估。压力治疗不当可导致不良后果。评估以下主要指标可用于指导加压治疗。

- 皮肤的状况：脆弱的皮肤会在高压下损伤。
- 肢体的形状：绷带下的压力会由于肢体的形状而发生改变，所以骨骼突出部位的皮肤会受压而损伤。
- 存在神经病变：缺乏保护性的反应会增加皮肤损伤的风险。
- 存在心力衰竭：加压包扎时，大量液体可能会迅速从下肢回流至心脏，这是存在危险的，因为它增加了心脏的前负荷。

（2）带创面的加压包扎：如何在开放性创面上进行压力包扎很少有文献参考，但近几年来，在创面处理的文献中，短拉伸绷带压力包扎技术已逐渐被接受。在大多数情况下，治疗水肿是促进创面愈合的关键。合并慢性水肿的创面患者其治疗分两个阶段进行：第一阶段，对创面直接护理；第二阶段，利用短拉伸绷带进行加压包扎。遇到创面渗液过量时，我们需要考虑创面敷料吸水、锁水功能，既要避免导致创面周围皮肤的损伤，又要避免敷料渗出污染包扎材料。这需要治疗师因地制宜使用吸水和隔水性相对较好的吸收产品置于敷料和包扎材料之间。比如，婴儿尿片或女性卫生垫。

创伤性的压力包扎与淋巴水肿的压力包扎相同。在做好渗液管理后，使用标准的包扎法创建有效的压力梯度，严格遵循 Laplace 定律，使用不同密度的泡沫，保持弹力绷带合适的间距和层数，形成一致性甚至是紧绷感，以实现有效且安全的压力治疗。使用梯度压力包扎法的短拉伸弹力绷带可以使用 1 ~ 3 天，它与常规的淋巴水肿加压包扎相比，需要的压力更小。和绷带包扎一样，需密切监测并做好患者教育，避免并发症发生。

（3）创面治疗中压力梯度的处理：梯度加压是通过加压绷带或弹力袜来实现的。高压定义为 25 ~ 35 mmHg 的压力，低压为 18 ~ 24 mmHg。创伤也会导致肢体的变形，在变形的肢体上使用标准淋巴水肿压力包扎无法确保压力梯度，这也成为压力治疗中的难点。常见的肢体变形包括倒香槟酒瓶形、圆柱形、倒锥形。

- 倒香槟酒瓶形：由于淋巴水肿包扎需要在较平缓的圆锥体上才能创造出合理的压力梯度。面对该问题时，治疗师可以在肢体远端使用更厚的灰色泡沫及使用额外的棉垫来增加肢体周径并调整绷带在肢体上的层数。基于以上要求，对倒香槟酒瓶形下肢远端加宽绷带层的距离，减小压力；在粗大的近端缩小绷带间的距离，增加压力。

• 圆柱形：第一个方法是在肢体近端通过填充改变肢体形状为圆锥形。第二个方法是调整绷带层数确保肢体远端的绷带层多于近端，从而在远端产生更大的压力。使用填塞物或绷带层数时应根据患者实际情况调整，使其符合淋巴水肿包扎方式。

• 倒锥形：如前所述，也可以采用两种方法获得有效压力梯度。一是在小腿近端建立填充层，增大近端周径；二是在小腿远端增加绷带层数，同时减少近端绷带层数。

（4）禁忌证。

• 高压力（25 ~ 35 mmHg）不应用于以下患者：① ABPI ＜ 0.6，除非专科医师指导；②心脏、肾脏或肝脏衰竭引起的下肢水肿；③怀疑深静脉血栓，在抗凝治疗开始前。

• 需要特别注意的患者：①存在某种形式的感觉丧失（如糖尿病神经病变、多发性硬化）；②不能有效地表达自己的需求（如学习障碍、心理健康问题、痴呆）。

同时，还应注意患者是否有感染蜂窝织炎。对于偏瘫或周围神经损伤致局部感觉障碍的患者，无法感知缺血带来的疼痛，可能会因为治疗时间过长，产生严重并发症。因此，加压治疗只能用于那些能够察觉到疼痛增加和并发症并报告给医师的患者。加压治疗中要考虑动脉血流障碍、缺血性组织坏死等潜在风险。为了确保压力有效和安全，应密切监测患者及其患肢，然后在较低压力下（18 ~ 24 mmHg）实施加压治疗，在绷带下用泡沫填充，尤其在使骨突处防止缺血发生，露出足趾以便神经血管检查。加压治疗后出现严重疼痛，表明造成创伤或缺血，应对其进行紧急评估。

2. 徒手淋巴引流（MLD）

创伤后水肿治疗的许多进展都是基于对淋巴水肿的研究。大多数抗肿胀治疗使用正压技术和（或）设备，这可能包括 MLD。MLD 与其他仪器结合可以改善创伤近端和创伤区域本身的淋巴管活性，从而减少水肿。随后的扩散距离的减少会改善局部氧合和营养，从而加速创面成分的排出和消除。消肿会减少组织压力，从而降低与炎症相关的疼痛。创伤之后尽快使用冰敷（商业冷冻凝胶包）可以降低局部代谢，关闭伤害感受器以减轻疼痛，并促进血管收缩。冰袋与皮肤之间相隔一块毛巾，避免冻伤。将 MLD 与冰袋或弹力绷带一同使用，并将患者置于舒适的位置，从而在治疗期间促进静脉和淋巴回流。MLD 应用于区域淋巴结和创伤近端的淋巴管。比如膝关节以下受伤，则在大腿、膝关节内侧和腹股沟淋巴结使用 MLD 技术，持续时间为 15 ~ 20 分钟之后，再应用冰袋或弹力绷带。如有必要，可在初始治疗 2 ~ 3 小时后重复 MLD。

3. 创面敷料选择

创伤性水肿的治疗目的是消除水肿和促进创面愈合。知道何时使用压力治疗并选择适当的压力治疗方法对创面愈合很重要。与此同时要考虑周围组织肿胀及渗液对创面愈合的影响，因此所选敷料要符合吸水、锁水及减压的功能。

根据创面愈合阶段，在炎症期，随着液体渗出增加，所选敷料的吸收能力和（或）更换率相匹配。这种渗出与敷料的不匹配可能会导致创面皮肤和周围出现浸渍，或者说过量的渗出物可能使创面处于高微生物的负载状态，那么使用局部抗菌敷料具有辅助的治疗作用。增殖期的创面不宜频繁更换敷料，而成熟期的创面则需要通过更换敷料确保敷料的洁净来保护创面。同时使用压力治疗增加组织压力，从而使多余的液体重吸收，缩短扩散距离，使氧气和营养物质及时到达细胞，减轻血管运送负担，改善局部循环，促进创面愈合。为了减轻外周压力治疗对创面的压迫，创面所选敷料还需具备减压功能。慢性创面渗液常含有阻碍细胞增殖的物质，创面长久与渗液接触会延缓创面的愈合。慢性创面渗液导致细胞外基质蛋白和生长因子的降解，并抑制细胞的增殖。加压包扎或高吸收敷料可清除创面渗液，使生长因子能够发挥血管生成反应，最终促进创面愈合。

选择敷料时主要考虑的因素是处理渗出液，因为保持水分平衡才能实现创面的最佳愈合。次要考虑因素包括：促进自溶性清创（对于坏死或脱落组织）；创面深度（如需要填充空腔）；细菌管理；创面相关的疼痛及与患者舒适度有关的其他因素，包括应用和去除敷料时的疼痛。

二、水肿导致创面

（一）水肿的评估与皮肤护理

1. 水肿的评估

准确、及时、客观、全面的评估是淋巴水肿治疗和护理的首要步骤。

（1）病史

- 现病史：患者基本资料及水肿病史。
- 相关病史：是否曾经有过水肿相关的感染；是否有手术治疗史；是否有放疗史；是否有化疗史；是否有重要脏器（心、肝、肾、肺等）的疾病以及治疗情况；是否有动、静脉疾病史。
- 诊疗过程：水肿出现时是否有自我护理；是否在其他地方接受过水肿治疗；是否有服用可能引起水肿的药物。

（2）视诊

- 患者水肿皮肤的完整性、颜色等情况。
- 患者淋巴水肿所涉及肢体或区域的对称性或不对称性。
- 观察皮肤下可见的侧支静脉、异常皱褶、放射标记和植入设备，以及任何可能的感染区域。

（3）触诊

• 水肿部位：检查水肿部位在肢体近端还是远端；是单侧肢体水肿还是双侧肢体水肿。

• 皮肤状况：皮肤颜色、温度、湿度及软硬程度；是否有凹陷性水肿；是否有皮下组织增生、皮肤纤维化；皮肤是否有触痛或压痛。

• Stemmer 征：用拇指和示指捏起患者被试的手指或足趾根部皮肤，若可以提起皮肤，则为阴性；若难以捏起皮肤则为阳性。Stemmer 征的特异性好，在大多数情况下，如果是阳性，淋巴水肿一定存在。但其敏感性差，如果患者水肿不累及手指和足趾而集中在躯干，该结果则为阴性。

• Pitting 征：用手指指腹持续用力按压肿胀部位 10 秒左右，松开的手指在肢体上留下暂时性的凹陷，则 Pitting 征为阳性。但是该检查受检查者按压时间、力度以及接触面积的影响。另外，其他类型的水肿情况也可能会出现阳性，临床应用时要注意鉴别诊断。

（4）伴随症状的评估

水肿部位有无针刺感、无力感、沉重感、疼痛等不适。是否合并有丹毒、蜂窝织炎等皮肤并发症以及活动受限等情况。

（5）相关行为方式

询问患者日常劳动强度、运动规律、运动锻炼方式，是否经常负重，是否长时间保持一个姿势。

（6）社会支持及心理状况

询问患者是否有足够的经济来源；是否有家庭、社区、朋友的支持；是否经常参加社交活动。评估患者是否出现焦虑、抑郁等情绪。

（7）水肿测量方法

临床的测量工具包括卷尺、肢体体积测量仪、生物阻抗测量仪以及其他新型测量仪器。这里重点介绍临床常见的测量方法。

• 周径测量法：是目前临床应用最广泛的方法。利用卷尺通过对双侧肢体不同部位的周径进行测量，根据特定的公式或肢体周径的变化，把肢体周径换算成体积，将患侧与健侧结果进行比较，评估淋巴水肿的严重程度。①臂围测量法：临床常用的 5 个维度测量位点为虎口处、腕横纹上 5 cm、肘横纹下 10 cm、肘横纹上 10 cm、腋窝处。若要转换为体积，可将周径测量结果置于体积测算程序中。②下肢周径测量：临床常用的 5 个下肢围度测量位点为下肢中趾上、外踝最高点上、髌骨下缘、髌骨上缘上 10 cm、髌骨上缘上 20 cm。将测量的周径通过公式转换为体积，评估的准确性会更高。③下肢淋巴水肿指数：下肢淋巴水肿指数（LEL index）可以评估下肢水肿。首先，测量足背、外踝、髌骨上缘及其上下 10 cm，共 5 处的周径，记为 C1、C2、C3、C4、C5，然后用周径的平方除以患者的 BMI 即为下肢淋巴水肿指数。

• 水置换法：根据水面高度的变化测量肢体体积，包括两种测量方法，对于有感染和创面的患者不能使用。操作方法：①将肢体伸入装有一定量水的桶中，记录水面变化的高度，利用特定公式计算体积。②将肢体伸入装满水的容器中，溢出水的体积即为肢体的体积。

• 多频生物电阻抗分析法：该技术通过测定人体组成成分，计算细胞外液与细胞内液和细胞外液与全身水量的比值，能反映机体液体轻微的变化。该技术具有精确、无创等优点，是目前量化观察组织水肿变化的唯一检查手段。

（8）踝肱压力指数（ABPI）

下肢淋巴水肿患者，还需检查 ABPI，通过测量踝部径后动脉或径前动脉以及同侧肱动脉的收缩压，得到踝部动脉压与肱部动脉压之间的比值。

（9）头颈部淋巴水肿的评估

头颈部淋巴水肿患者的评估除了参考以上评估内容，还需要重点评估患者的主诉。例如，清晨患者有无黏液充血或咳出痰液的情况；有无任何发音、吞咽或分泌唾液的困难；有无窒息感或呼吸困难；有无牙齿问题；患者是否主诉有颈部和肩部功能障碍的症状。头颈部淋巴水肿的测量不同于肢体的测量，主要有以下三种测量方法。

• 卷尺测量：头部测量部位包括以下 4 种。①下颈围：高于肩部能测的最低颈围。②上颈围：低于下颌骨能测的最高颈围。③耳对耳长度：耳垂与左下面部的交界处和耳垂与右下面部的交界处，相交于下唇缘下方 8 cm 处。④唇到下颈围的长度：下唇下缘到下颈围中线。

• 内镜评估：是头颈部深部水肿常用的评估方法。通过内镜下检查对头颈部淋巴深部水肿严重程度进行评估，主要包括咽喉部水肿及其严重程度的判定。

• 影像学评估：CT 和超声检查已经作为评估头颈部肿瘤淋巴水肿的影像学方法。

（10）特殊部位淋巴水肿的评估

特殊部位淋巴水肿主要包括外阴和外生殖器淋巴水肿。在评估中，男性患者除了评估上面提到的内容，视诊时还需要查看是否有阴囊增大，阴茎皮肤是否水肿以及包皮是否有增厚增长。女性患者主要查看是否有大阴唇水肿增厚。触诊时需要评估生殖器是否硬化，在男性患者中，查看包皮是否能翻出，这对于清洁、自我照顾以及正确在阴茎上施加压力绷带非常重要。目前，还没有外阴或外生殖器特殊部位淋巴水肿的测量工具或参考指南，在工作中仍需要根据淋巴水肿的分期以及影像学来确定水肿程度。

2. 淋巴水肿皮肤的护理

皮肤护理作为淋巴水肿综合消肿疗法的四大基石之一，对于优化组织和皮肤条件，预防和减少感染，延缓淋巴水肿进展起着至关重要的作用。

（1）皮肤日常检查：①每日检查皮肤是否有发红、划痕、擦伤或割伤；②每日检查皮肤皱褶处有无脱皮或真菌感染；如有，应及时就医处理。

（2）加强皮肤保健。

• 皮肤清洁：①每日清洁皮肤，保持皮肤清洁健康；②皮肤清洁推荐使用 pH 为中性的肥皂、天然肥皂或肥皂替代品，避免使用碱性肥皂，防止破坏皮脂层；③清洁皮肤后应擦干皮肤，特别是皱褶处，预防真菌感染。

• 选用合适的护肤品：①选择温和的不含任何过敏物质的药用护肤品；②避免使用带香味的润肤剂；③在炎热气候时，推荐使用植物类润肤产品，避免使用含凡士林油或矿物油的润肤产品。

• 护肤品使用注意事项：①护肤品应该少量使用，并配合 5 ~ 10 分钟的轻柔按摩；②护肤品尽量在早上及晚上穿脱压力长袜/袖套前使用。

（3）预防皮肤老化：①夏季尽量避免强烈阳光照射，外出时做好防晒；②经常进行皮肤的保健按摩；③根据年龄、性别、季节及个体皮肤选用合适的抗衰老、保湿、抗氧化的护肤品。

（4）避免皮肤损伤：①鼓励男性淋巴水肿患者优先使用电动剃须刀。②做可能会造成皮肤损伤的工作时应佩戴手套/脚套。③衣着、佩戴首饰或手套等一定要宽松。④避免患侧皮肤划伤、割伤、烧伤及宠物抓伤。⑤鼓励淋巴水肿患者使用驱虫剂，防止蚊虫叮咬或传播蚊媒感染病。⑥避免高温损伤、烫伤；患侧手臂不要热敷，沐浴时水温不要过高；避免蒸桑拿、蒸气浴或热水泡澡；避免长时间暴露在低温环境中，防止冻伤。⑦避免在肿胀部位进行医疗操作，如采血、静脉注射、血压监测等。

（5）预防感染：①去除指（趾）间污垢，保持指（趾）甲卫生，修剪指（趾）甲时避免损伤皮肤；②积极处理皮肤问题；③建议床单和衣服用热水洗，并在阳光下暴晒；使用一次性海绵等洗漱用品。

（6）良好的生活习惯。①保证充足的睡眠：养成良好的睡眠习惯和保证充足的睡眠，对于维持皮肤细胞的正常更新和良好功能非常重要。②合理饮食：均衡饮食，摄入适量的水、蛋白质、糖类、脂肪、维生素及微量元素等。③加强体育锻炼：适当地进行体育锻炼增强皮肤对外界环境的适应能力，保持皮肤健康。④保持情绪稳定、心情舒畅。

（二）健康教育

淋巴水肿对患者的生活方式、功能状态、社会心理和经济负担等方面带来了负面影响。适时、合理、个性化的健康宣教可以使患者得到持续有效的支持，改善患者淋巴水肿的结局，提高生活质量。

1.评估

了解患者对淋巴水肿知识的了解程度；患者的社会文化背景、学习经历、学习能力、心理状态以及健康需求。

2. 制订健康教育计划

应结合患者实际情况及以上评估结果，为患者制订个性化的淋巴水肿健康宣教计划。

3. 健康教育内容

（1）提高健康指数：①通过均衡饮食，高纤维、低盐饮食来保持健康的体重；②尽可能戒烟限酒；③喝足够的水，这不会加重水肿；④吃容易消化的蛋白质，如鸡肉、鱼和豆腐等。

（2）根据自身情况，选择合适的运动：①从温和的、具体的、有规律的锻炼开始，循序渐进地增加运动量；②淋巴水肿肢体/部位不要长期负重或过度疲劳；③推荐的运动，如快走、游泳、骑自行车、轻有氧运动、瑜伽和太极拳等。

（3）遵医嘱进行功能锻炼：①若是上肢淋巴水肿，其功能锻炼主要参考乳腺癌术后患肢功能锻炼；②下肢淋巴水肿多起于大腿，延伸至足部。因此，主要采用髋关节全范围运动，包括踝泵操、股四头肌训练、单侧膝到胸、双侧膝到胸、髋外展、主动髋关节运动、空中下肢运动等，每项运动幅度以患者最大耐受度为限。

肢体淋巴水肿患者在锻炼时应穿着弹力绷带/袖袋/衣（水中进行的锻炼除外）；锻炼时不应穿着紧身或限制性的衣服；锻炼应每天进行 2 次，每次持续 10 ~ 15 分钟；应在一段舒适的时间内缓慢增加功能锻炼的持续时间；功能锻炼应以一种缓慢和受控的方式进行，每次锻炼之前要放松肌肉组织，放松阶段至少应和锻炼时间一样长。

（4）日常生活注意事项：①做好皮肤护理，避免皮肤损伤；②避免高温及冷疗；③穿着棉质、透气、宽松衣物；④淋巴水肿患者尽量避免在易感染的区域进行注射、纹身、针灸；⑤水肿部位皮肤出现发热、发红、疼痛、水肿加重时，要警惕蜂窝织炎，立即就医；⑥正确穿脱弹力绷带/袖袋/衣/裤，若外阴部皮肤水肿严重，请咨询专业人士应用泡沫衬垫等。

（三）水肿创面的处理

1. 创面清创

清创是创面愈合的重要准备步骤，其是指从创面去除坏死组织、代谢废物、纤维蛋白和异物的各种方法。坏死组织的存在将延迟创面愈合，大量临床经验告诉我们，大量坏死组织是创面感染的温床，必然影响创面愈合，阻碍肉芽组织的生长。创面内的坏死组织可刺激炎症反应，阻碍创面修复并延迟肉芽和上皮形成。清创还指从创面边缘去除衰老细胞和非迁移性细胞，这可能有助于从创面床去除过量的细菌。可通过自溶、锐器、外科手术、机械、酶或生物清创法除去坏死组织。

水肿合并创面的患者清创需要多维度考虑影响因素从而选择最佳清创方式。包括患者的意愿、顾虑和病史；影响创面愈合过程的因素；创面特征包括创面的大小、深度，渗出物的位置和量，创面组织的特征、出血及感染的风险，疼痛程度等；临床医师的知识技能以及现有的资源。

（1）自溶性清创：是一个利用消化酶消除坏死组织的过程。它需要封闭或半封闭的保湿敷料保持创面湿度。水凝胶和水凝体可使相关的酶（如胶原酶）液化坏死组织，在临床应用广泛，目前被认为是最安全的清创技术，但要注意的是自溶性清创通常很慢，甚至会增加感染的机会，若创面已经感染则应舍弃此办法。

（2）外科手术清创：通常在手术室中局部麻醉或全身麻醉下进行。手术清创法的指征为存在广泛的坏死组织，严重蜂窝织炎，骨组织感染或脓毒症。这种清创方法最迅速且选择性高，能刺激血小板释放生长因子，但也会引起疼痛和出血，存在损伤肌腱和神经的风险，并且对操作医师的专业程度要求较高，还存在与麻醉相关的风险，使得手术清创的成本增加从而限制了其应用。对于有凝血障碍，进行抗凝治疗的患者，糖尿病或外周血管疾病患者必须谨慎使用。

（3）锐器清创：可在床旁操作，使用无菌器械（如手术刀、剪刀、刮匙）从创面内和创面周围选择性地去除坏死组织，暴露健康组织。该方法具有与手术清创相似的风险（尽管不太显著），缺点是常常会在创面内残留薄层坏死组织，必须由熟练而有经验的临床医师操作。

（4）机械性清创：通过物理方法去除创面坏死组织，方法包括使用湿－干敷料，涡流疗法，脉冲灌洗和超声。机械清创法是非选择性的，耗时且伴有疼痛。机械清创法可增加感染、肉芽组织损伤、炎症迁延和创面周围浸渍的风险。

（5）酶清创：是利用蛋白水解来消除坏死组织。化学清创（酶和自身水解）比机械性清创要慢，通常运用于Ⅲ度、Ⅳ度溃疡创面。使用酶制剂后会产生大量的渗出液，并且对周围皮肤产生刺激作用，甚至可能引发局部感染。如果用于淋巴水肿创面的清创需酌情考虑。

（6）生物清创：又称蛆虫疗法，是利用蛆虫除去坏死组织，清洁创面。适用于坏死组织已经软化或腐肉难以去除的慢性创面。但淋巴水肿创面过多的渗液容易将蛆虫"淹死"，需要实施创面水分监测。

水肿创面清创需要考虑多方面影响因素，同时联合多种清创技术，或不同创面阶段使用适合的清创方法，使其清创效果最优化。

2. 渗液的管理

（1）创面渗液的评估

• 渗液量：分为无、少量、中量和大量4个等级。①无渗出：24小时更换的纱布干燥。②少量渗出：渗出量＜5 mL/24 h，每日更换1块纱布。③中等渗出：渗出量在5～10 mL/24 h，每日更换1～3块纱布。④大量渗出：渗出量＞10 mL/24 h，每日更换＞3块纱布。

• 气味：一般而言，创面渗液无特殊的气味。创面发生腐败时，因细菌过度增殖，从而引发渗液恶臭。创面渗液呈粪臭味提示可能感染金黄色葡萄球菌；腥臭味提示可能感染铜绿假单胞菌等。

• 黏稠度：渗液的黏稠度主要与渗出量、组成成分有关。水肿导致创面的渗液黏稠度一般较低，创面感染或炎症，渗出液中白细胞增多时，会出现高黏稠度渗液。

• 颜色：渗液澄清，呈琥珀色，则表示创面渗液性状良好；浑浊灰白色，提示内含白细胞及细菌，创面可能发生感染；红色或微红色，可能是因毛细血管破裂，渗液内含有大量红细胞所致；黄褐色，提示创面内可能出现腐肉或坏死组织；绿色，提示创面被铜绿假单胞菌感染。

（2）渗液控制的方法

• 选用合理的敷料：现有的创面敷料有六大类（水凝胶、薄膜、水胶体、吸水纤维、水活性聚合物和聚氨酯泡沫）及其他一些产品。水凝胶敷料有湿润创面的作用，常用于干燥、结痂、坏死创面；薄膜敷料通常用于渗出物少或无的创面，并且其是半透性的，透明且柔韧性好；水胶体敷料可与渗出物结合形成松软的湿凝胶，保持创面床湿润；吸水纤维敷料常用于具有低至中等量的渗出物的创面；水活性聚合物敷料与渗出物结合，可在敷料内形成软凝胶；聚氨酯泡沫具有吸收能力强、无粘连、隔热及缓冲性能。水活性聚合物和聚氨酯泡沫（单独或与吸水纤维结合增强吸收）能够吸收中到大量的渗出液，用于渗出较多的创面以维持湿润但不浸渍的环境。

高渗出性创面应防止创面水分过多导致的创面边缘浸渍和上皮组织再生受阻。可选聚氨酯泡沫和（或）吸水纤维敷料或水活性聚合物敷料，用绷带加以固定。可使用防粘连网状或薄纱敷料置于创面，其上放置防粘连强吸收的第二层敷料，上层敷料可频繁更换而不干扰与创面接触的主要敷料。这样可以解决患者的舒适度和成本问题。

• 换药频率：确定换药频率的主要因素是看创面渗出物的量。创面渗出多时可能需要频繁地更换敷料（如每天）。调整换药频率来控制创面的湿度，增加换药频率可以减少创面水分。影响换药频率的其他因素还包括敷料的类型和患者意愿。许多敷料可以使用数天，有的甚至可以使用一周。如果频繁更换敷料导致花费过高或带来不便，应考虑选用吸收性更好的敷料或换用其他方法。替代方案包括联合使用几种敷料或换用另一种敷料。

• 负压创面引流疗法：原理是应用密闭的半透膜将开放创面置于密闭状态下，通过负压以及覆盖在创面上的泡沫敷料将液体分泌物引流，在相对潮湿并对创面恢复有利的环境下，减少细菌繁殖，促进肉芽组织增生，降低创面水肿程度，刺激周围微血管生成，加强血液循环，从而使创面愈合。当创面渗液量多且黏稠时，常采用负压创面疗法进行引流，以提供最佳创面愈合环境。它能够降低敷料的更换频率和提高患者的舒适度，但不适用于结痂或含坏死组织的创面。有研究指出，长时间采用负压创面疗法引流，易造成渗液微量元素缺乏，致使患者营养下降，因此在这个过程中，需要密切注意患者的营养状况。

- 创面引流袋：在创面渗出量超过 200 ~ 500 mL/d 时，可以应用创面引流袋（造口袋）收集并监测引流液的量。
- 其他方式：患肢抬高或加压疗法，也是减少创面渗液的有效措施之一。患肢抬高，需要将患肢踝关节抬高至心脏水平线上，有利于静脉血液回流，从而减少渗液。目前临床上经常采用医用弹力袜或弹力绷带加压治疗。

3. 创面周围的皮肤

使用敷料时，一定要考虑到创面周围的皮肤，护理原则是补充干燥皮肤水分、管理好渗液，尽量减少伤害。应使用不会对局部组织造成进一步损伤的固定式敷料。若渗出物或其他水分聚集在创面周围的皮肤上，可出现皮肤浸渍，从而导致局部组织损伤。此时，可使用吸收量大的敷料，并使用皮肤保护剂。敷料上的粘合剂与皮肤接触可诱发接触性皮炎，可通过使用防粘连敷料或使用氧化锌类的药物涂擦来降低其风险。

4. 感染控制

感染是指微生物在宿主定植和增殖的状态。一般来说，只有淋巴水肿伴有侵袭性感染迹象时才应使用抗微生物药进行治疗。而单纯细菌定植的创面，仅针对潜在病因进行局部处理即可。

（1）感染的临床症状：创面局部细菌定植以外的感染征象包括以下 3 种。①脓毒症的全身症状，除溃疡外无其他明显感染灶。②局部感染症状：蜂窝织炎加重；淋巴管炎；脓液和分泌物增加；疼痛加剧；局部温度升高；溃疡面积迅速扩大。③深部组织感染：如骨髓炎。

（2）全身抗微生物治疗：只有当出现局部创面定植以外的感染征象（见上文）时，才应给予全身抗微生物治疗。应根据可疑的致病菌来选择抗微生物药。在缺少培养结果的情况下，严重的脓毒症应先进行经验性治疗。治疗方案需针对金黄色葡萄球菌、溶血性链球菌、肠道细菌和（某些特定情况下）铜绿假单胞菌。全身抗微生物治疗的疗程取决于所分离出的微生物和脓毒症的缓解程度。一般来说，局部感染仅需要短程治疗来解决感染问题，并且可以通过局部处理（如敷料）来促进创面愈合。

（3）局部抗微生物治疗：不推荐局部使用抗生素，因为这些药物可能使皮肤更敏感，对创面愈合没有明确作用，并且可能导致已知病原菌出现耐药。

关于局部用消毒剂在慢性创面治疗中的应用，目前并没有良好的实验证据支持。尽管如此，已发现有一些不影响成纤维细胞增殖和创面愈合的局部用消毒剂的确能够抑制创面的细菌负荷，从而更好地控制炎症、创面异味和分泌物。这些局部用消毒剂包括纳米晶银敷料、卡地姆碘、磺胺嘧啶银、聚己缩胍（PHMB）和 3% 的醋酸。通常这些产品仅用于溃疡的早期处理，即当局部感染无法用物理清创和不含消毒剂的封闭敷料控制时使用。关于这些产品与不含消毒剂的产品之间的疗效差异，尚需要进行充分的随机对照试验来证实。

参考文献

［1］KLAUS D，ANN－CHRISTIN F，WOLFGANG L，et al.Perioperative and posttraumatic anti－edematous decongestive　device－based negative pressure treatment for anti－edematous swelling treatment of the lower extremity－a prospective quality study［J］.Int J Burns Trauma，2021，11（3）：145－155.

［2］李旭英，谌永毅，刘高明.淋巴水肿康复护理技术［M］.北京：学苑出版社，2021.

［3］JOACHIM E Z，STEVE N.淋巴水肿管理［M］.张路，宋坪，高铸烨，等译.北京：北京科学技术出版社，2020.

［4］王玲，尚少梅，王海燕，等.继发性淋巴水肿患者皮肤护理的最佳证据总结［J］.护理学杂志，2021，36（9）：102－105.

［5］Todd M.Lymphoedema and chronic oedema：an overview［J］.J Nurse Prescrib，2017，15（6）：276－280.

［6］章孟星，侯胜群，张晓菊，等.乳腺癌和妇科肿瘤患者淋巴水肿风险及预防干预的证据总结［J］.护理学杂志，2020，35（20）：18－22.

［7］魏力.伤口护理实践快速成长手册［M］.北京：人民卫生出版社，2019.

［8］徐慧敏，吴娟，李萍.伤口渗液管理的研究现状［J］.临床皮肤科杂志，2018，47（6）：389－392.

（彭历）

第三篇

创面愈合与慢性水肿

M

水肿若持续 3 个月以上，即可被视为慢性水肿。原发性和继发性淋巴水肿、静脉功能不全、活动能力下降、肥胖，以及晚期癌症等状况均可能引发慢性肿胀。外周水肿通常影响四肢，尤其是下肢，最常见的部位包括小腿、脚踝和脚部。若未及时进行评估和干预，外周水肿可能会进一步恶化，导致组织功能的严重受损。

下肢水肿的常见原因包括静脉水肿和淋巴水肿。与伤口相关的水肿通常是混合性的水肿，最初主要由静脉水肿引起。然而，由于伤口愈合过程中炎症阶段的延长及开放性伤口导致的淋巴管损伤，最终可能发展为真正的淋巴水肿。慢性水肿可能导致组织纤维化，从而阻碍动脉管壁的收缩。严重的水肿会直接压迫毛细血管，阻碍血液循环。随着水肿的进展，淋巴流动受阻愈发严重，再加上炎症控制不佳，这可能会延缓慢性伤口的愈合过程。尽管已有研究提及应关注慢性水肿及其对伤口愈合的影响，但目前仍未引起广泛关注。

在处理伤口合并水肿的问题时，首先要对水肿发生的原因、部位和程度进行评估。在临床上，目前尚未普遍采用标准化的评估方法和工具来评估慢性水肿，而是仅对伤口进行动态测量和记录，这使医护人员在伤口处理过程中不能早期发现和早期处理水肿，从而影响伤口的预后，同时也影响了患者的正常活动和功能。如果能尽早发现水肿并实施促进淋巴回流的技术，通过改善和加速淋巴液流动以清除衰老和炎性细胞，将有助于提高伤口愈合的概率。目前，专业医务人员经过全面评估后应用压力治疗以减少组织水肿并促进伤口愈合，被认为是治疗慢性水肿的金标准。然而，压力治疗和其他消肿治疗方法在伤口愈合中的应用并未得到充分重视。当前伤口治疗仍主要关注于选择和应用适当的敷料，而对于合并慢性水肿的慢性伤口患者的评估和管理尚不成熟。因此，临床医护人员需要接受关于慢性水肿的相关理论和技术的培训和学习，将专业的淋巴水肿技术运用于伤口治疗中，来帮助改善伤口治疗的结局，提高患者的生活质量。

第七章

静脉溃疡与水肿

一、概述

(一)概念

下肢静脉疾病(lower extremity venous disease,LEVD)是指下肢静脉系统的结构和功能异常。包括慢性静脉疾病(chronic venous disease,CVD)和慢性静脉功能不全(chronic venous insufficiency,CVI)。慢性静脉疾病指因静脉的结构或功能异常使静脉血回流不畅、静脉压力过高导致的一系列表现为下肢沉重、疲劳和胀痛、中度或重度水肿、静脉曲张、皮肤营养改变和下肢静脉溃疡(VLUs)等主要临床症状和体征的综合征。

(二)流行病学概述

慢性水肿是世界范围内从事伤口治疗的医务工作者面临的一个越来越主要的临床问题(Moffatt 等)。这种情况对健康、活动有许多重要的负面后果(Moffatt 等,2017)。它的流行与存在也和慢性伤口有显著的联系(Moffatt 等,2019)。在管理这一群体患者方面存在许多挑战,可能导致伤口治疗和护理无效,并对患者的生活质量产生重大影响(Green and Meskell,2016)。

慢性水肿可能发生在下肢的几种情况。其中包括:慢性静脉疾病、肥胖和慢性器官衰竭(Todd 等,2017)。这部分患者可能同时患有其他综合性慢性疾病,如糖尿病、关节炎、下肢静脉溃疡和心血管疾病。因此,这些复杂的问题会对患者的身体、心理和社会健康产生难以估量的影响(Todd,2013)。

据国外学者报道,慢性水肿的患病率据估计每1000人中有3.93人患病(Moffatt 等,2017),85岁及85岁以上人群的患病率最高(每1000人中有5.37人患病)。慢性水肿通常与伤口同时发生。由社区照顾/社区照护的患者中,52%~69%的患者患有慢性水肿，73% 的患者还伴有腿部溃疡。慢性静脉功能不全（CVI）是一种描述外周静脉系统视觉上和功能上异常表现的术语。如果不进行规范治疗，它可以进行性发展为下肢静脉溃疡（VLU）。在英国至少有 1.5% 的成年人患有腿部溃疡（2018），有些患者的溃疡反复发生，治疗完成又再复发，导致了发病率的升高，生活质量降低。

慢性静脉功能不全所继发的淋巴系统病理生理问题常被忽视，而皮肤表现出的溃疡是淋巴系统和静脉系统疾病患者的常见问题，是下肢静脉及淋巴回流不足的结果（White 等，2014）。下肢静脉溃疡的发展是下肢静脉疾病进展到中度或重度阶段的标志。下肢静脉高压是导致 CVD 的各种病理生理改变的重要因素。持续的静脉高压增加毛细血管后血管透壁压，引起皮肤毛细血管损伤、局部血液循环减慢、慢性炎症反应、组织营养不良、代谢产物堆积、下肢水肿和皮肤营养改变，最终导致溃疡形成。压力治疗是指从外部对肢体提供可控制的梯度压力，从而促进下肢静脉血液和淋巴的回流，是公认的 CVD 治疗的基本方法。

然而重要的是，需要认识到下肢静脉疾病并不是下肢溃疡的唯一原因，下肢溃疡与慢性水肿相关。长期肿胀的肢体会引起其他皮肤问题，进而导致溃疡。慢性水肿导致的下肢溃疡可能不是典型的静脉性溃疡，出现的位置可能也不在小腿的足靴区。溃疡是因淋巴管道的损害进而导致皮肤的破溃，通常表现为小的破口和水泡。

此外，如果患者合并存在慢性水肿的情况，静脉疾病的其他征象也可能难以观察到，因此根据临床表现可能无法对相应的基础疾病作出明确诊断（White 等，2014）。在国外作者的临床经验中，管理社区慢性水肿和溃疡是棘手的。如果想要对患者进行有效和高效的管理和治疗，了解病情的复杂性和发现任何潜在的其他疾病是必要的。

（三）慢性水肿和下肢溃疡相关的管理内容概述

1. 评估

（1）在评估的过程中，任何下肢皮肤破损的患者都应进行全面评估并尽早进行规律且规范化的治疗，以防并发症的发生和伤口恶化。评估内容包括收集有关发生肿胀的原因及一切可能的因素，以及发生肿胀和伤口的时间长短。评估应包括既往史、体征和症状、发生 / 相关外周动脉疾病（peripheral arterial disease，PAD）危险因素，以及考虑长期服用的药物、既往的手术史和伤口史。评估如何减少发生蜂窝织炎的风险，促进皮肤和组织的健康，识别皮肤并发症，并减少破裂和溃疡的风险也是至关重要的。根据国外学者的临床观点，医疗保健专业人员不仅应评估肢体和发生溃疡部位，还应评估和检查患者的足部，是否存在与真菌感染、脚趾麻木和肿胀有关的皮肤问题。患者的血管状况也应通过测量踝肱压力指数（ankle – brachial pressure inder，ABPI）来评估，排除任何动脉供血不足，以便能够安全地应用压力治疗。然而，血管评估并不是纯粹基于 ABPI 测量所得的数值。其他还包括糖尿病、类风湿关节炎、心力衰竭等并发疾病等因素，所有这些都是初步评估和持续评估必不可少的一部分。

（2）下肢皮肤溃疡可能出现在静脉疾病、皮肤损伤（创伤）、感染（蜂窝织炎）和淋巴漏导致皮肤浸渍等情况。下肢静脉溃疡形成的因素包括静脉功能不全，DVT 病史，多胎妊娠，肥胖和活动能力减少等。工作需要长时间坐位或站立的人存在发生静脉问题的风险。由于慢性溃疡高浓度的基质金属蛋白酶和生长因子的减少，如再长期水肿会对创面床的修复过程造成破坏。动脉溃疡的形成是由于流向腿部的血液减少，这主要是由 PAD 引起的。60 岁以上的人群中有 20% 的人患有这种疾病，发病率随着年龄的增长而增加，年龄、吸烟、糖尿病和心脏病均是影响因素。溃疡通常在足踝、足部和足趾的外侧形成，呈"孔洞"状，形状规则，边缘清晰。早期识别动脉闭塞导致的溃疡，并及时转诊进行血管专科治疗，对于肢体的存活率和体征患者生活质量至关重要。

（3）不受控制的慢性水肿会导致皮肤表面被拉伸而出现小的破裂，导致淋巴液从破损部位流出（淋巴漏）。这种渗漏可导致皮肤的浸渍引起浅表溃疡，并增加发生蜂窝织炎的风险。同样重要的是，老年人和脆弱的皮肤发生破损的风险更高。

2. 与水肿及下肢溃疡相关皮肤问题的概述

（1）皮肤干燥：角质层屏障的受损导致水分、脂质或表皮的天然保湿因子流失，皮肤就会变得干燥。皮肤弹性下降，容易破损或破裂。干燥皮肤可能从轻微干燥或片状干燥到粗糙和鳞状样皮肤改变。皮肤管理是必要的，以防进一步破裂导致感染。

（2）静脉性（静脉曲张）湿疹：这通常发生在小腿，特别是脚踝周围，与静脉曲张有关。皮肤伴有色素沉着、发炎，有鳞状干皮脱落和瘙痒。如果治疗不及时，会导致皮肤破裂和感染的风险。静脉性湿疹可以用压力治疗和皮肤专科用药，如类固醇霜。治疗一段时间，若情况不改善，仍需要行专科治疗。

（3）毛囊炎：这种情况是由毛囊发炎引起的红疹，带有丘疹或脓疱，通常出现在有毛发和毛孔闭塞的区域。当润肤霜阻塞毛囊时，它就会发生在使用润肤霜的患者身上。这种情况通常发生在润肤霜涂抹方向与毛发生长方向相反的时候。建议患者向下涂抹润肤霜，或确保沿着毛发生长的方向涂抹在皮肤上。在某些情况下，毛囊炎也可能是由摩擦引起的。毛囊炎可发展为蜂窝织炎，因此应及早发现和避免并发症发生。

（4）蜂窝织炎：由于皮肤是微生物的阻碍屏障，任何皮肤破裂、创伤或溃疡都为细菌侵入提供了途径。细菌在富含蛋白质的淋巴液中迅速繁殖，导致蜂窝织炎。慢性水肿患者由于局部免疫系统受损及组织间隙液体淤积，感染风险增加。感染症状各不相同，不应与一般的"红腿"症状相混淆。蜂窝织炎可迅速发展，持续数周，或在发病前有系统性疾病的紊乱症状，包括皮肤疼痛、肿胀、发热、发红，甚至起水泡，严重者伴有全身发热等症状。

（5）角化过度：是由角蛋白层过度增生引起的，并产生鳞状的棕色或灰色干燥易剥脱的"皮片"。皮肤呈现出"脏"的棕色外观，局部增厚呈鳞片状。应该轻轻去除"皮片"，以免损伤皮下的正常皮肤，否则破损可能导致蜂窝织炎。使用温和的清创术有助于实现这一目标。当压力治疗与良好的皮肤管理结合使用时，可以帮助改善皮肤状况。

（6）乳头瘤病：乳头瘤病在皮肤上形成牢固的突起，因淋巴管扩张而纤维化，并可伴有角化过度。有时扩张的淋巴管会形成囊性"囊泡"，从而导致淋巴液流出。乳头瘤样增生可使用适当的压力治疗进行逆转，皮肤护理对预防感染至关重要。

（7）浸渍：浸渍可发生在皮肤深层皱褶、皮肤毛孔闭塞部位和淋巴液渗漏周围。当皮肤变得潮湿和浸渍时，它失去了对感染的防御能力，使细菌和过敏原很容易渗透。过度湿润的表皮更容易起泡和破裂。

（8）皮肤褶皱：脚部、踝关节和膝关节区域存在皮肤褶皱。它们可导致真菌感染，进而导致蜂窝织炎。

（9）淋巴漏：这种淋巴液渗漏会渗湿衣服、鞋和床上用品，从而导致皮肤破裂、渗漏和感染的重复循环。也常因感染加重疼痛，导致生活质量下降。皮肤管理是最先需要考虑的问题，包括仔细清洗皮肤，以清除皮肤表面残留的碎屑及渗出物，这些物质积聚在皮肤表面，造成刺激和皮肤损伤。应使用非粘附性和吸收性强的敷料，以防浸渍，并配合压力治疗以减少渗漏。换药的频率由渗漏淋巴液的量决定。在许多情况下，可能需要每天多次更换。一旦渗漏开始减少，皮肤状况将得到改善，可减少换药频次。

3. 其他与水肿及下肢溃疡相关因素的概述

（1）肥胖：92%的慢性水肿患者超重，在这92%的患者中，近50%被诊断为病态肥胖。肥胖降低了患者运动的能力。水肿形成通常与慢性依赖性水肿有关，这是由于患者长时间坐位的结果。当坐在椅子上时，因肥胖而下垂的腹部压在大腿上，也会对静脉和淋巴系统产生影响。

（2）人口老龄化：慢性水肿和溃疡在老年人中更为普遍。通常会因合并症而使本就较差的治愈率更加低下。常见合并症包括活动不便、糖尿病、关节炎、肥胖和脑卒中。皮肤老化会导致真皮厚度、血管、神经末梢、弹性纤维和胶原蛋白减少，导致感觉、体温调节、弹性和水分潴留改变或减少。因此，受损的皮肤不易愈合。小腿周围的皮肤是最脆弱的区域之一，更容易因外伤而受损，如压力治疗产品应用不当，轻微的损伤、擦伤、抓伤及其他的外伤等都有可能是造成患者发生溃疡的原因。老年患者的活动能力往往较差，因此依赖性的慢性水肿在这一患者群体中很明显。

4. 皮肤护理

（1）皮肤管理：皮肤护理在慢性水肿和溃疡中是必要的，以防止皮肤问题进一步的恶化。识别任何潜在的皮肤疾病如静脉性湿疹、角化过度、浸渍、毛囊炎等。需要注意的是，慢性水肿和溃疡患者可能会同时表现出这些症状中的一个或几个，这取决于他们的病情严重程度。

（2）清洗和保湿：虽然应该定期清洗皮肤以保持良好的皮肤卫生，但涉及感染控制问题时，定期清洗皮肤以及保持良好的皮肤卫生就变成了一个有争议的话题。肥皂会改变皮肤的 pH 值，所以用和皮肤 pH 值相近的皮肤清洁剂清洗是很好的选择，要清洗干净并蘸干皮肤，尤其是脚趾和任何褶皱之间的皮肤。定期清洁可以清除碎屑，如死皮细胞和残留的润肤剂，并有助于保持伤口周围的皮肤健康。温和的清创术可以帮助去除死皮细胞、角化过度和残留的护肤品，维持良好的皮肤状态。脚跟干裂和溃疡一样容易感染，因此做好患者脚部皮肤的护理同样重要。在改善皮肤状况和防止感染方面，使用润肤剂被证明是有用的。

5. 压力治疗

根据水肿和溃疡的严重程度，可以使用不同的压力治疗产品。这些产品包括绷带、压力袜等。当然，治疗方式的选择将取决于溃疡的程度、渗出量及患者对产品的接受度和耐受能力等。越来越多的压力治疗产品，为临床医师提供了更多的选择，为患者提供最合适的治疗和护理。压力治疗过程中存在患者因腿部变形、感觉改变、疼痛和活动能力等需要解决的问题。在慢性水肿中因组织肿胀变形引起皮肤褶皱和肢体异常变形，使目前很多压力治疗产品并不适合很多水肿患者。许多患者需要整条腿使用压力绷带，这不仅耗费大量的时间和资源，而且未经专业培训的医疗保健专业人员参与患者的护理可能引起更严重的问题出现。最常见的问题如压力过大导致皮肤损伤，压力大小导致绷带松脱，压力不均衡加重水肿，甚至导致肢体畸形加重。对于渗出过多的溃疡，绷带和吸收性敷料应该是首选的治疗方法。使用的时间越早越好，如使用的绷带和吸收性敷料能够有效减少渗出液的量，最终会改善治疗效果。这有助于患者早日实现自我管理。

6. 在社区环境中实施问题

管理慢性水肿和溃疡患者涉及肢体活动的各个环节。包括清洗四肢，干燥皮肤护理，涂抹药物，穿脱压力袜和绷带。如果患者是病态肥胖，坐轮椅或身体虚弱，特别是抬起沉重的四肢都将对患者实施管理和照护产生更大困难。由于缺乏空间和设备，这些患者的居家管理可能会增加这种风险。使用换药辅助工具，简化换药过程，让照顾者尽量少做繁重的活动。此外，患者还可以使用辅助设备自行穿脱衣物，这将有助于患者实现自我护理。

7. 自我照护

慢性水肿/溃疡的影响不仅限于身体表现，而且还包括衰老过程，精神健康问题，如抑郁和社会孤立。这可能会对实现患者自我护理有一定的困难，因为患者可能会感到

"被遗弃",会影响他们参与持续护理的信心。自我照顾的另一个障碍是患者以前的压力治疗经历,这可能会对他们如何看待治疗和接受治疗产生负面影响。鼓励和支持患者继续压力治疗,让其对预后产生信心,这是一个循序渐进的过程。一开始可能仍然需要随访,但随着患者对治疗模式获得信心,医疗专业人员可以逐渐减少面对面的随访,之后可进行的是电话或线上随访。

8. 功能运动

静脉性下肢溃疡是最常见的溃疡类型,由慢性静脉疾病引起。浅表静脉或穿支静脉功能不全是由瓣膜功能不全,静脉血返流而引起。回流会增加静脉中的压力。瓣膜衰竭可由遗传因素、静脉曲张、衰老、手术损伤、创伤或 DVT 引起。导致瓣膜功能不全的其他因素包括多胎妊娠、肥胖、活动能力降低,以及长时间站立或坐位。腿部静脉的良好回流取决于多种情况,但主要取决于小腿肌肉泵的有效工作,如行走时,小腿肌肉泵会挤压静脉,促进静脉血液回流入心脏。久坐的生活方式会导致这种基本机制的减少甚至缺失。随着时间的推移,会出现水肿、纤维化、湿疹和随后的溃疡。在大多数情况下,静脉溃疡发生在腿部的足靴区,尤其是在踝关节周围。

二、治疗原则

根据 2020 年 3 月伤口、造口和失禁护士协会(WOCN)发布的《2019WOCN 指南:下肢静脉疾病患者创伤的管理》中,提到的下肢静脉疾病患者的管理方法,预防和管理原则以及治疗原则总结如下。

(一)预防和管理原则

1. 自我评估

(1)建议患者在温暖的房间进行溃疡伤口及周围皮肤的自我评估。

(2)每日使用非接触式红外线温度计测量皮肤温度;每周自测小腿周径。

2. 压力治疗管理

(1)在使用压力治疗前,由专科工作人员用多普勒测量 ABI 筛查动脉疾病,由专业的人员为患者配备压力袜。

(2)伤口未愈合且踝肱指数 ≥ 0.8 的患者,在理论要求压力值范围内,使用患者所能耐受的最大压力进行伤口加压,以防静脉溃疡或减少复发。

(3)伤口未愈合时推荐使用高压力、多层的弹性绷带加压,脚踝处压力至少40 mmHg。

(4)在伤口愈合后,继续使用弹力绷带加压 2 ~ 4 周,再更换为医用弹力袜。

（5）腿部溃疡已愈合的患者，仍需终身使用膝下的医用弹力袜，且脚踝处压力保持18～40 mmHg，建议弹力袜脚踝处压力高于小腿处；弹力袜白天使用，早上起床后的第一时间穿上，晚上睡觉之前移除；穿脱弹力袜有难度的患者，可使用弹力袜辅助装置或穿戴助穿器；弹力袜至少每6个月更换1次，或根据制造商说明更换。

（6）建议静脉曲张患者穿弹力袜，控制体重，进行步行等体育活动，避免穿紧身衣和跷二郎腿，以降低静脉溃疡的风险。

（7）密切监测混合性血管（静脉/动脉）功能不全患者（ABI 0.5～0.8）的压力治疗效果，压力治疗应在伤口护理专家的指导下实施。

（8）如果ABI小于0.5，踝关节压力小于70 mmHg，或足趾压力小于50 mmHg，应避免压力治疗，并将患者转诊作进一步评估和治疗。

（9）在其他压力治疗不适用，或长期压力治疗后溃疡未愈合者，可使用间歇充气加压治疗。

3. 饮食营养管理

（1）每日营养需求：能量需求为125.5～146.4 kJ/（kg·d）；蛋白质需求量为1.25～1.50 g/（kg·d），有多个伤口或严重营养不良的患者蛋白质为1.50～2.00 g/（kg·d）；水为30 mL/（kg·d），伤口严重渗出期需增加液体摄入；正常饮食获取微量营养元素，没有足够的证据支持需常规补充微量营养元素。

（2）多发性溃疡8周及8周以上的营养不良者或无法通过饮食摄入达到营养需求者，可口服补充营养制剂。

（3）在伤口愈合期间保持稳定的体重；在完全愈合之前，肥胖患者不应试图减重。

（4）建议患者戒烟、戒酒。

4. 运动管理

（1）患者每日需进行下肢肌肉锻炼，活动受限的患者可以进行渐进性抗阻力运动，如踝泵运动、踮脚运动及脚部负重等。

（2）每日腿部抬高，将双腿抬高到心脏水平以上30分钟。

（3）建议患者建立每日运动日记及腿部抬高日记，提高运动依从性。

（4）避免长时间站立、跷二郎腿、穿高跟鞋。

5. 伤口周围皮肤管理

（1）清洁：每日用饮用水或生理盐水清洗整个腿部，避免使用碱性肥皂和清洁剂，水温不要太高，建议使用免冲洗清洁剂。

（2）擦干：每次清洗完一定要擦干，建议用柔软的毛巾轻轻拍干皮肤。

（3）保湿：每天2次使用皮肤保湿剂，轻轻拍打避免摩擦；保湿产品是温和、弱酸性、无香味和无致敏性成分的。

（4）溃疡周围皮肤应该涂抹屏障制剂，以防周围皮肤浸渍。

（5）避免皮肤刺激物或过敏原，避免磕碰跌倒致皮肤破损，剪短指甲避免抓伤皮肤。

（6）不建议局部应用消毒剂或任何抗生素制剂，如聚维酮碘、庆大霉素等。

（二）伤口治疗和压力治疗原则

（1）每次换药时用无细胞毒性清洁剂清洗溃疡和周围皮肤（如饮用水、蒸馏水、冷却开水或盐水），同时尽量减少溃疡和周围皮肤溃疡的损伤。

（2）避免在皮肤上使用含有刺激物和过敏成分的产品，特别是静脉湿疹/皮炎患者，因为很大比例的下肢静脉疾病/静脉溃疡患者对各种成分和产品过敏。

（3）在使用新产品前，对已知敏感者或伤口愈合迁延未愈者进行贴片测试。

（4）湿疹/皮炎患者可使用外用类固醇药物治疗1～2周，以减轻炎症和瘙痒，如治疗无效，应转介皮肤科医师。在严重的病例中，局部类固醇和（或）全身类固醇的长期治疗可能是必要的。

（5）当患者溃疡情况及治疗目标符合清创条件时，清除失去活力的组织。

（6）如果高度怀疑存在生物膜（尽管进行了适当的伤口护理和抗菌治疗，但伤口仍无法愈合），应考虑清创。

（7）选择清创术的依据是基于溃疡状况的评估（如有无感染和坏死组织的数量）、疼痛耐受性和个体情况。

（8）无论选择何种清创方式，都要密切监测溃疡变化情况。

（9）考虑在清创过程中的使用表面麻醉剂以缓解疼痛，如利多卡因和普鲁卡因乳膏等。

（10）根据公认的伤口护理原则选择敷料：溃疡/伤口周围皮肤的特点、渗出物、患者的需求，如舒适度、敷料成本和应用的便捷性，以及敷料的特性。

（11）每次更换敷料时评估伤口，以确定是否需要更换敷料类型或调整更换频率。

（12）识别和治疗感染：无临床感染迹象，避免常规使用局部或全身抗生素。当有临床感染症状，或者伤口恶化或无愈合征象时考虑生物膜存在可能，可以通过组织活检或细菌定量拭子技术确定细菌生物负荷。由具有治疗资质的临床医师开具相应医嘱治疗深层组织感染、蜂窝织炎/进展性蜂窝织炎、菌血症或败血症。

（三）伤口治疗实施细则

1.手术治疗

经过规范的局部治疗和压力治疗后无明显愈合迹象的溃疡，可考虑手术治疗。具体指征：溃疡尺寸变大，时间较久（通常指大于6个月），以及压力治疗开始的3～4周没有明显的愈合趋势，同时已被诊断有相关的动脉疾病因素，以及既往行静脉手术，膝关节、髋关节置换术，下肢大面积植皮术等。考虑采取静脉手术或微创手术治疗静脉曲张：包括血管内激光消融、开放手术、血管内手术或筋膜下手术，内镜下穿支静脉手术。

2. 非手术治疗

（1）伤口及伤口周围皮肤护理。

- 伤口护理：①清创，可分为选择性清创（只清除坏死组织）或非选择性清创（整个创面全部清创，通常为手术清创）。清创根据实际作用机制分为自溶清创、化学清创、机械式清创、保守器械清创、手术清创。②炎症控制：在伤口治疗中，炎症控制主要做到消除或减少致病因素，提供良好伤口愈合环境，采用合适的措施减少细菌负荷，如局部使用抑菌材料，增加清洗伤口频次，做细菌培养，必要时遵医嘱规律使用致病菌敏感的全身抗生素治疗。③敷料选择及使用：敷料不可盲目使用或套用，要满足 6 个基本条件，即可预防和控制感染、有利于清除坏死组织、维持适当的伤口湿度、控制伤口异味、消除或减轻疼痛、保护伤口及伤口周围皮肤。

- 伤口周围皮肤护理：积极主动保护伤口周围皮肤，保持湿度平衡。若有粘胶则有皮肤损伤的风险，应提前做好保护措施，如使用液体敷料、水胶体敷料等。伤口敷料更换频次除了满足伤口愈合需要，还需考虑周围皮肤耐受程度，避免渗液、粘胶等对周围皮肤带来的过度损害。

（2）药物治疗：考虑使用药物（如类黄酮）以减少下肢不适症状（如疼痛、沉重、水肿、瘙痒和抽筋等）。

（四）压力治疗原则

1. 总体原则

（1）根据对患者的评估选择压力治疗的类型和程度。

（2）考虑到高工作压，多层绷带系统和短延展压力绷带可能更有效，使用患者可接受的最高级别和类型的压力治疗，以促进静脉溃疡愈合并防止复发。

（3）由专业技术人员提供绷带压力治疗。

（4）不要依赖抗血栓压力袜或压力小的压力袜（ ≤ 20 mmHg），这类产品并不是为预防或治疗下肢静脉疾病或静脉溃疡而设计的。

（5）如果 ABI < 0.5，踝关节压力 < 70 mmHg、足趾压力 < 50 mmHg，不推荐行压力治疗；建议患者做进一步的评估和检查。

（6）对于用压力袜效果不佳的患者，或者使用比压力袜（那些腿围特别大的）更高的压力治疗；不能忍受压力袜的患者可以考虑使用间歇充气压力治疗（IPC）。

（7）定期监测和重新评估压力治疗，以确定其有效性、患者的耐受性和依从性，以及是否出现任何并发症（如疼痛、压力性损伤、皮肤过敏和小腿肌肉萎缩等）。

2. 压力治疗的禁忌证

（1）绝对禁忌证：重度 PAD，严重缺血状态；失代偿心力衰竭；脓毒血症；股青肿。

（2）相对禁忌证：轻度至中度 PAD；重度多发性周围神经病变；慢行可代偿性心力衰竭；对压力产品过敏；感染性疾病（如丹毒和蜂窝织炎）。

3. 压力治疗的措施

（1）短延展绷带：短延展绷带是指延展度（弹性）小于100%的绷带，其特性是提供高工作压和低静息压。活动时肌肉收缩绷带对肌肉有较好的支撑作用。在应用中，确保压力在 40～60 mmHg，低静息压力可以保证连续使用期间的安全性。

（2）长延展绷带：与短延展绷带相比，长延展绷带具有较高的延展度和弹性。一般由棉织和一定比例的聚酰胺、弹性纤维以及粘胶纤维构成，其典型特征是高静息压和低工作压。长延展绷带提供高静息压，有导致压力性损伤的风险，因此不推荐单独使用长延展绷带进行压力治疗。

（3）可调节压力绷带：可调节压力绷带也称包裹系统（Wrap systems）或魔术搭扣系统。这种非弹性绷带的作用机制一方面依赖于可调节的压力水平，另一方面靠的是材料的良好支撑性。此外，压力丢失可以通过对魔术搭扣的再调节来避免，因此可以获得有效的消肿和压力治疗效果。

（4）压力治疗袜：溃疡愈合后，可优先选择医用压力袜。与专业人员包扎相比，自我绷带包扎易滑脱，而医用压力袜对患者生活质量影响小，可以维持有效的压力，穿脱更容易。

（5）间歇充气压力治疗：从远端至近端的逐渐递减的压力梯度，加上间歇的压力增加和释放，最终可获得与重复打压力绷带一样的效果。尤其对于卧床或活动障碍的患者来说，该治疗可以刺激肌肉泵功能，改善静脉和淋巴管功能，有利于静脉回流。一次治疗一般维持 30～60 分钟，每日可重复进行。

三、案例分析

患者，女性，78岁，儿女照顾，经济条件良好，既往行脊柱手术，具体不详。1年前不明原因出现左下肢内踝处皮肤溃疡，曾于当地医院就诊，下肢深静脉血管B超无特殊提示。伤口表面附着黏膜状坏死组织，伤口基底100%红色生长、活力欠佳的肉芽组织，触之少量出血，周围皮肤干燥，脱屑，皮温温暖，周围伴坏死卫星灶，大量渗液，

NRS2 分（换药时），见图 7-0-1。

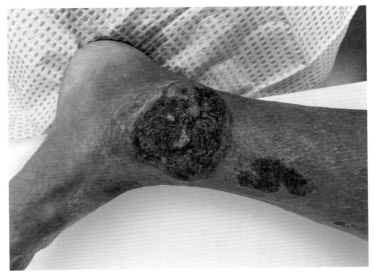

图 7-0-1　患者创面

（一）评估

（1）病史询问和体检：通过详细地病史询问，包括既往史、溃疡史和肢体评估，了解疾病的临床症状和体征，以区分有不同病因和治疗要求的下肢伤口的类型，建立适当的治疗计划。

（2）根据细菌培养（或组织活检）结果，选择适合创面的敷料，如使用银离子敷料或遵医嘱使用全身抗生素治疗。

（3）压力治疗前了解 ABPI 值，排除禁忌证。完善患者下肢血管检查，以及患者心脏功能检查，排除合并动脉问题。

（4）评估患者对压力治疗的耐受程度，对压力治疗材料有无过敏。

（5）仔细询问患者的生活习惯、饮食习惯，给予患者专业的饮食及日常活动的建议。

（二）处理方法

（1）建议患者血管外科就诊，排除禁忌证。

（2）伤口局部予以 0.9% 的生理盐水（或氧化电位水）清洗。

（3）保守锐器清除失活组织，细菌培养。

（4）根据患者伤口情况在不同阶段选用合适敷料（银离子敷料、泡沫敷料等）。

（5）完善患者 ABI 检查，选择短延展绷带进行压力治疗，静息压力控制在 30 ~

40 mmHg。

（6）鼓励患者增加蛋白质摄入；每日进行踝泵运动、慢走等功能锻炼。

（三）治疗效果评定

（1）转介患者至血管外科以明确诊断。经彩超示左侧大隐静脉曲张并股隐静脉瓣反流，予收入血管外科住院治疗。

（2）住院行左侧大隐静脉射频消融治疗术，出院后继续慢性伤口造口门诊换药处理。

（3）经 MDT 团队治疗，患者创面大部分面积呈无瘢痕愈合（图 7-0-2）。

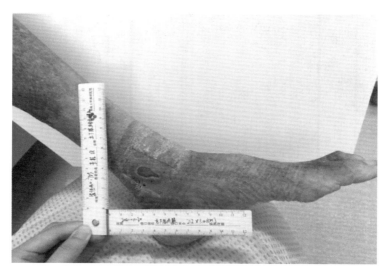

图 7-0-2　经治疗后患者创面

参考文献

[1] TERESA J. KELECHI，GLENDA BRUNETTE，PHYLLIS A. Bonham.2019 Guideline for management of wounds in patients with lower-extremity venous disease（LEVD）an executive summary [J]. J Wound Ostomy Continence Nurs，2020，47（2）：97-110.

[2] TRACY GREEN Challenges of managing patients with chronic oedema and leg ulceration：JCN 2020，Vol 34，NO 3：41-48.

[3] COUCH KS，CORBETT L，GOULD L，et al. The international consolidated venous ulcer guideline update 2015：process improvement，evidence analysis，and future goals [J]. Ostomy Wound Manage，2017，210（5）：42-46.

[4] M. 福迪，E. 福迪 . 福迪淋巴学 [M]. 3 版 . 曹烨民，阙华发，黄广合，等译 . 北京：世界图书出版公司，2017.

［5］约阿希姆·恩斯特·楚特，史蒂夫·诺顿.淋巴水肿管理 ［M］.4 版.张路，宋坪，高铸烨，等译.北京：北京科学技术出版社，2020.

［6］MARIE TODD. Assessing and managing patients with leg ulceration and oedema ［J］. Br J Nurs，2019，28（20）：1282－1287.

（秦马丽）

第八章

自身免疫性疾病伤口与水肿

一、概述

自身免疫性疾病是一类以自身免疫应答反应导致组织器官损伤和局部功能障碍为主要发病机制的疾病。免疫复合物随血液循环在全身小血管内膜或滑液囊沉积，激活局部补体系统，吸引中性粒细胞、血小板积聚，以及血管活性胺类释放等，导致局部组织的炎症性反应。自身免疫性疾病患者因长期使用激素或免疫抑制剂，全身营养状况不佳等因素，经常会发生皮肤损伤，且难以愈合，逐渐形成慢性难愈伤口。由于反复的炎症反应以及免疫复合物在局部的堆积，淋巴回流通路受阻，伤口周围往往出现水肿，导致微循环障碍，组织缺氧和营养物质不能充分交换和利用，局部皮肤及组织进一步出现结构和功能的破坏。

许多疾病都被列为自身免疫性疾病，比如器官特异性自身性免疫疾病。包括慢性淋巴细胞性甲状腺炎、甲状腺功能亢进症、Ⅰ型糖尿病、重症肌无力、溃疡性结肠炎、恶性贫血伴慢性萎缩性胃炎、肺出血肾炎综合征、寻常天疱疮、类天疱疮、原发性胆汁性肝硬化、多发性脑脊髓硬化症、急性特发性多神经炎等都属于自身免疫性疾病。自身免疫性疾病还包括系统性自身免疫病，主要有系统性红斑狼疮、类风湿关节炎、系统性血管炎、硬皮病、天疱疮、皮肌炎、混合性结缔组织病、自身免疫性溶血性贫血、甲状腺自身免疫病、溃疡性结肠炎等。

二、自身免疫性疾病伤口周围水肿的病理生理

自身免疫性疾病伤口的局部炎症反应，表现之一为淋巴管的损伤和持续破坏过程。此时淋巴管经历两个阶段的改变，一个是"扩张阶段"，因为淋巴管堵塞，淋巴运输减

少，淋巴管内压力增加，超滤增加，血管通透性增加，淋巴管扩张，瓣膜功能障碍，毛细淋巴管、集合管泵能力下降，淋巴管不能清除大量的机体代谢产物。蛋白在组织内聚集、瘀滞；含有结构改变的蛋白分子、透明质酸、氧自由基的淋巴液浸润组织，导致继发的严重细胞损伤，形成慢性炎症反应。如果纤维蛋白沉淀不能被完全清除，持续存在于炎症反应的区域，就会导致纤维化的产生。由于对淋巴系统的持续压力，局部淋巴导管系统崩溃，不能维持受影响区域的有效淋巴循环，淋巴管被损坏，蛋白在组织内聚集、胶体渗透压升高，更多液体进入组织间隙，进而形成淋巴水肿。自身免疫性疾病，人体的免疫功能下降，即巨噬细胞功能下降，会导致淋巴液里蛋白回流能力进一步下降，巨噬细胞不能将蛋白水解，导致局部蛋白滞留，将加重水肿程度。此外，自身免疫性疾病伤口周围水肿，局部氧合和营养物质交换能力下降，导致局部组织缺乏营养，真皮组织和皮下组织呈缺血缺氧的改变，影响内皮细胞及纤维母细胞的功能，导致血管再生障碍，肉芽组织生长受损，伤口愈合受到影响。

风湿免疫性疾病是一类侵犯多系统和多脏器的自身免疫性疾病，可导致各种组织和器官的损伤。皮肤含有丰富的结缔组织和血管，是重要的靶器官，患者会出现皮肤血管炎的表现，皮肤损害的程度与受累血管的大小一致，以皮肤浅层、中层的小静脉受损为主，严重者会出现真皮深层或皮下脂肪层静脉的血管炎症，临床表现有皮疹、红斑、网状青斑、斑丘疹、坏死、糜烂、溃疡或萎缩等。一旦患者的皮肤出现糜烂、溃疡、坏死时，往往伤口难以愈合，虽然疾病治疗过程中超生理量的糖皮质激素具有抗感染、抗过敏和抑制免疫反应等多种药理作用，但有阻碍患者伤口愈合的反作用。

风湿关节炎急性期，是起始为慢性病程的急性暴发。活动性关节病（骨关节炎）也是慢性退行性疾病的急性炎症加重状态。根据相关文献可知，阻断指（趾）端的淋巴液可以导致淋巴瘀滞性关节病。富含蛋白的液体积聚在关节腔内，风湿关节炎中受累组织的淋巴前通道被纤维蛋白沉淀阻塞。这说明不仅淋巴形成受损，同样淋巴转运也受损。因此，风湿关节炎可并发复合型淋巴水肿。在所有的风湿性炎症反应中恶性循环：疼痛－神经源性炎症－水肿－疼痛。风湿关节炎的典型表现关节晨僵就是各种炎症介质如白细胞介素、前列腺素等所导致。淋巴液运输大分子物质，但夜晚静止不动时，关节处的淋巴引流非常少，炎症介质结合组织液在关节处堆积。

系统性红斑狼疮（systemic lapus erythematosus，SLE）的基本病理变化是结缔组织的黏液水肿、纤维蛋白样变性及坏死性血管炎，小血管壁的结缔组织可发生纤维蛋白样变性甚至坏死、血栓形成等病变，形成坏死性血管炎，微血管也同样发生炎症性损伤而使通透性发生改变。

皮肌炎，由于免疫紊乱，自身肌肉组织遭受免疫攻击，淋巴细胞进入肌纤维间隙，释放淋巴细胞毒因子，或直接损伤肌纤维。广泛的血管炎病变导致横纹肌缺血、肌纤维坏死或肌肉梗死。患者毛细血管基底膜增厚，肌间质及血管周围有炎症细胞浸润。

硬皮病，病变部位的皮肤呈现非凹陷性肿胀、发硬及蜡样增厚。患者的血管病变可能是免疫反应造成的血管内皮反复受损的结果，也可能与其他原因引起的血管损害及功能紊乱有关。血管内皮损伤使毛细血管通透性改变，血管壁损伤导致血小板聚集和释放血小板因子，引起成纤维细胞分泌胶原、血管内膜增生及纤维化，造成部分血管狭窄、闭塞、血流量减少，残存血管扩张、血管内凝血及血栓形成等。Leu等发现系统性硬化（硬皮病）中存在淋巴微血管病变。荧光微淋巴管成像显示出初始淋巴管构成病理性扩展的网络，并发生液体反流。

三、治疗原则

（一）评估

患者出现皮肤溃疡时不仅要对患者伤口进行局部评估，还要进行全身状况的评估，同时分析影响患者伤口愈合的全身因素与局部因素，基础疾病与水肿的关系及水肿程度等，从整体评估中找到影响伤口愈合的因素，制订针对性的伤口护理计划并实施相应的措施，排除影响伤口愈合的因素。85%的SLE患者有皮肤损害症，以面部蝶形红斑和肢体的水肿性红斑最多见，36%~41%的患者出现口腔、鼻腔等黏膜溃疡，黏膜溃疡的发生是病情发作或恶化的征象；在硬皮病的炎症期，病变部位皮肤肿胀、发紧、皮纹消失，表现为非凹陷性水肿，硬化期皮肤增厚，呈蜡样肿胀僵硬，萎缩期皮肤变薄干燥，皮下组织及肌肉萎缩，指端可发生顽固性溃疡。

（二）伤口治疗实施细则

1. 自身免疫性疾病伤口处理原则

根据各种类型自身免疫性疾病的伤口特点制订有针对性的护理计划，促进伤口愈合。如白塞病以黏膜及其周围皮肤受损为特征；如口腔溃疡，通常多个溃疡同时存在，有些则在肛周发生多个溃疡。皮肌炎则以躯干和四肢大面积软组织感染为主，破溃后形成较大面积皮下空隙与潜行。血管炎以指（趾）端干性坏疽为主要皮肤损害，疼痛难忍而拒绝伤口处理。

2. 激素对免疫性疾病伤口愈合的影响

糖皮质激素能促进蛋白质分解和抑制蛋白质合成，造成负氮平衡，使肌肉萎缩，延缓肉芽组织的形成，从而阻碍伤口愈合。由于自身免疫性疾病在治疗过程中常使用大剂量激素控制病情，而超生理量的激素使用会阻碍伤口的愈合。因此，对激素用量及使用时的观察非常重要。当因病情需要使用大剂量激素时，需向患者说明药物的使用对伤口的影响，激素治疗期间保持伤口不再扩大、不再恶化是伤口护理的短期主要目标。伤口渗出液可能会增多，需要增加换药频率，避免伤口因渗液浸渍而扩大。

3. 自身免疫性疾病伤口处理原则

（1）炎症期：伤口一般呈现黄色或黑色，有较多坏死组织，渗液较少，部分伤口有焦痂覆盖，没有渗液或痂下有部分脓液渗出。此期伤口护理的主要目的是清除坏死组织。使用含水量较多的敷料，如水凝胶、水胶体敷料等，给伤口补充水分，软化焦痂，坏死组织松动时，可行保守性外科清创，清除浮动的坏死组织。伤口有感染时，进行伤口分泌物培养，可考虑使用银离子敷料以控制伤口感染。

（2）增生期：经过炎症期的处理，伤口基底会有部分肉芽组织生长，伤口逐渐呈现红色，此时伤口的渗液开始增多，为促进肉芽组织的生长和避免过多渗液浸渍伤口周围的皮肤，此期伤口护理的主要目的是保持伤口湿度平衡。使用吸收性好的敷料，如藻酸盐敷料、泡沫类敷料、亲水性纤维敷料等，以吸收伤口内过多的渗液，避免肉芽水肿，保持伤口的湿度平衡，促进伤口愈合。

（3）成熟期：当伤口内肉芽组织生长良好，无坏死组织，渗液开始减少，伤口周边的上皮开始形成时，就进入了成熟期。此期伤口护理的主要目的是保护伤口周边的新生上皮。根据伤口渗液情况，可使用水胶体敷料或泡沫类敷料等，以促进上皮化。

4. 自身免疫性疾病伤口合并水肿时处理原则

（1）压力治疗：合适的压力绷带或穿着合适的压力衣/袜，通过这些合适的压力装置对肢体实施压力辅助液体回流，可预防液体再聚集。用时严格注意压力大小，建议从小压力开始（如 30 mmHg）。类风湿关节炎患者要保持其关节活动度，且要注意使用压力治疗后消肿过快时应考虑心脏负荷能力。使用压力治疗要注意禁忌证：合并有严重周围动脉闭塞，严重周围神经病变，充血性心力衰竭，伤口在炎症或感染阶段等，都是严格禁用压力治疗的，还要考虑一些慎用压力治疗的因素：如渗出性皮炎、对材料不耐受、肢体感觉异常、周围神经病变、原发性慢性多关节炎，以及患者的理解和依从性等。对不同患者有针对性地制订伤口部位的压力梯度和敷料更换频率的个体化方案。压力治疗可以改善炎症和微血管增生，减少毛细血管过滤，增加淋巴回流。

（2）肌内效贴贴扎术：伤口周围皮肤呈红肿状态时，可涂抹经皮吸收的抗感染霜剂，促进局部炎症因子的减少；或高渗凝胶，降低水肿组织的水分，改善局部水肿状态；或伤口周围使用肌内效贴，增加液体流动通道。肌内效贴贴扎术是采用一种新型的弹性材料粘附于皮肤上，通过人体活动，紧密贴合于材料波浪胶粘层的皮肤被牵拉，该区域皮下组织间隙被扩大，与无波浪胶体粘拉皮肤的区域形成压力差，使得液体通过压力差和扩大的组织间隙流动，从而达到促进淋巴及静脉回流的作用。在使用之前，要充分评估和了解局部淋巴管和淋巴结的完整性，伤口周围皮肤对粘胶的耐受性，并明确局部的引流区域。再结合运用正确的贴扎操作技术，从而达到促进有效循环的作用。正确有效的肌内效贴贴扎技术可以辅助伤口愈合的全过程，在不影响受伤部位的情况下，减轻影响伤口愈合的水肿状况。

（3）皮肤护理：渗液量多时伤口周围组织的水肿，主要是做好周围皮肤的隔离保护，避免持续的渗液浸渍导致的潮湿相关性皮炎。每次换药对伤口周围皮肤进行检查，注意是否对敷料或压力产品过敏，伤口周围皮肤使用弱酸性的皮肤清洁剂和润肤剂，为皮肤提供微酸环境和抗菌作用。出现真菌感染早期使用抗真菌药物。任何皮肤损伤和感染征象都要及时处理。

（4）徒手淋巴引流（manual lymphatic drainage，MLD）：对于伤口愈合后局部瘢痕组织的形成导致液体回流通道受阻而形成的组织水肿，可在局部使用 MLD 手法，软化瘢痕组织纤维化的状态，促进侧支循环，增强液体的流动，改善局部的液体聚集。疼痛和严重的水肿得到缓解，伤口愈合加速。当然，MLD 不是硬皮病或风湿性疾病的唯一治疗方法。MLD 应该是作为这些疾病的复杂治疗方案的一种，与药物及其他物理疗法一起发挥作用。对于风湿性疾病，X 线摄片显示关节突出伴严重的改变，如果软组织肿胀，则疼痛剧烈。因此，风湿性关节炎和骨关节炎的急性期是 MLD 的新适应证。

虽然 MLD 的目的是改善淋巴流动并减少受影响组织的炎症和肿胀，但改善淋巴流动也有可能以多种方式调节免疫细胞活性。通过从外周转运抗原影响淋巴细胞的耐受性和激活，淋巴运输到淋巴结。在这里，运输到引流淋巴结的细胞因子可能会激活和调节淋巴结反应，改善淋巴流动可以帮助减少正在进行的自身免疫反应的持续时间和（或）程度。有研究显示，MLD 可能是一种耐受性良好、成本相对较低的方法，可以改善淋巴功能的许多方面，以减少风湿性疾病中的炎症和自身免疫。

（5）自身免疫性疾病伤口处理清洗液的选择：对于无明显脓性分泌物的伤口，选择生理盐水对伤口进行冲洗，在降低细菌量的同时避免消毒剂的细胞毒性作用，减少含有碘剂消毒液对自身免疫性疾病患者伤口及皮肤的刺激。临床试验表明，用生理盐水冲洗伤口在减少伤口细菌、宏观和微观颗粒污染及降低伤口感染方面是有效的。

伤口的清洗方法：传统的方法是用棉球或纱布擦洗，但容易使棉纤维残留在伤口内，成为异物，损伤新鲜肉芽组织，增加局部的出血，影响伤口的愈合；同时对于有腔洞和窦道的伤口也不容易清洗干净，现在临床建议直接采用清洗液进行冲洗。对伤口愈合的不同阶段，伤口清洗的方式应有所不同。在炎症阶段，为了去除坏死组织、残留的伤口护理产品等，可根据情况使用 10 ~ 50 mL 的注射器进行高压灌洗；在增生阶段，为了避免对创面的损伤及妨碍上皮细胞生长，应采取低压冲洗的方法。进行伤口冲洗时将清洗液加温至 35 ~ 37 ℃可以降低液体或药物对局部皮肤的刺激，避免局部毛细血管收缩，增加患者舒适度，同时保证了局部血液循环。特别适用于系统性红斑狼疮和硬皮病等易发生雷诺现象的患者。

（三）康复计划

1. 伤口护理中注意保持关节功能

大部分患者的伤口位于关节处，由于关节经常活动给伤口愈合带来一定的困难。因此，在伤口护理过程中，不影响伤口护理的情况下尽量使用一些有弹性伸展功能的敷料，避免影响关节的活动，并且鼓励患者多做功能活动，避免将来关节功能受到影响。关节部位伤口面积较大时，积极行植皮或皮瓣移植术，维持关节功能。

2. 功能锻炼

①屈曲伸展：膝关节屈曲保持 5 秒，缓慢伸展休息 5 秒为 1 组，每日 2 次，每次 5 组。②翻转活动：以膝关节所能承受的最大活动度为基础，关节翻转至最大角度保持 5 秒，再复位休息 5 秒为 1 组，每日 2 次，每次 5 组。以膝关节舒适为原则，体力及膝关节活动度可耐受为宜，可床边站起 - 坐下，初始活动时间控制在 5 ~ 10 分钟，逐渐增加。保障患者安全，防止跌倒，动作缓慢轻柔，预防体位性低血压。在协助患者完成初始功能锻炼中，结合患者的理解能力和配合度、整体活动度和身体状况调整锻炼方案，并确定院外锻炼方案。指导患者其他病变关节的康复锻炼。将患者的锻炼内容和方法以卡片方式发放给患者，鼓励患者表达在居家锻炼和生活活动中的困扰。

3. 制订家庭伤口管理计划和皮肤护理计划

指导患者正确使用皮肤护理产品，避免使用刺激性产品，确认患者能够按照护理计划的流程自我实施伤口护理和皮肤护理，避免伤口反复和复发。

四、案例分析

患者，女性，63 岁，类风湿关节炎 30 年，糖尿病、高血压，反复双下肢浮肿 3 年，加重伴左足踝关节破溃 15 天，曾于外院就诊，治疗后效果不佳，具体治疗措施不详（图 8-0-1）。

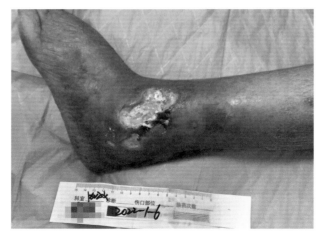

图 8-0-1　患者创面

（一）评估

1. 评估内容

（1）询问病史，患者有类风湿关节炎 30 年，血糖、血压控制不佳，双下肢水肿。

（2）局部评估：左足肿胀严重，Stemmer 征阳性，使用利尿剂后水肿不能减轻。左足外踝破溃，伤口床基底为一层黄色厚实蛋白沉积物，渗液量中量，黏稠，向胫后方向 0～6 点钟范围有一深度为 5 cm 的潜行，疼痛评分为 5 分。

（3）专科特检：双下肢动静脉彩超显示双下肢动脉斑块。左足 ABI 为 0.8，右足 ABI 为 0.9；左足趾端氧合为 92%，右足趾端氧合为 98%，左足背及胫后动脉搏动可触及。

2. 治疗计划

（1）全身治疗：给予激素治疗、降糖、抗血小板聚集、调脂、稳定斑块、纠正心力衰竭、抗感染治疗。根据伤口细菌培养结果选择合适抗生素进行治疗，给予己酮可可碱扩张血管。

（2）局部治疗：伤口处理前，给予复方利多卡因乳膏局部涂抹，减轻疼痛反应，分次清除坏死组织，减轻水肿，促进新鲜肉芽组织的生长。

（3）根据患者足部分泌物的培养结果，局部选择银离子敷料进行伤口治疗。

（4）给予左足水肿皮肤手法引流，伤口周围皮肤给予肌内效贴治疗，促进回流。

（5）健康管理：教育患者了解形成淋巴水肿的原因，出现淋巴水肿时对伤口的影响；制订患者活动和功能锻炼计划，在关节疼痛缓解期保证抬高水肿肢体的时间和频率；正确实施伤口周围淋巴水肿区域的皮肤护理，每日温水清洗后在未包扎区域涂抹维生素 E 霜，保持皮肤的滋润。

（二）伤口处理

（1）伤口周围皮肤给予 0.9% 的生理盐水纱布清洗，伤口床给予生理盐水棉球轻柔擦洗，减少疼痛刺激。

（2）保守锐器清除部分失活及坏死组织，特别是潜行部位的坏死组织。

（3）根据伤口状况及细菌分泌物结果，给予磺胺嘧啶银乳膏均匀涂抹于无菌纱布填塞于潜行及伤口床。

（4）根据患者下肢肿胀情况给予周围皮肤 MLD 30 分钟，方向为足背向左足外踝伤口处引流；伤口周围皮肤给予肌内效贴治疗。

（5）具体处理方案见图 8-0-2、图 8-0-3。

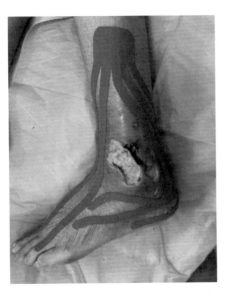 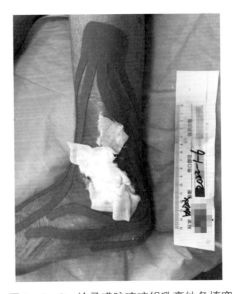

图 8-0-2　手法引流后周围肌内效贴　　图 8-0-3　给予磺胺嘧啶银乳膏纱条填塞

（三）治疗效果评定

通过全身及局部抗感染治疗，患者足部水肿情况消退，创面基底有新鲜肉芽组织生长，炎性渗出减少，疼痛较前缓解（图 8-0-4）。

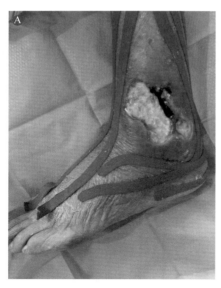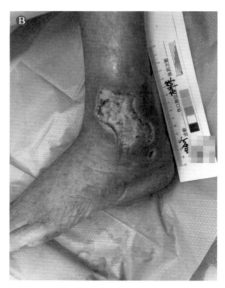

图 8-0-4　局部 MLD 后，使用肌内效贴，水肿消退

参考文献

［1］M. 福迪, E. 福迪. 福迪淋巴学［M］. 3 版. 曹烨民, 阙华发, 黄广合, 等译. 北京：世界图书出版公司, 2017.

［2］Ayman A. Grada, Tania J. Phillips. Lymphedema: pathophysiology and clinical manifestations［M］. American Academy of Dermatology, 2017.

［3］Randolph GJ, Ivanov S, Zinselmeyer BH, et al. The lymphatic system: integral roles in immunity［J］. Annu Rev Immunol, 2017, 35: 31-52.

（刘嫚）

第九章

糖尿病足与水肿

一、概述

糖尿病足（diabetic foot，DF）是糖尿病最严重的并发症之一，与局部神经异常和下肢远端外周血管病变相关的足部感染、溃疡或深层组织破坏有关。世界不同地区的发病率都有所不同，但大多数患者发生溃疡的过程相似。通常是由糖尿病患者同时伴有两个或两个以上的危险因素引起的足部溃疡，其中糖尿病周围神经病变和下肢动脉疾病通常起着主要作用。糖尿病患者的广泛动脉病变，以膝关节下动脉的狭窄或闭塞为主。由于下肢血管中膜钙化，节段性狭窄或闭塞，导致组织的缺血、缺氧，是糖尿病患者足部溃疡发生并难以愈合的原因之一。此外糖尿病神经病变可发生于任何部位。据报道，有30%～50%的糖尿病患者合并有神经病变，以周围神经病变较多见。神经病变会导致保护感觉的丧失使足部不敏感，足底压力感异常，轻微的创伤（例如，不合适的鞋子或急性的损伤或热损伤）可导致足部溃疡。

由于下肢周围神经病变以及巨噬细胞功能减弱，患者肢体发生神经营养障碍，导致肌肉萎缩无力及组织的神经营养障碍性水肿，多表现踝部甚至下肢水肿。另外，下肢水肿的患者其血管皮肤微循环的结构异常，表现为血流增加，血管扩张，血管通透性增加，血管活性受损，导致更多液体进入组织间隙从而加重水肿。长久以来这种慢性水肿加大糖尿病足溃疡的愈合难度，当感染时因缺乏反应性充血等炎症反应，因此正常的愈合机制难以启动。水肿还会使局部皮肤及皮下组织的压力增加，进一步压迫下肢的大中动脉和微小血管，使足部缺血、缺氧加重，导致创面组织的坏死；同时缺血、缺氧导致下肢的神经病变更为明显。血管的通透性增加容易导致皮肤出现水疱。微小的损伤、水疱破溃以及水疱本身均极易发生各种感染，而出现糖尿病足部溃疡或坏疽。一项多中心研究显示，慢性腿溃疡合并淋巴水肿患者中23.5%为糖尿病患者。

二、导致糖尿病足部溃疡患者发生水肿的机制

1. 糖尿病微血管病变

高血糖导致糖基化终末产物增加，微血管结构和功能发生改变，内皮细胞收缩功能障碍及毛细血管通透性增加，组织间隙的液体增多，蛋白滤出形成水肿；当滤过高于淋巴回流能力时，大分子蛋白和中分子聚集在组织间隙，组织胶体渗透压增高，所以水肿加重，同时巨噬细胞功能减弱，蛋白不能充分水解，蛋白、组织液的长期滞留导致慢性水肿。慢性水肿长期存在，就会增加淋巴的负荷，因为需要转运的淋巴液很多，所以尽管淋巴管并没有损伤，但是仍然因为长期的高负荷运作，导致功能失效或减弱。

2. 糖尿病神经病变

淋巴管是通过管壁的平滑肌细胞收缩以蠕动的方式推动淋巴液流动，平滑肌收缩功能依赖神经控制，由于糖尿病外周神经病变，影响血管的平滑肌收缩导致淋巴回流受阻，肌肉泵的力量不足，淋巴回流的速度和效率减慢。糖尿病神经病变导致伤害性感觉功能缺陷，当出现溃疡或关节受伤时，创伤造成的交感神经损伤同样影响淋巴的回流和转运。

3. 糖尿病足溃疡反复感染

反复发生的软组织感染损伤局部皮肤真皮层的淋巴管，引起表皮营养不良而出现过度角化和裂开，这种肉眼不可见的小裂缝使细菌容易入侵引发感染。炎症使得淋巴管扩张，渗出增加，导致淋巴管堵塞，淋巴液在组织间隙聚集；同时刺激纤维母细胞、角质细胞、脂肪细胞引起皮肤内和皮下的胶原黏多糖沉积而并发慢性炎症。长期的慢性炎症刺激阻断了供给细胞营养的正常组织通道，随着感染加重时继而造成淋巴管破坏，阻碍淋巴液回流，因此部分患者会出现淋巴水肿，淋巴水肿再次加重局部微循环障碍，使伤口应对炎症能力减弱，伤口延迟愈合。

三、慢性水肿影响伤口愈合的因素

淋巴系统稳定机体内环境细胞外液，调节组织间隙微循环，保持细胞平衡来维持伤口正常愈合。如果淋巴系统出现功能障碍，组织中的水分、大分子蛋白质、脂质、细胞碎片、细菌不能被及时清除，聚集在组织中引起慢性炎症反应和形成纤维化。纤维化可影响组织对损伤的反应性和表皮的更新代谢，导致组织修复受到影响；纤维化还会导致淋巴管进一步破坏。恶性循环下，导致微循环障碍，组织缺氧和营养物质不能充分交换和利用，局部皮肤和组织会表现出结构和功能的破坏。此外，组织间隙中的细菌堆积在组织中也可引发感染。以糖尿病患者为例，因为糖尿病导致免疫功能下降，巨噬细胞和朗格汉斯细胞不能正常移行和发挥免疫功能。

四、治疗原则

（一）糖尿病足溃疡治疗原则

1.伤口治疗原则

（1）每次换药时用无细胞毒性清洁剂清洗溃疡和周围皮肤（如弱酸性氧化电位水、生理盐水、凉开水），清洗时注意保护创面及周围皮肤。

（2）对于皮肤特别敏感的患者，避免选择刺激性强的消毒液及伤口敷料。

（3）皮肤干燥、湿疹的患者可涂抹润肤产品，必要时使用外用药物治疗，如治疗效果不佳，应咨询专业的皮肤科医师。

（4）选择合适的清创方式为患者伤口治疗，根据患者需求和实际状况而定。

（5）清创时要密切观察患者全身情况，如有异常，应立即停止。

（6）考虑表面麻醉剂在清创过程中的使用以缓解疼痛，如利多卡因和普鲁卡因乳膏。

（7）严格无菌操作，感染较重的创面，换药时应采取防护措施，以免造成交叉感染。

（8）根据伤口护理原则选择合适的敷料，同时要考虑患者的需求、舒适度等。

（9）每次换药时都要进行伤口评估，以确定是否更改治疗方案。

（10）根据伤口感染的分期及相关症状与体征，选择局部使用或全身使用抗生素的时机。

2.伤口治疗实施细则

（1）手术治疗：对糖尿病患者进行的治疗可预防足部危险因素或足部溃疡前的迹象。这包括：清除大量的坏死组织；保护水疱；创面引流；治疗内生或增厚的指甲及足部真菌感染的预防。这类治疗应重复，直到解决且不会随时间而复发。所有治疗均应有经过专科培训的医疗专业人员进行。对于尽管采取了上述的最佳预防措施，但因足部畸形而发生的复发性溃疡患者，请考虑转诊专科医师。

（2）非手术治疗：包括充分减压、清创、控制感染、敷料的选择。

• 充分减压：减压是治疗生物力学压力增加所引起溃疡的基础。实施糖尿病足溃疡治疗的前提是评估足的生物力学状况并实施有效的足底减压，分散足底压力。可采用可拆卸和不可拆卸支具进行减压，其中还包括定制鞋和减压鞋。全接触石膏支具被认为是糖尿病足患者最有效的减压支具，因为它的不可移动性来达到持续减压效果而促进快速愈合。当其他形式的生物力学减压方法无法使用时，可考虑使用泡沫敷料结合合适的鞋袜进行减压，以促进伤口愈合。

• 清创：清除足底过度角化组织和胼胝降低足底压力并为深部引流提供通道，如果伤口深达骨质，更需要彻底地清创，以去除失活组织和减少渗液。细致有效的清创有助于缩短愈合时间。

清创时机：严格掌握清创时机，缺血性肢体出现湿性坏疽或脓肿形成立即清创，干性坏疽在没有软组织蜂窝织炎的前提下以开通血管治疗优先。

清创方法：①外科或锐器清创，使用器械清理角化边缘和创面基底是最快、最有效清除坏死组织的方法。②机械性清创，用湿纱布覆盖创面，待纱布变干，揭除纱布将失活的组织随着粘附一并带走。③生物清创，利用培植的无菌蛆虫消化坏死组织和病原体的特异性清创。④自溶性清创，通过水凝胶或是酶学清创药物，为创面提供湿性环境，降解胶原组织，是机体自然清创过程的补充。⑤超声清创，利用超声波的空化效应，在冲洗射流中通过空化微射流和强大的压力去除创面表面和深层的细菌、真菌及异物，促进创面愈合。

• 控制感染：在伤口治疗中，炎症控制主要做到消除或减少致病因素，提供良好伤口愈合环境。运用适当的措施减少细菌负荷量，如局部使用抑菌材料，增加清洗伤口频次，细菌培养，必要时遵医嘱规律使用致病菌敏感的全身抗生素治疗。

• 敷料的选择：湿性敷料治疗在治疗糖尿病足溃疡中为伤口提供了湿性的环境，坏死组织可被渗出液水合而释放组织细胞自身的纤维蛋白溶酶以及其他的蛋白溶解酶水解坏死组织；银离子敷料可以有效控制细菌量，减少创面感染。

根据创面基底状况选择合适的敷料。①健康的红色肉芽组织：透明膜、水胶体敷料、渗出多选择泡沫敷料。②基底有腐肉、渗出：藻酸盐敷料、泡沫敷料、亲水纤维敷料、吸附剂。③基底有腐肉、坏死组织：水凝胶类敷料、酶清创敷料。④基底有腐肉、感染：藻酸盐敷料、吸附剂、活性炭敷料、蜂蜜敷料、银离子敷料。⑤干性坏疽：保持干燥，使用聚维酮碘敷料。⑥神经缺血性溃疡：硫糖铝敷料。

3. **糖尿病足患者健康教育**

为患者、家庭人员开展健康教育：教育应规范、有序、结构化并以重复教育的方式呈现，在预防糖尿病足溃疡方面发挥着重要作用。

（1）无论室内还是室外，避免赤脚走路，不穿袜子穿鞋或穿薄底拖鞋。

（2）不要穿太紧、边缘粗糙或不平整的鞋。

（3）每日穿鞋前养成习惯，检查或者用手触摸鞋内是否有异物。

（4）穿无缝的袜子（或接缝在外的），不要穿紧身袜或长至膝盖的袜（足部治疗的专业压力袜除外）并每天更换袜子。

（5）每天洗脚（水温始终低于37 ℃），并且在足背和足底涂抹润肤产品，但是要保持足趾间的干燥。

（6）不要使用任何类型的加热器或热水袋来对足部局部加温。

（7）不要使用化学药剂或膏药去除胼胝和鸡眼，这些问题请咨询相关专业人员。

（8）可使用润肤霜润滑干燥的皮肤，但不要在趾间使用。

（9）平着修剪趾甲。

（10）由医务人员定期检查双足。

（二）糖尿病足合并水肿治疗原则

1. 手术治疗

对于存在深部窦道合并淋巴水肿的糖尿病足创面需要手术切开窦道，微创手术是将淋巴静脉吻合。

2. 非手术治疗

（1）MLD

· MLD可促进淋巴流动及减轻水肿。该技术缓慢轻柔、重复性及节律性的特点也能降低痛觉感受器，具有减轻交感神经系统活性的效应。

· 通过轻柔、重复的动作推动淋巴液在浅层毛细淋巴管的流动。

· MLD技术施加在局部区域的压力为20~40mmHg，目的是防止因压力过大导致浅层毛细淋巴管塌陷。

· 针对糖尿病足的患者，可在伤口周围向伤口方向轻柔推压水肿液，注意勿暴力操作损伤周围皮肤。

· MLD的禁忌证。①绝对禁忌证：完全失代偿性心功能不全患者、病原菌引起的急性感染。②相对禁忌证：急性静脉疾病、恶性肿瘤引起的淋巴水肿。

（2）压力绷带

· 根据评估患者情况选择合适的压力绷带类型。

· 糖尿病足患者消肿治疗推荐短延展压力绷带，其特性是提供高工作压和低静息压，肌肉收缩活动时对肌肉有较好的支撑作用。

· 压力绷带必须由专业人员进行治疗。

· 如果踝肱指数（ankle brachial index，ABI）< 0.5，踝关节压力< 70mmHg、足趾压力< 50mmHg，应避免压力治疗，让患者做进一步的检查和评估。

· 定期观察压力绷带的使用效果，以确定其有效性，患者的耐受度和舒适度，是否有出现压力绷带过敏的相关症状（如皮肤瘙痒、发红、出疹）。

· 压力治疗的禁忌证。①绝对禁忌证：重度外周动脉疾病、严重缺血状态、失代偿心力衰竭、脓毒血症、骨青肿。②相对禁忌证：轻度至中度外周动脉疾病、重度多发性周围神经病变、慢性可代偿性心力衰竭、对材料过敏、感染性疾病（如丹毒和蜂窝织炎）。

（3）肌内效贴贴扎术

通过一种新型的弹性材料粘附于皮肤上，通过人体活动，紧密贴合于材料波浪胶粘层的皮肤被牵拉，加大皮下组织间隙空间，从而达到促进淋巴及静脉回流的作用。使用前必须评估患者皮肤耐受情况，了解皮下淋巴管走向，结合运用正确的贴扎操作技术，促进有效循环的作用。

（4）康复计划

• 指导患者实施康复锻炼，可促进静脉回流，改善静脉循环，促进溃疡创面愈合及降低疼痛，从而提高了患者踝关节的活动范围。

• 康复锻炼可通过改善小腿肌肉泵功能，提高肌肉力量及改善静脉血流动力学，从而改善下肢腿部血液循环，最终达到促进创面愈合的目的。

• 下肢康复锻炼具体实施方法如下。①仰卧髋关节运动：仰卧床上，双腿尽量加紧绷直，缓慢抬起双腿与身体呈90°，停留5秒后缓慢放下，放松5秒，重复10～15次。②卧位屈膝扭转运动：仰卧床上，张开双臂与身体形成一个"T"字，双腿屈膝抬起，大腿与床面，小腿与大腿夹角约90°，将腿部转向身体一侧，略做停顿，然后转向另一侧，重复10～15次。③仰卧抱腿靠胸运动：仰卧床上，双腿屈膝上抬，同时吸气，两手抱紧膝关节使大腿尽量靠近胸口，呼气、还原，重复10～15次。④仰卧踩单车运动：仰卧床上，双腿伸直将腿抬起，缓慢进行踩单车动作，呼气，用右手肘关节触碰左膝保持5秒，还原，用左手肘关节触碰右膝保持5秒，重复10～15次。

（三）预防和管理原则

1. 血糖控制

长期处于高血糖状态的糖尿病患者，机体免疫应答能力缺失，一旦发生足部感染，会加重水肿，水肿会导致局部组织缺血、缺氧，加速病情发展，创面不易愈合甚至恶化。

2. 血管灌注

评估患者是否有间歇性跛行和缺血性静息痛的症状，触摸足背动脉搏动来初步判断下肢动脉是否闭塞。通过ABI和下肢影像学检查来全面评估下肢血管情况。

3. 糖尿病周围神经病变评估

通过糖尿病患者周围神经病变评分系统工具，多伦多临床评分系统（tornto clinical sconing system，TCSS）、密歇根神经病变筛查量表（michigan neuropathy screesning instriment，MNSI）、神经病变残疾评分（neuropathy disability score，NDS）等来评价神经感觉症状。

（1）感觉神经检测：①触觉、针刺反射采用针刺踇趾背侧面，无感觉为异常。②足背温觉检查：采用温度测试仪，通过两种不同的材质导致的温差来检测患者对低温的知觉。③振动知觉检查：使用振动感觉阈值（vibration perception threshold，VPT）检查患者双足大踇趾，如果振动值＞16 V为异常。

（2）自主神经检测：可见足背静脉扩张、足部皮肤干燥以及足负重部位的胼胝。运动神经检测：可观察到患者足趾肌肉萎缩从而导致锤状趾，使用叩诊锤叩打跟腱，观察腓肠肌收缩，足部屈曲情况，若上述反射明显增强、减弱或消失则为异常。

4. 水肿的早期表现

一般多表现为下肢出现肿胀，但无明显的疼痛感，一般从足部开始。早期淋巴液会在下肢组织间隙聚集，慢慢形成肿胀的情况。同时肢体会呈现出凹陷性，当抬起下肢时水肿会减少或消失，不会出现疼痛及麻木的症状。

5. 戒烟

吸烟会导致微循环障碍，影响伤口愈合。

6. 丹毒、感染风险

观察下肢及足部皮肤有无红肿，皮温升高，患者可出现发热、畏寒、寒战等典型全身炎症表现。

7. 功能锻炼

鼓励患者增加强化腓肠肌和提高踝关节运动的活动。

8. 消肿治疗

推荐使用压力治疗管理糖尿病足患者的高灌注的微血管病变的淋巴水肿，使用短延展绷带对抗下肢工作压并刺激淋巴管收缩。

9. 多普勒测量 ABI

在使用压力治疗前，由经过专业人员用多普勒测量 ABI 来筛查动脉疾病。

10. 注意事项

如果 ABI < 0.5，踝关节压力 < 70 mmHg，或足趾压力 < 50 mmHg，应避免压力治疗，并将患者转诊做进一步评估和治疗。

（四）健康教育

为了实施有效的健康管理，加快溃疡治愈，同时避免由水肿导致伤口的频繁复发，应指导患者做到以下几点：

（1）教育患者了解自身会导致水肿的因素及出现水肿后对伤口愈合产生的影响。

（2）为患者制订个性化的功能锻炼方案，并跟踪指导。

（3）指导患者选择合适产品来减轻水肿，掌握压力治疗级别，压力产品的更换时间。

（4）告知并指导患者在进行压力治疗时，如出现指/趾端循环不佳的症状和体征，出现疼痛，且抬高后不缓解；伤口渗出外层敷料到压力产品上，渗出液有异味；压力产品明显下滑，甚至堆积在踝部时，应重新评估测量，更换合适的压力产品。

（5）了解实施皮肤护理的重要性。

五、案例分析

患者，女性，65 岁，老伴照顾，依从性可，家庭支持系统良好，于 1 个月前左足趾间真菌感染导致皮肤破溃，在当地治疗后效果不佳，于 1 周前发展至足趾、足背到足底红肿，皮温升高，小腿肿胀，足趾间有脓性分泌物流出。具体治疗措施不详。

（图 9-0-1）

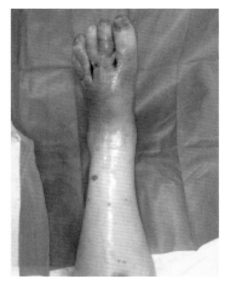

图 9-0-1 患者创面

（一）评估

1. 评估内容

询问病史：患者有糖尿病病史数 10 年，血糖控制不佳，双下肢间断肿胀，站立时肿胀加重，平躺后可缓解，足趾间真菌感染反复，双下肢动静脉彩超提示：双下肢动脉狭窄伴多发斑块形成。

2. 治疗计划

（1）全身治疗：给予控制血糖，胰岛素泵治疗；全身抗感染治疗，给予头孢噻肟钠舒巴坦钠、奥硝唑；扩管治疗，给予疏血通；营养神经，给予甲钴胺。

（2）局部治疗：逐步清除坏死组织，控制炎症反应，减轻水肿，促进伤口愈合。

3. 治疗方法

根据患者的足部分泌物培养结果，局部选用银离子敷料进行伤口治疗。

4. 淋巴水肿表现

非对称性下肢水肿，Stemmer 征阳性，使用利尿剂后水肿不能减轻。

5. 专科特检

ABI：右足 1.0，左足 0.8；趾端氧合：右足 95%，左足 92%；足部皮温：右足背 30 ℃，左足背 33 ℃；左足足背及胫后动脉搏动可触及。

6. 治疗观察

给予压力绷带治疗时，观察患者耐受程度，是否有过敏症状。

7. 健康管理

足底减压、保暖，使用轮椅助行，但要进行关节的活动，加强营养，多食鸡蛋、牛奶、瘦肉、青菜等蛋白质的摄入。告知患者及其家属下地行走的危害性。

（二）伤口处理

（1）伤口及伤口周围给予弱酸性氧化电位水清洗。

（2）保守锐器清除部分失活及坏死组织。

（3）给予足背足底贯穿引流。

（4）根据伤口状况及细菌分泌物结果，给予银离子纱条填塞。

（5）告知患者勿下地行走，使用轮椅助行，抬高下肢，关节活动。

（三）水肿处理

（1）全身及伤口感染控制后，基底开始有肉芽生长，皮温下降，但足部仍肿胀明显。

（2）根据患者下肢肿胀情况及 ABI、下肢影像学检查结果，选择短延展的压力绷带进行水肿治疗。

（3）具体处理方案：肌内效贴贴扎术贴布＋趾固位绷带＋短延展绷带（图9-0-2）。

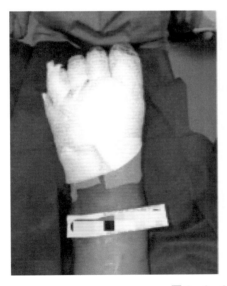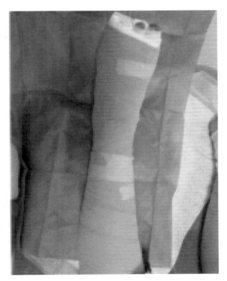

图9-0-2 压力治疗

（四）治疗效果评定

通过抗感染治疗及压力治疗，患者足部红肿减轻，水肿情况缓解，创面基底有新鲜肉芽生长，渗出减少，疼痛减轻（图9-0-3）。

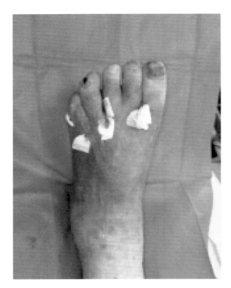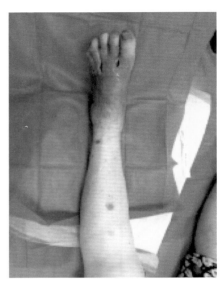

图9-0-3 压力治疗后水肿消退

参考文献

［1］杨亚兰，陈岚鹏，胡佩欣，等.运动疗法对治疗下肢静脉溃疡有效性的Meta分析［J］.现代临床护理，2020，19（1）45-51.

［2］关丽明，肖正华，周倩，等.下肢水肿与糖尿病足部溃疡的防治研究［J］.实用糖尿病杂志，2020，3（2）：21-23.

［3］施秉银，阮瑞霞.糖尿病足全程管理与护理［M］.人民卫生出版社，2017：28-30.

（杨艳）

第十章

放射性皮肤损伤与水肿

一、概述

放射线治疗（简称放疗）是肿瘤治疗中常用的一种物理治疗方法，恶性肿瘤患者中50%以上的患者接受过放疗。目前，放疗过程中发生放射性皮炎的数据并不充分，但有研究显示，放疗患者中95%都经历过皮肤反应。严重的皮肤反应表现为皮肤及局部组织坏死，全层皮肤溃疡形成，因放射线对局部微循环的破坏，导致局部微循环灌注和氧合障碍，增加组织愈合难度。如果肿瘤手术后清扫了局部淋巴结，就切断了淋巴回流的通路，如果患者手术后还接受放疗，局部的微血管和淋巴管的结构和功能会进一步被破坏，从而发生继发性淋巴水肿的风险因素会大大增加。有研究报道，乳腺癌肿瘤手术腋窝淋巴结清扫并给予放疗的患者中80%会有淋巴水肿的影响，因为水肿导致局部组织更加缺血缺氧，伤口愈合的难度更大。

二、病理生理

1. 放疗对创面形成和愈合过程的影响

放射线治疗是在治疗区域采取高能量粒子，这些粒子可损伤细胞 DNA，从而干扰和破坏细胞再生，甚至引起细胞凋亡，这也正是放疗杀死肿瘤细胞的作用机制，但同时治疗区域的其他正常细胞也会遭到损伤，通常称这种放射线治疗引起的皮肤反应为放射线皮炎，因为放射线事故引起的皮肤损伤可称为放射线烧伤。

放射线对皮肤的序贯性损伤包括：①放疗后几小时皮肤出现早期充血发红，24～48小时后开始减轻；②明显充血反应，表皮基底膜细胞损伤严重的表现，放疗后3～6周皮肤表现为干性脱屑或湿性脱屑；③后期的皮肤充血反应与皮肤真皮缺血有关，8~16周可出现坏死；④迟发性皮肤损伤的外观表现：真皮增厚（>26周）、毛细血管扩张、坏死（>52周）。

在细胞水平层面，放射线影响了表皮和真皮的结构，表皮基底膜层的干细胞被破坏，当患者接受20~25次放疗时，细胞的排列密度会下降，基底膜层干细胞数量减少，在约21天时达到最低点，在所有放射剂量高达45Gy时，总剂量分次完成或小剂量完成，还有完整的表皮再生，在一段时期内，每一次重复照射都会引起细胞的炎症反应，这会抑制血管内皮细胞和纤维母细胞的生成，从而影响血管再生和正常的肉芽组织生长。除以上描述的急性损伤以外，放射线能引起延迟性的皮肤和软组织损伤，且这些损伤可以出现在放疗后的数月或数年。后期毒性定义为放疗后90天以上出现的反应，包括皮下硬化、色素沉着、色素减退、脱屑、光敏感，以及皮肤干燥、萎缩、纤维化、溃疡、愈合障碍，后期皮肤和软组织损伤改变是真皮血管的进展性损伤，从而导致纤维母细胞和胶原蛋白的丢失和软组织的纤维化形成，这些改变反过来更加阻碍伤口愈合。

放射性损伤导致的坏死与以下几种因素相关：高剂量治疗、放射性皮炎没有解决、真皮缺血，而真皮缺血正是导致伤口难以愈合的主要原因，放射线对局部淋巴管结构和功能的破坏而引起局部淋巴回流受阻，局部组织间隙肿胀阻碍局部氧气和营养物质的交换，局部更加缺血缺氧。

2. 放疗导致放射性皮肤损伤的风险因素

目前还不太清楚放射性皮炎的风险因素，主要包括治疗性因素和患者相关性因素可影响放射性皮炎的发生和发展，治疗性因素更被关注。治疗相关因素：皮肤损伤的风险与治疗总剂量、单次射线剂量、射线的能量、容量及照射范围都有关，如果单次剂量>2 Gy，发生皮炎的时间会缩短，而且发生严重皮肤反应的风险增加，目前的治疗方案靶向性更强，治疗淋巴结时靶向皮下1.5~3 cm，钴-60仅仅是达到皮下0.5 cm，皮肤风险更大。除了剂量，还有治疗的疗程也影响到皮炎发生的严重程度，尤其是严重皮肤损伤的发生与治疗疗程相关。如果患者的治疗部位包括头、颈、乳房、腋下、会阴或皮肤皱折处，发生严重皮肤损伤的风险更高。如果在一个手术切口区域或单次大剂量，患者皮炎风险也会增加，单次大剂量会引起重叠部位接受增加的剂量。合并基础疾病也会增加放射线皮炎的发生风险。

3. 放疗后淋巴管破坏对伤口局部微循环的影响

淋巴管和淋巴管内膜细胞的损伤引起纤维化，手术或放疗破坏的淋巴系统不能再生，新技术可以使治疗更集中于小范围来保护重要器官如心脏、脊髓等，但皮肤却接受了更高剂量而导致浅表淋巴管受损，影响组织氧气和营养物质交换。当淋巴管破坏后淋巴管运输功能下降，局部组织出现水肿，而水肿液体是培养基，且抑制抗链球菌使水肿肢体易于感染，不利于伤口愈合，加之水肿抑制细胞有丝分裂和 DNA 合成，组织修复能力差；同时因为蛋白质沉积在组织中引起持续的高水平炎症和金属蛋白酶，破坏 ECM 和生长因子，导致细胞凋亡。

管理水肿不仅能促进伤口愈合，还能降低局部感染的发生率。目前，对于控制水肿来管理伤口的重要性还没有被充分重视，水肿控制不佳直接影响伤口局部的氧合和营养，同时降低伤口局部的免疫反应。因此，水肿的治疗和控制可促进伤口愈合和预防伤口发生。

三、临床表现和分级

1. 临床表现

反应性充血性发红在第一次治疗后就会出现，几个小时后消失，但在后续治疗时可再出现，持续的发红、皮温升高、皮肤瘙痒，通常在放疗后 2 周出现（单次剂量 1.8 ～ 2.0 Gy）。因为黑色素细胞过度活跃，高色素沉着可在 2 ～ 4 周出现，当总剂量达到 20 Gy 甚至更多时，皮肤干燥、瘙痒、剥脱、干性脱屑就会出现；当总剂量达到 45 ～ 60 Gy 时，湿性脱屑就会发生，部分皮层损伤，真皮暴露，局部出现潮湿、发红、疼痛，渗出。患者会描述皮肤紧绷、干燥、瘙痒、疼痛等症状，患者可以抑郁，因活动能力受到影响而影响生活质量，如果出现严重皮肤反应还会被迫终止治疗。

2. 放射性皮炎的分级

1 级：反应性充血或干性脱屑；2 级：明显红斑，湿性脱屑，常常发生在皮肤皱折处，中度水肿；3 级：非皱褶处皮肤出现湿性脱屑，轻微擦拭即出血；4 级：皮肤坏死或全层皮肤损伤溃疡，局部可自发性出血，甚至有生命危险，需要植皮手术；5 级：患者死亡。

四、放射性皮肤损伤预防策略

（1）每天使用中性的清洁剂清洗局部皮肤。

（2）局部使用可的松乳膏可减轻患者的烧灼、疼痛、痒感不适，可在放疗前使用。

（3）放疗前在治疗部位不使用皮肤保湿剂、凝胶或润肤霜，推荐放疗后每天两次使用中性温和的皮肤保湿剂。

（4）磺胺嘧啶银乳膏可降低放射性皮炎的严重程度，可在出现放射性皮炎时使用。此外，还有硫糖铝及其衍生物、玻尿酸、含银敷料、维生素 C 等。

（5）避免热水泡澡或蒸桑拿。

（6）避免在治疗区域使用热疗或冷疗。

（7）避免太阳光照射。

五、治疗原则

1. 放射性皮肤损伤的处理

（1）干性脱屑：采取预防性皮肤护理措施。

（2）湿性脱屑：根据伤口部位、渗液量、出血情况选择不同的伤口护理产品。

（3）迟发性放疗毒性反应：负压伤口治疗、功能性敷料、高压氧、改善组织和细胞活力产品。

2. 放射性皮肤损伤的水肿管理

（1）充分评估患者的病史、水肿程度、伤口和周围皮肤状况、患者的活动能力等因素，选择合适的压力治疗方法。

（2）运用抬高患肢、增加关节活动来促进淋巴回流。

（3）手法淋巴引流减轻伤口周围水肿。

（4）肌内效贴贴扎术用于伤口周围减轻周围皮肤的水肿和张力。

六、康复计划

（1）指导患者实施主动运动，通过主动的关节活动度锻炼来促进局部淋巴回流和预防组织瘢痕的形成，鼓励患者参与自己的康复，主动练习颈部延展拉伸，肩部外展90°和水平位屈曲，肘部拉伸、后旋，手腕外展、屈伸，掌指关节屈伸，躯干直立，膝部完全拉伸，足踝关节屈伸和旋转。指导患者在主动关节活动中配合放松和深呼吸会减轻活动带来的疼痛不适。

（2）通过辅助患者被动运动达到最大活动范围和采用辅助设备加强关节的活动度，治疗师通过实施康复手法来促进淋巴回流和预防缓解纤维化的形成，同时可以指导和鼓励患者实施自我手法引流来强化康复效果。

（3）为患者选择合适的压力治疗用品并指导患者和其家人正确使用，根据不同阶段的压力治疗的目标和患者的意愿来选择有效和被患者接受的压力治疗产品，尽最大可能符合患者日常生活的便捷和舒适需求。

（4）制订家庭伤口管理计划和皮肤护理计划，指导患者正确使用皮肤护理产品和防晒产品，确认患者能够按照护理计划的流程自我实施伤口护理和皮肤护理。

（5）有具体可行的随访计划，随访内容包括压力治疗的实施效果、皮肤和伤口的愈合情况，局部水肿的状况，患者功能锻炼的实施和家庭支持水平等情况。

七、患者教育

放射线对局部淋巴管的破坏导致的慢性水肿需要长期控制和管理，在伤口愈合后也有可能因为水肿使伤口反复出现破溃，因此需要指导患者实施有效的减轻水肿自我管理策略。

（1）首先要指导患者正确地实施功能锻炼，保证抬高水肿肢体的时间和频率。

（2）指导患者正确选择适合自己的消肿方法，正确使用压力治疗产品。

（3）患者要知晓何种情况时停止压力治疗：指/趾端循环不佳的症状和体征，出现疼痛，且抬高后不缓解；伤口渗出外层敷料到压力产品上，渗出液有异味；压力产品明显下滑，甚至堆积在踝部。

（4）正确实施伤口周围水肿皮肤的护理。

八、案例分析

患者，女性，45岁，右侧乳腺癌根治术后+放疗10年，放射性溃疡5年，自行在家换药处理，创面无愈合迹象。患者营养状况良好，正常工作，家庭支持良好，能自己完成伤口换药（图10-0-1）。

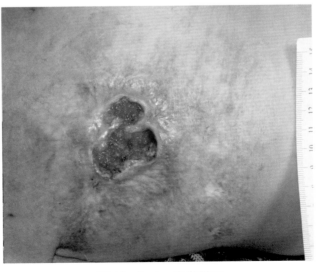

图10-0-1　患者创面

（一）评估

（1）对患者肿瘤病史、治疗史和伤口评估，了解伤口阶段，明确伤口风险和影响愈合因素。

（2）对患者生活方式和伤口自护能力进行评估，结合患者意愿制订治疗计划。

（3）评估患者对疾病和伤口的认识，便于提供相关的健康教育。

（二）处理方法

（1）去除伤口的腐肉及周围皮肤的增厚角质层。

（2）伤口局部给予氧化电位水清洗。

（3）使用超声清创对基底进行清创和冲洗，降低细菌负荷。

（4）根据患者伤口情况在不同阶段选用合适敷料，使用抗菌敷料 2 周后给予中药外敷以改善局部微循环，改善组织活力。

（5）伤口周围给予肌内效贴贴扎术贴布促进淋巴回流，降低组织张力和水肿（图 10-0-2）。

（6）指导患者自我伤口护理。

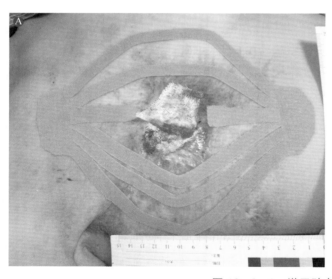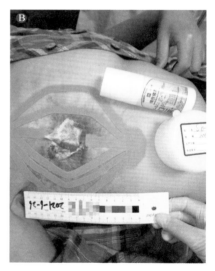

图 10-0-2　淋巴贴布

（三）治疗效果评定和总结

（1）患者创面局部微循环有所改善，创面部分愈合（图 10-0-3）。

（2）此案例中，患者创面处理需要优先考虑伤口周围组织的微循环是否能满足伤口愈合需求。

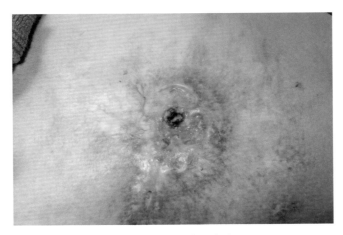

图 10-0-3　伤口愈合

（3）因为局部微循环障碍，可以选择中药局部外敷，以改善局部组织和细胞活力，结合清创，可以启动伤口愈合的正常机制。

（4）创面部位在胸前区，难以实施标准化的压力治疗，采取淋巴贴布减轻水肿可以起到持续的效果，且不影响伤口治疗。

（5）指导患者采取伤口自行换药，每周来复诊的伤口治疗计划，使患者容易接受和配合，且能够维持社会角色和日常的生活。

参考文献

［1］WONG R K S，REN é -JEAN BENSADOUN，BOERS-DOETS C B，et al.Clinical practice guidelines for the prevention and treatment of acute and late radiation reactions from the MASCC Skin Toxicity Study Group[J].Supportive Care in Cancer，2013，21（10）:2933-2948. DOI:10.1007/s00520-013-1896-2.

［2］BEAUMONT，WILLIAM，CRUZ，et al.PROMOTING ADHERENCE TO SKIN CARE PRACTICES AMONG RADIATION ONCOLOGY PATIENTS.[J].Oncology Nursing Forum，2015.

［3］CHEN A P，SETSER A，ANADKAT M J，et al.Grading dermatologic adverse events of cancer treatments: The Common Terminology Criteria for Adverse Events Version 4.0[J]. Journal of the American Academy of Dermatology，2012，67（5）:1025-1039.DOI:10.1016/ j.jaad.2012.02.010.

［4］HAUBNER F，OHMANN E，POHL F，et al.Wound healing after radiation therapy: Review of the literature[J].Radiation Oncology（London，England），2012， 7.DOI:10.1186/1748-717X-7-162.

（罗蔓）

第十一章

失禁性皮炎与水肿

一、概述

失禁（incontinence）是指因疾病原因，在无意识、无法控制的状态下导致的在不合适的场所，尿液或粪便不自主排出的情况。失禁主要包括尿失禁与大便失禁，是造成患者在社交与卫生方面困扰的常见症状。

失禁相关性皮炎（incontinence-associated dermatitis，IAD）是一种皮肤长时间或多次暴露于大小便中或其他危险因素导致的皮肤损伤与炎症，皮肤表现为红疹、红斑、糜烂、皮肤剥脱等，可伴有感染（图11-0-1）。病变皮肤的分布取决于皮肤接触尿液和/（或）粪便的程度，常发生于臀部、会阴部、大腿内侧、腹股沟等部位，可引起不同程度的不适，患者可有瘙痒、灼烧感、刺痛、疼痛，明显影响患者的自理能力和生活质量，增加患者住院日。

同时，骨突处部位的皮肤组织在粪便尿液的刺激下更容易引起压疮。临床上患者一旦发生失禁，不论失禁的原因如何，均会不同程度地导致皮肤的屏障功能破坏，继发感染，感染会导致血管的通透性增加，渗出增加，更容易水肿，同时水肿也会加重皮肤的破溃，造成皮肤损伤→感染→水肿→再损伤的恶性循环。因此，科学的皮肤护理对保护患者会阴部及肛周臀部的皮肤非常重要。

水肿与IAD严重程度的关系：水肿是衡量疾病本身及营养状况的指标，水肿的患者皮肤较薄，营养状况较差，更容易受到粪便的刺激而形成IAD。刘巧艳等研究进行的多因素分析结果显示，白蛋白水平是IAD形成的影响因素，白蛋白水平低易发生皮肤水肿，皮肤抵抗力弱，易形成IAD。低蛋白血症及营养不良是大便失禁及水肿的共同影响因素，对于存在低蛋白血症的急重症患者，容易同时发生大便失禁及水肿。Joan Junkin等调查了两所医院的尿失禁患者的患病率和暴露于尿失禁区域的皮肤损伤，发现大小便失禁在急症护理中较为常见。大便失禁与低蛋白血症和营养不良有关，并与较高的皮肤损伤率有关。低蛋白血症患者，由于血浆胶体渗透压下降，容易造成组织水肿和浆膜腔积液，表现为腹腔积液、胸腔积液、肢体及颜面部水肿。

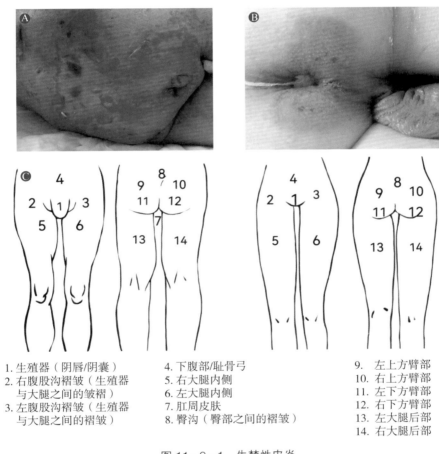

1. 生殖器（阴唇/阴囊）
2. 右腹股沟褶皱（生殖器与大腿之间的皱褶）
3. 左腹股沟褶皱（生殖器与大腿之间的褶皱）
4. 下腹部/耻骨弓
5. 右大腿内侧
6. 左大腿内侧
7. 肛周皮肤
8. 臀沟（臀部之间的褶皱）
9. 左上方臀部
10. 右上方臀部
11. 左下方臀部
12. 右下方臀部
13. 左大腿后部
14. 右大腿后部

图 11-0-1　失禁性皮炎

二、失禁性皮炎合并水肿的风险与机制

造成失禁性皮炎并非单一因素，是结合了多种因素，相互影响，相互作用而导致的。其中，皮肤 pH 值、湿度、大小便刺激物、微生物及外在化学性与物理性的伤害等，都是导致失禁性皮炎发生的重要因素。

当皮肤高频次密集且长时间地暴露在大小便失禁的环境中，会使局部皮肤潮湿，脆弱，pH 改变，且容易滋生细菌。因为在大小便的刺激下，皮肤 pH 改变，角质层通透性增加，皮肤防护能力下降，容易受到细菌感染。若皮肤 pH 维持在正常的弱酸性条件，可抑制细菌的生长和繁殖；而当皮肤呈碱性状态时，粪便中的消化酶、脂肪酶及蛋白酶被活化，除了侵蚀皮肤表层组织，还会增加肠道菌群和微生物的异生和过度繁殖，从而导致继发的皮肤感染问题。此时最常见的菌类为白色念珠菌和金黄色葡萄球菌。同时，在大小便失禁时，维持皮肤的清洁干净，需要用到相应的清洁产品。而如果选用不恰当的清洁用品，如碱性过强的清洁类产品，或消毒液类以及成分复杂的湿巾，都会将脆弱的皮肤再次暴露于化学性刺激环境当中。并且在清洁的过程中，使用暴力清洁，或因清洁需要变换体位，导致床单、被服与患者的皮肤有过大的摩擦力产生，则使脆弱的皮肤暴露在物理性刺激环境当中。一旦皮肤遭受物理及化学双重损害，则会导致本已脆弱的皮肤有被剥脱的风险。如果这些风险因素反复出现，最终会导致皮肤的完整性遭到破坏，发生失禁性皮炎，或促使已经受损的皮肤，损伤更为严重（图 11-0-2）。

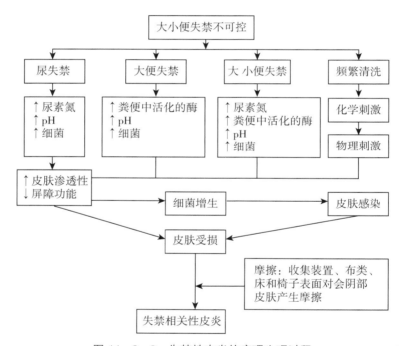

图 11-0-2 失禁性皮炎的病理生理过程

三、失禁分类和风险因素

（1）失禁类型：大便失禁（腹泻/成形便）、双重失禁（大小便）、尿失禁。

（2）失禁的主要风险因素包括：①频繁性失禁发作（尤其是粪便）；②使用封闭性产品；③皮肤状况差（如见于衰老、使用类固醇药物、糖尿病等）；④移动能力受限；⑤认知意识下降；⑥个人卫生无法自理；⑦疼痛；⑧体温升高（发热）；⑨药物（抗生素、免疫抑制剂）；⑩营养状况差；⑪合并严重疾病。

四、失禁性皮炎临床表现和分级

失禁性皮炎临床表现见表 11-0-1，失禁性皮炎临床分级见图 11-0-3 ～ 图 11-0-6。

表 11-0-1　IAD　严重程度分类

分级	IAD 严重程度	迹象 **
1 级	无发红、皮肤完好（有风险）	与身体其他部位相比，皮肤是正常的（无 IAD 迹象）
2 级	类别 1 - 发红 * 但皮肤完好（温和）	红斑 + / - 水肿
3 级	类别 2 - 发红 * 皮肤破裂（中重度）	+ / - 水疱/大疱/皮肤溃烂 + / - 皮肤剥脱 + / - 皮肤感染

* 对肤色较深暗的患者，局部受损皮肤颜色可能变白、变深、紫色、深红色或黄色。

** 如果患者没有失禁，则病情不属于 IAD。

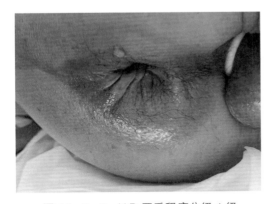

图 11-0-3　IAD 严重程度分级 1 级

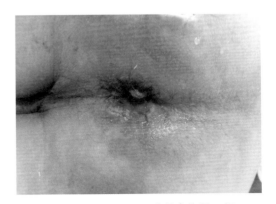

图 11-0-4　IAD 严重程度分级 2 级

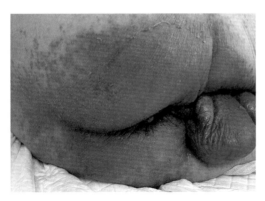 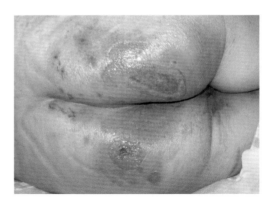

图 11-0-5　IAD 严重程度分级 3 级（中度）　　　　图 11-0-6　IAD 严重程度分级 3 级（重度）

五、失禁性皮炎与压力性损伤区别

失禁性皮炎与压力性损伤的区别见表 11-0-2，图 11-0-7。

表 11-0-2　失禁性皮炎与压力性损伤的区别

参数	IAD	压力性损伤
病史	大/小便失禁	暴露于压力/剪切力
症状	疼痛、烧灼、瘙痒、刺痛	疼痛
位置	影响会阴、生殖器周围；臀部；臀沟；大腿上部内侧和后方；下背；可能会延伸到骨突处	通常覆盖骨突处或与医疗设备的位置相关
形状/边缘	受影响区域比较弥散，边缘界限模糊/可能有污迹	边缘或边界清晰
表现/深度	带红斑（苍白性或非苍白性）的完整皮肤，有/没有浅表性、部分皮肤层丧失	表现为带非苍白性红斑的完整皮肤、全部皮肤层丧失等
其他	可能出现继发性浅表性皮肤感染（如念珠菌感染）	可能出现继发性软组织感染

注：如果患者没有失禁，则病情不属于 IAD；大便失禁的患者发生压疮的概率要比没有大便失禁的病患高 22 倍；IAD 是压疮的高风险因素，预防 IAD 可以减少压力性损伤的发生。

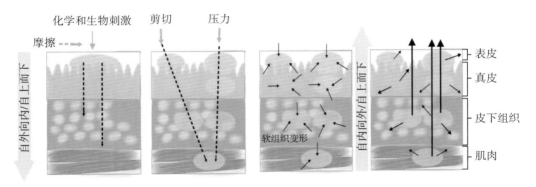

图 11-0-7 失禁性皮炎与压力性损伤的区别

六、失禁性皮炎的预防与处置

失禁性皮炎的照护重点是预防。在临床或居家护理中，确定发生失禁性皮炎的高风险患者，以及评估发生失禁的原因。根据病因与暴露的风险因子实施相应的应对措施，从而降低发生皮肤损伤的风险。在治疗病因的同时，皮肤护理是失禁性皮炎预防的基本原则。有系统结构性的皮肤护理计划应包括皮肤清洁、保护及促进修复。另外，可辅助运用吸收性产品或大小便收集装置，收集排泄物。

1. 定期评估皮肤状况

对于具有高危风险因素患者，至少每日评估一次。如有合并腹泻或具备多重风险因子的患者，应相对增加评估次数，以确保能提前发现出现失禁性皮炎的征象。

2. 预防失禁性皮炎的基本护理原则

患者为高危风险人群时，必须对患者家属及随行照护者有相应的健康教育，以期家属或随行照护者在照护的过程中能识别可能引起皮肤损伤的征象，并需要教会家属或随行照护者基本的保持皮肤清洁并保持皮肤完整性的照护方法。

（1）护理目标：保持皮肤完整性与促进患者舒适。

（2）预防措施：包括以下几点。

• 确认并改变导致大小便失禁的可逆性因素，以期减少排泄次数和减少皮肤与大小便接触的时间及概率。如需与主治医师沟通可能造成或加重失禁的药物、营养液等的剂量及使用频次。

• 营养支持。提供足够的营养需求，必要时需与营养师协同讨论患者的营养摄入计划。

• 选择吸水性强与透气性好的产品，如聚合物（polymer）材质制成的尿布、尿片、吸水垫等。每当有排泄物的时候应尽快清洗更换，避免皮肤长时间地接触大小便。

• 由于发生失禁性皮炎的患者并发压力性损伤的概率高于普通患者。当患者已经发生失禁性皮炎的时候，要做好体位管理，避免局部皮肤因 pH 改变、湿度增加等因素而导致压力性损伤等的发生。

3. 失禁性皮炎处置细则

（1）皮肤清洁

• 每次大小便后或每天清洁，经济条件允许的情况下，建议使用免洗的泡沫状或液体状清洁剂，与普通的清洁剂相比，此类产品能较好地维持皮肤表面的酸碱度从而能有效地预防失禁性皮炎的发生。

• 应选择 pH 在 4~7 的弱酸性或中性皮肤清洁剂，碱性的或含有酒精、香精等添加剂会造成皮肤过度干燥，不宜使用。

• 在清洁的手法技巧上，建议以轻压擦拭的方法清洁，避免用力擦拭或刷洗皮肤，摩擦力增大会增加皮肤破损的可能。清洁完毕，需用干燥的毛巾、纸巾蘸干皮肤。

（2）皮肤保护

当患者被评估为具有高风险因子或已出现皮肤损伤时，在皮肤清洁完成后必须对患者实施皮肤保护措施。其目的在于阻隔皮肤与大小便的接触，并降低皮肤的潮湿度。

有三种基本的皮肤保护成分产品：①以油或凡士林为基底的产品，如凡士林。②含有二甲基硅油和含有丙烯酸酯三聚物成分的产品。③含有氧化锌成分的产品，如氧化锌软膏。制剂类型包括霜剂、膏剂、液体敷料、粉剂。

（3）皮肤修复

当失禁性皮炎治疗完成，皮肤恢复完整性后，仍需要提供修复类的润肤产品，以达到强化皮肤保护屏障能力，增强皮肤组织耐受力的目的，如选用含有亲油脂性产品或油脂产品，神经酰胺类产品，保湿剂（含有甘油、尿素等）。值得一提的是，近年来的研究指出，使用含有水凝胶隔离乳霜比使用以凡士林为基底的保湿乳霜，更能降低皮肤红疹、粗糙及脱屑现象的发生。如果患者皮肤过度潮湿，则应避免使用保湿剂类产品。

（4）使用大小便收集装置

当系统地使用了皮肤保护措施，导致失禁的病因无法解除或短时间内无法解除，且无法改变皮肤受损情形时，根据排泄物的量及频次，可以选择性使用大小便收集装置。

• 目前临床上使用的常见产品有肛袋，大便失禁引流袋，一些地区会经验性地使用卫生棉条做暂时的阻隔作用。

• 如使用肛袋无法有效阻隔大便渗漏时，可选用大便失禁引流袋，但值得注意的是，使用此类型的产品需评估是否有导致肛门括约肌松弛的风险以及使肛管黏膜受损的风险。因此，使用此类产品是需要接受过失禁、伤口、造口专科训练的专科护士来执行。

• 图 11-0-8 是系统结构化预防及处置失禁性皮炎的方案。

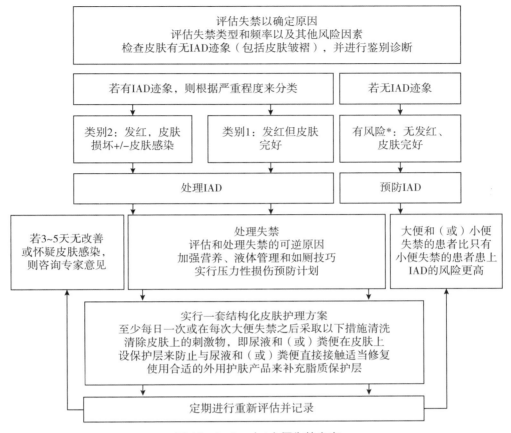

图 11-0-8 大/小便失禁患者

七、案例分析

患者，女性，80 岁，由 CCU 转入。右肾周脓肿切开引流术后 1 月余。既往史：①泌尿系感染；②呼吸心搏骤停，感染性休克，恶性心律失常；③高血压 3 级；④阵发性心房颤动；⑤慢性心力衰竭急性加重心功能Ⅳ级（NYHA 分级）；⑥右小腿肌间静脉血栓形成；⑦双侧大隐静脉曲张伴血栓性静脉炎；⑧肺部感染；⑨上消化道出血；⑩结肠活动性肠炎；⑪胆汁反流性胃炎；⑫胃体黄斑样病变；⑬慢性活动性胃炎；⑭胃中度肠上皮化生；⑮右肾结石；⑯右输尿管结石；⑰右侧无功能肾；⑱左肾血管平滑肌瘤；⑲肾功能不全；⑳右肾囊肿术后；㉑右股骨骨折；㉒颈动脉斑块；㉓右侧腹股沟疝；㉔胆囊切除术后。实验室检验结果：血红蛋白 88g/L↓；总蛋白 63.9g/L↓；白蛋白 30.6g/L↓；C-反应蛋白 165mg/L↑；肌酐 114 mmol/L↑；钠 125 mmol/L↓。体格检查见表 11-0-3 和表 11-0-4，图 11-0-9。

表 11-0-3　体格检查

所属系统	评估项目	评估情况
循环系统	生命体征	T：36.8 ℃，P：72 次 / 分钟，R：25 次 / 分钟，BP：122/74 mmHg，意识：对疼痛刺激有反应，MEWS 评分：4 分
	水肿情况	双上肢水肿（＋＋），双下肢水肿（＋）
呼吸系统	呼吸情况	气管套管（入院前 1 个月已置入），痰鸣音，无法自行咳出
胃肠道功能	饮食情况	胃管，肠内营养粉（TP）3 勺+止泻米糊/TID 营养评分：2 分
	排尿情况	留置尿管（黄色清亮液），右肾造瘘管（黄色脓性液）
	排便情况	大便失禁，黄色水样便 6～8 次/天
运动功能	肌力	徒手肌力评估：四肢肌力均为 1 级
	生活自理能力	BADL 评分：0 分（完全依赖）

表 11-0-4　压疮的评估

评估项目	评估情况	程度
压疮风险	Braden 评分：10 分	极高风险
IAD 评估	肛周可见大面积潮红，面积约为 13 cm × 13 cm，皮肤干燥、完整，没有水泡，但呈现边界不清的发红区	IAD 分级：1 级

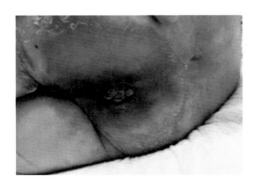

图 11-0-9　患者压疮

（一）原因分析

患者病史复杂，多种疾病共同作用均可导致患者出现低蛋白血症而引起的水肿。患者因疾病影响处于失禁状态，大量且不规律地排便导致破损组织周围的水肿，此时，主要是做好周围皮肤组织的隔离保护，避免持续的大便浸渍导致的潮湿相关性皮炎。疾病如：活动性肠炎、低蛋白血症、禁食时间、意识状态；药物因素：抗生素的使用；营养液的使用：营养液温度、用量/天、胃残余量。

（二）结构化护理疾病

（1）积极处理原发病，补充白蛋白，纠正低蛋白血症。

（2）药物：根据培养结果更换其他敏感抗生素，由左氧氟沙星更换为氨苄西林舒巴坦；止泻：蒙脱石散＋复方嗜酸乳杆菌。

（3）营养：安素 55 g＋止泻米糊，频次：5 次/天；温度：36.9 ～ 37.9 ℃。

（4）皮肤清洁：3 M 干洗洁肤液、弱酸性湿巾，轻柔点状蘸洗和避免擦洗，3 M 液体敷料；造口袋：收集粪便。

（三）评价

（1）失禁性皮炎缓解，皮肤完整。

（2）大便次数由 6 ～ 8 次/天减少至 3 ～ 5 次/天。

（3）未发生压力性损伤（图 11 - 0 - 10）。

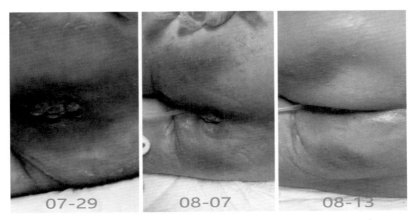

图 11 - 0 - 10　患者创面愈合

参考文献

［1］黄健.中国泌尿外科和男科疾病诊断治疗指南：2019 版［M］.北京：科学出版社，2020：345 - 398.

［2］王慧萍，秦楠.儿童重症监护病房失禁相关性皮炎发生情况的调查研究［J］.中华现代护理杂志，2017，23（25）：3198 - 3201.

［3］孟亚莉，郑松柏.老年人低蛋白血症研究进展［J］.中华老年医学杂志，2020，39（2）：228-232.

［4］FLETCHER J，BEECKMAN D，BOYLES A，et al.（2020）International Best Practice Recommendations：Prevention and management of moisture-associated skin damage（MASD）. Wounds International. Available online at www.woundsinternational.com

［5］王泠，郑小伟，马蕊，等.国内外失禁相关性皮炎护理实践专家共识解读［J］.中国护理管理，2018，18（1）：3-6.

［6］GRAY M，KENT O，ERMER-SELTUN J，et al. Assessment，Selection，Use，and Evaluation of Body-Worn Absorbent Products for Adults With Incontinence：a WOCN Society Consensus Conference［J］. Journal of Wound Ostomy & Continence Nursing Official Publication of the Wound Ostomy & Continence Nurses Society，2018，45（3）：243.

［7］约阿希姆·恩斯特·楚特，史蒂夫·诺屯.淋巴水肿管理［M］.4版.张路，宋坪，高铸烨，等译.北京：北京科学技术出版社，2020.

［8］M.福迪，E.福迪.福迪淋巴学［M］.3版.曹烨民，阙华发，黄广合，等译.北京：世界图书出版公司.2017.

（蔡新良）

第十二章

癌性伤口与水肿

一、概述

在过去的十几年中，关于癌性伤口和水肿的关系，成为众多专家研究的重点。北美 Joachim Ernst Zuther 及 Steve Norton 的研究团队对 1972—2010 年肿瘤相关的医学文献进行了系统回顾和 Meta 分析，来确定乳腺癌以外的其他癌症治疗后淋巴水肿的发病率和风险因素。通过已确定淋巴水肿发病率的总体估计研究规模的大小，用加权平均值对每种类型的恶性肿瘤进行计算。在多项研究中，共确定了 47 个符合条件的研究，这些研究对不同类型癌症患者的继发性淋巴水肿进行了评估，在报道中的 8341 例患者中，有 16% 被诊断为淋巴水肿；而在其中的 22 项研究，有 2837 例患者接受了盆腔淋巴结清扫术以治疗各种恶性肿瘤，他们的淋巴水肿发病率是 22%。

淋巴水肿积聚的淋巴液中富含蛋白质，可高达 5.8g/dL，长期刺激使结缔组织异常增生，脂肪组织为大量纤维组织替代。皮肤表面角化、粗糙、指压后不发生压痕，直至形成"象皮肿"。感染使渗出液增加，刺激大量结缔组织增生，破坏更多淋巴管，加重淋巴液滞留，增加继发感染，形成恶性循环。癌性伤口少数可进行外科手术，但是常常因为感染、出血等原因使手术难以进行。

（一）癌性伤口概述

1. 定义

癌性伤口（malignant fungating wounds，MFWs）是指恶性肿瘤通过原发病灶直接侵入或远处转移浸润上皮细胞和周围的血管及淋巴管，造成皮肤破溃，多呈蕈状物、菜花状或溃疡状。

癌性伤口在癌症患者中的发病率为 5% ~ 10%，多发生于乳房（49%）及头颈部（34%）区域，由于肿瘤本身恶病质等因素，晚期肿瘤患者的癌性伤口通常很难愈合。大量渗液以及难以掩盖的臭味，疼痛感使患者尴尬、焦虑，甚至抑郁，患者恐惧社交，担心被人歧视，生活质量低，这些问题间接影响照护者的护理意愿。然而，近年来国内外针对肿瘤患者癌性伤口的护理研究尚未形成统一有效的标准，针对诸如恶臭、渗液、疼痛等常见问题处理方法尚不能得出确切结论。随着慢性伤口联合综合消肿治疗理念的进一步推进，癌性伤口的治疗与护理管理在专业伤口治疗师及淋巴水肿治疗师及医师的指导下，应用湿性愈合疗法联合消肿治疗和化疗手段，不断探索一种有效的癌性伤口的管理方法，改善伤口症状。

2. 临床表现

为腔洞、皮肤表面开放性伤口，皮肤结节或从皮肤表面生长扩散出的结节。症状：恶臭、大量渗出液，易出血，疼痛。常发生于晚期癌症患者，生存期多为半年到一年内，因此以提高患者生存质量为目的的症状管理是癌性伤口护理的首要目标。

恶臭：癌性伤口的恶臭气味可能由多种因素引起，包括坏死组织，高细菌负荷及感染，大量渗液。气体呈恶臭味是由于其中含有挥发性混合物，包括细菌微生物，酸类混合物（正丁酸、正戊酸和正己酸），以及由非厌氧细菌释放的尸胺和腐胺。恶臭气味可引起患者恶心、头痛和失眠，增加其恐惧及与社会的隔离感，甚至在换药时引起照顾者及伤口护理人员的呕吐反射，在四大症状中对患者身心的负面影响最大。近年来，一项来自 6 个国家的 1444 名专业人员的国际性调查结果显示，护理人员认为与癌性伤口的其他症状管理相比，气味管理的难度最大且最具挑战性。这与瑞士的一项 269 名护士的调查结果一致，说明临床对癌性伤口恶臭有效管理策略及标准化方法的迫切性。

大量渗液：癌肿组织血管通透性增加、细菌产生蛋白酶致组织分解代谢、感染相关的炎症过程是癌性伤口产生大量渗液的主要原因。大量渗液常污染衣物，致使伤口换药频率增加，异味加重，给患者带来心理负担。此外，伤口渗出液中含有内源性蛋白质降解酶，对完整皮肤具有极强的腐蚀性和破坏性，易致伤口周围皮肤发生潮湿相关性皮炎（moisture-associated skin damage，MASD），引起患者疼痛及瘙痒感。Tama 等发现在 24 例乳腺癌患者中，58.4% 的癌性伤口发生了 MASD，引起瘙痒等不适感。由此可见，有效管理渗液对维持患者形象，避免发生 MASD 具有重要意义。

出血：由于癌肿局部刺激使伤口血管内皮生长因子增多，导致伤口周围形成丰富且脆弱的血管。感染使较大血管的成纤维细胞活性降低及可能形成血栓，伤口床中肉芽组织对创伤的抵抗力减弱，即使是去除粘附在伤口表面敷料时的轻微创伤也可能引起出血。不良的伤口处理技术造成的大血管破裂会给患者带来极大危害，甚至致命。

疼痛：疼痛是晚期癌症患者最常见和最痛苦的症状之一。与癌性伤口疼痛相关的因素众多，可分为病理性因素及医源性因素。病理性因素主要包括癌肿直接压迫神经、皮肤糜烂和神经末梢暴露、感染等。医源性因素主要包括伤口清洗及清创操作、换药时撕揭敷料、医用胶粘剂相关的皮肤损伤等。一项横断面研究显示，77.3% 的乳腺癌患者主诉伤口相关的疼痛，且疼痛程度与伤口边缘及肉芽组织被癌肿侵袭的程度、伤口护理的时间间隔显著相关。

（二）淋巴水肿概述

淋巴水肿是指机体某些部位淋巴液回流受阻引起的软组织液在体表反复感染后皮下纤维结缔组织增生，脂肪硬化，若在肢体则表现为增粗，后期皮肤增厚、粗糙、坚韧如象皮，亦称"象皮肿"。

淋巴水肿基于病因学主要分为原发性及继发性两大类。原发性淋巴水肿通常是由淋巴管主干、管道和淋巴结形成的缺陷所引起，且发生多种缺陷，包括淋巴管扩张、瓣膜功能不全或缺如。根据淋巴管造影，原发性淋巴水肿可分型如下：①淋巴发育不全，伴皮下淋巴缺如；②淋巴发育低下、淋巴结和淋巴管小而少；③淋巴增生，伴淋巴结和淋巴管大而多，时有扭曲和曲张。其中淋巴发育不全十分罕见，常见于先天性淋巴水肿，淋巴发育低下是最常见的类型。按照发病时间可分为早发性淋巴水肿和迟发性淋巴水肿。早发性淋巴水肿多见于青春期或年轻女性，于月经期症状加重，故推测病因可能与内分泌紊乱有关，占原发性淋巴水肿的 85%～90%。35 岁以后起病则称为迟发性淋巴水肿。继发性淋巴水肿大部分由于淋巴系统损伤后，运输系统紊乱导致组织间液输出功能低下，组织间隙液体积集的高蛋白水肿。国内最常见的是丝虫病性淋巴水肿及链球菌感染性淋巴水肿，乳癌根治术后上肢淋巴水肿亦非少见。

二、癌性伤口病理生理机制

恶性肿瘤破坏或阻塞正常淋巴回流。当淋巴系统的运送能力（TC）低于正常淋巴负荷（LL）时将会导致水和蛋白质主要在皮下组织中的异常瘀滞。水肿导致组织压力增加和毛细血管与组织细胞之间的扩散距离延长，创面区域缺乏氧气和营养物质。伤口渗出物排出受阻，导致愈合过程延迟，疼痛，瘢痕愈合延迟和（或）瘢痕形成增加。

（一）癌性伤口病因

1. 创伤和皮肤病变

由于创伤、长时间的组织缺氧、真菌感染、免疫系统功能障碍或未知原因，慢性淋巴水肿的患者可能会出现各种皮肤变化，如瘢痕、干燥、鳞状皮肤、增生或斑块、皮肤纤维化、含铁血黄素染色伴随静脉功能不全、乳头状瘤、淋巴囊肿和静脉曲张、指（趾）甲营养不良、皮肤附件（毛发、汗腺和皮脂腺）的丧失。

2. 乳腺癌

乳腺癌是最常见的扩散到皮肤的恶性肿瘤之一。皮肤转移最常发生在靠近乳房的区域、躯干上或手术切口附近。皮肤转移的通常表现是硬化或是橡皮状，粉红色结节，且周围较浅的区域伴有斑片状红斑。这些结节最初看起来如米粒大小的疙瘩，患者通常可能不会感到疼痛，之后会发展为溃疡，甚至发生感染，并引起疼痛。

3. 蕈状溃疡／恶性溃疡

恶性肿瘤（皮肤转移）侵入皮肤或慢性溃疡部位，导致了蕈状溃疡的发展。其特征如下。

（1）既可发展迅速也可渐进式发展。伤口床的快速发作或变化通常与疾病进展有关，并且患者通常会诉说疼痛加重。当疾病进展更快时，每天都可以监测到身体的变化。

（2）蕈状溃疡伤口床中毛细血管发达。由于伤口基底部位毛细血管床的过度形成及伴随的血小板缺乏，伤口通常非常脆弱。

（3）其他：由于组织坏死引起的极度恶臭和极高微生物附着量，以及伤口边缘区域有明显的唇状组织。蕈状溃疡也可能与瘘管的发展有关。从体腔和器官到皮肤的瘘管或通道可能发生在恶性肿瘤引起皮肤真菌病变的区域。伤口的逆行渗出可能导致败血症，内脏器官的渗出可能会进入伤口溃疡。

（4）放疗相关皮肤变化：放疗产生的急性皮肤反应可以从轻微至严重，因为放疗靶向快速分裂细胞，导致表皮引起固有细胞增殖率高而特别容易受到损伤。皮肤反应与剂量和放射方案、位置、总治疗区域、放射类型和个体皮肤差异有关。放疗引起的皮肤变化从外观来看是不同的。它可能在几天内出现或在放疗后数月甚至数年才出现。皮肤对放疗的反应分为4类：红斑、干性脱屑、湿性脱屑和坏死。坏死是皮肤对放疗产生的最严重反应，它会导致皮肤严重变色，伴有无法愈合、坏死性溃疡。相反，对放疗最温和的反应是出现伴有表皮水肿红斑。

（二）病理生理机制

1. 影响创面愈合的机制

癌性伤口因肿瘤侵犯破坏淋巴管，压迫血管，引起血管通透性增加，回流受阻等影响愈合。大部分创面愈合是一个动态、有序而且复杂的过程，通常可以划分为4个相互联系、重叠的过程：出血、炎症、肉芽组织形成和组织塑型。但在各种系统或局部因素作用下，这种有序的过程被破坏，导致了慢性难愈创面的发生。造成此种破坏的因素归纳起来主要有5点：①营养不良；②组织灌注不良和缺血再灌注损伤；③细菌负荷；④感染和坏死组织存留；⑤糖尿病和细胞衰老。目前，研究已证实有多种分子可通过直接作用于伤口组织来发挥其生物学效应，这些分子的失调会直接阻碍炎症消退、血管新生、肉芽组织形成、再上皮化、基质重塑等多环节，从而导致伤口不愈。

（1）炎症因子的紊乱会增强并延长伤口的炎症反应。

（2）活性氧（reactive oxygen species，ROS）的异常增多会引起氧化应激。

（3）一氧化氮（nitric oxide，NO）、生长因子水平的降低会导致细胞增殖及功能障碍。

（4）基质金属蛋白酶（matrix metalloproteinase，MMP）的高表达会引发细胞外基质的过度降解。

（5）与炎症因子、ROS、NO、生长因子、MMP 等不同，位于细胞内的转录因子、表观遗传修饰以及非编码 RNA（non-coding RNA，ncRNA）是基因选择性表达的重要调控剂，他们可通过调节细胞内靶基因的转录、翻译，控制下游效应分子的水平，影响组织修复。

已经有证据证明，淋巴管解剖结构会受到皮肤溃疡发展的不良影响。在创面形成发展期间，淋巴管的瓣膜和平滑肌活动被破坏。慢性下肢静脉功能不全（chronic venous insufficiency，CVI）导致浅表皮肤淋巴管毛细血管网闭塞，引起其扩张，增加了剩余淋巴管的通透性，导致淋巴液在真皮层回流。溃疡周围的皮肤表现出毛细淋巴管的塌陷，与毛细血管的内皮细胞间连接处的关闭。血栓后综合征（post-thrombotic syndrome，PTS）显示了类似的情况，这阻碍了伤口周围皮肤的淋巴管形成过程。

2. 水肿与伤口愈合

手法淋巴引流（manual lymph drainage，MLD）有助于伤口愈合。这是因为皮肤伤口本身会破坏正常的淋巴功能，而 MLD 具有促进受损的淋巴引流的独特能力。有文献证明，淋巴引流不足和间质液停滞导致了伤口愈合缓慢和溃疡复发。

伤口和周围组织样本的显微镜检查显示毛细淋巴管和大淋巴管的减少或缺失。在看起来正常的皮肤以及完整的脂肪性皮肤硬化的皮肤中，在距离溃疡基部 20 cm 处的创面组织中发现了扩张的淋巴管。淋巴管损伤包括血管壁水肿和内中膜平滑肌细胞损伤。因此，淋巴微血管病变和淋巴回流不畅会使溃疡愈合延迟，并可能导致后期溃疡轻易就复发。要么溃疡周围存在非常局部的淋巴水肿，要么肢体中可能存在更普遍的淋巴水肿，但在这两种情况中，淋巴水肿都是存在的，并且是阻碍伤口愈合的主要因素。

即使淋巴转运保持正常，伤口本身也会导致潜在的淋巴功能不全。伤口愈合过程中产生的废物积累，会导致淋巴负荷增加和潜在的液体渗出阻塞，减缓从伤口部位去除废物，这可能是伤口愈合中的抑制因素之一。局部间质液的增加会损害微血管系统，减少氧气和营养物质的输送。相反，淋巴水肿的消除会使经皮氧分压显著增加，并使皮肤毛细血管密度增加。由于淋巴引流停滞而留在慢性伤口的液体会抑制炎症级联反应的愈合成分（角质形成细胞、成纤维细胞和血管内皮细胞）的增殖。这种炎症级联反应的抑制会使慢性伤口继续延迟愈合。

因此，伤口会出现淋巴水肿。淋巴水肿的治疗需要分散积累的间质蛋白。MLD 使初始淋巴管（毛细淋巴管和能够形成淋巴前集合管的淋巴管）的淋巴填充得到改善，并且增加淋巴管收缩的速率，同时促进补充路径的开放以减少累积的组织间质液造成的阻塞。MLD 还能增加巨噬细胞活性，有助于降解间质蛋白。这还有助于间质蛋白的分散。当皮肤溃疡导致淋巴管结构和功能损伤时，进而导致淋巴 TC 显著减少，而伤口本身会增加 LL，那么 MLD 会是促进伤口愈合的有效干预措施。

3. 肿瘤与伤口愈合

恶性肿瘤能从外部压迫淋巴结构而机械性地阻止淋巴液流动，恶性肿瘤细胞也可能浸润淋巴系统，并在淋巴管（恶性肿瘤淋巴管生成）或淋巴结中增殖，从而阻断淋巴液流动，影响伤口愈合。

在上皮化期间，伤口边缘处的角质形成细胞失去与其细胞间的粘附性向中心区迁移爬行。减弱细胞间的粘附连接作用并且增加细胞的运动性，从而使细胞侵入周围组织的过程称为上皮–间质转化（epithelial–mesenchymal transitions，EMT）。EMT 是极性的上皮细胞转换成为具有活动能力的间质细胞并获得侵袭和迁移能力的过程，多存在于人体多个生理和病理过程中。在肿瘤发生过程中，EMT 使没有侵袭和迁徙能力的细胞获得浸润能力并转移到其他组织和器官，从而使肿瘤形成局部浸润和远处转移。肿瘤细胞活跃表达和转化使 EMT 过度，造成浸润和转移；导致伤口修复过程失调，从而影响伤口愈合。

三、癌性伤口的治疗及康复计划

（一）癌性伤口的治疗目标及康复计划

癌性伤口治疗需要多学科合作，权衡治疗和保守之间的利弊。早期原位癌性伤口行手术切除后，指导患者定期每 3 个月、6 个月、1 年随访。教育患者掌握自我观察，如有发现身体皮肤异常破溃、难愈伤口尽早就医。而癌性伤口中晚期患者，治疗目标的重点并非传统的治愈和闭合，更多的是以患者为中心的姑息治疗和临终护理，缓解水肿和伤口发展过程中的症状，减轻疼痛，降低风险防止进一步恶化，维护患者尊严，最大限度地提高患者舒适感和生存质量。

（二）癌性伤口的治疗方式

1. 手术治疗

原发肿瘤（如黑色素瘤）患者在早期行广泛局部切除术和皮瓣移植，但是很多患者常因为无法耐受手术、感染、出血、浸润、多发转移等使手术难以实施。

2. 非手术治疗

根据肿瘤的敏感性选择化疗、放疗和激素疗法，或其他抗肿瘤疗法可以破坏肿瘤细胞，缩小肿瘤和伤口，缓解局部神经血管压迫症状。

3. MLD

与其他仪器相结合可改善创伤近端和创伤区域本身的淋巴管活性，从而减少水肿。随后扩散距离的减少会改善局部氧合和营养，从而加速伤口成分的排出和消除。消肿会减少组织压力，从而降低与炎症相关的疼痛。

4. 光动力治疗

在使用强效药物来防止器官排斥，这些药物也会降低人体抵御癌症并发的能力。这对皮肤来说尤其重要，来自阳光紫外线的伤害会导致暴露部位发生癌前病变（日光性角化症）。这些病变相当广泛，并且比在正常的健康皮肤上更容易发展成侵袭性皮肤癌。光动力疗法在减少日光性角化症数量方面更加有效。

5. 电化学治疗

电化学治疗是将两个电极附着于治疗皮肤区域，然后应用直流电源的电位在组织中启动氧化还原反应。ECT诱导真皮的酸碱值变化，导致潜在胶原基质的改变，重塑/重组组织纠正异常的纤维性胶原基质，促进伤口愈合及改善纤维化，是一种安全、低成本、使用简单的技术。

6. 中草药治疗

中医治病多以方剂为载体，注重整体，采用辨证论治的方法，进行综合治疗，这种思想符合现代治疗学的发展趋势。

（三）癌性伤口的处理

癌性伤口的臭味与坏死组织、细菌定植、感染及浸满渗液的敷料有关。控制伤口气味、伤口渗液，减少伤口换药时的出血及疼痛，应用湿性愈合伤口管理方法以改善伤口症状促进伤口愈合。

1. 清洗伤口

伤口坏死组织较少时直接用生理盐水冲洗伤口；整个创面被肿瘤坏死组织覆盖且坏死组织较厚的恶性伤口，可先用生理盐水清洗伤口，再用3%过氧化氢溶液冲洗3～5分钟后用生理盐水再次进行创面清洗。

有研究表明，一次性脉冲冲洗集污组件可有效清洁癌性伤口，控制癌性伤口患者的恶臭，减少更换敷料的频率。但需注意冲洗压力，根据美国卫生部及欧洲压疮管理小组共同推荐脉冲冲洗的冲洗液压力是8～15 Psi，其为安全有效范围。

2. 清创

清创是清除坏死组织和减少细菌负荷最有效的方法之一。由于感染、组织水肿和脆性增大在清创过程中容易出血，癌性伤口避免激进清创。建议先用湿性敷料水凝胶溶解清除坏死组织或痂皮，进行安全有效的自溶清创。当伤口创面坏死组织或痂皮松软时可采用外科清创与自溶清创联合来加快坏死组织的清除。

3. 控制感染及减少异味

清除坏死组织、减少渗液、抑制细菌（主要是厌氧菌）生长是控制感染和减少异味的主要治疗手段。选择银离子敷料、高糖、蜂蜜敷料或甲硝唑溶液/凝胶抑制细菌生长；选择藻酸盐敷料、泡沫敷料或活性炭敷料吸收渗液，对于面积小的癌性伤口使用造口袋可以收集大量渗液的同时防止异味挥发；活性炭敷料和茶包可以吸收异味，减少患者不适感。

4. 创面细菌培养及做药敏试验

根据检验结果选择敏感抗生素，必要时选用有效抗生素进行全身抗感染治疗以控制伤口细菌的血行感染。

5. 合理选用敷料维持渗液平衡

由肿瘤侵犯引起血管通透性增加，侵犯淋巴管、深部组织形成瘘管或窦道，以及感染都会导致癌性伤口有大量渗液。选用吸附性敷料调整伤口湿度，维持伤口渗液平衡。

（1）少量渗液：使用吸收能力较少的敷料，防止创面过干，如选择水胶体和超薄泡沫敷料等。

（2）中等或大量渗液：使用高吸收渗液量敷料，避免过多渗液浸渍伤口或伤口周围皮肤，选择藻酸盐敷料、泡沫敷料或亲水纤维敷料等，必要时提高换药频率，用新型敷料的同时适当配合使用纱布或棉垫以降低换药成本。

（3）高渗出性瘘管：采用造口袋或伤口引流袋进行渗液收集。敷料根据伤口渗液量和臭味情况进行更换，一般每1～3天更换1次。如果大量渗液无法控制，与主管医师一同评估，抗炎治疗可以减少炎症反应，放、化疗可以缩小肿瘤体积，减少渗出。

6. 淋巴引流

并发淋巴漏、淋巴水肿患者必要时请淋巴水肿治疗师介入治疗，使用MLD，根据创面情况联合压力治疗，或使用肌内效贴贴扎，促进创面水肿的淋巴转运保持正常。伤口本身也会导致潜在的淋巴功能不全，伤口愈合过程中产生的废物积累，通过手法的导引，减少TT和潜在的液体渗出的阻塞，减轻炎症渗出等联级反应的发生和发展，癌性伤口周围慎用MLD和压力治疗，需要经淋巴水肿充分评估。

7. 疼痛管理

由于肿瘤压迫、侵犯神经血管、损伤组织引起末梢神经暴露、继发感染等都可引起疼痛不适。可考虑用疼痛评估工具［可视化模拟评分法（VAS）、数字分级量表（NRS）、

Wong-Baker 面容分级等）评估患者疼痛程度。药物治疗是疼痛治疗中重要的部分，根据 WHO 三阶梯止痛原则，以及患者疼痛性质、严重程度，药物特征（起效、持续时间、用药间隔、不良反应）和患者个体因素来选择适宜药物。局部止痛和敷料选择在减轻伤口相关疼痛方面有很大作用，在创面护理过程中，用生理盐水充分湿润之后再揭除敷料，避免引起疼痛出血等二次伤害，可视患者情况选用利多卡因胶浆或喷雾用于创面，用温盐水冲洗，避免用纱布拭子擦洗增加疼痛。选用防粘连敷料如油纱、含有缓释布洛芬的泡沫敷料等，保持伤口处于一个湿性的环境，并保护裸露的神经末梢，以减少敷料粘连伤口引发疼痛。

8. 伤口微环境管理

慢性伤口床多呈偏碱性且湿度失衡、温度低于理想愈合温度等状态。微环境改变会导致组织氧合异常而长期停滞于炎症期，影响伤口组织的增殖活性及血管化程度。因此，创造有利的伤口床环境是管理癌性伤口有效治疗的重要因素。

9. 创面出血

由于肿瘤细胞侵犯血管，血管脆性增加，感染或血小板降低导致癌性伤口极易出血。因此，在癌性伤口护理过程中应注意以下几点。

（1）保持溃疡面适宜的湿度，防止敷料与创面粘连，移除敷料时出血。

（2）对于易出血创面，选择冲洗的方式清洁创面。

（3）当伤口有少量出血时，采用干棉球压迫止血，也可采用藻酸盐敷料进行局部止血，它刺激血小板粘着/凝集和释放钙离子诱导血小板活化参与伤口止血过程，可达到有效的止血效果。

10. 康复计划

随着近年理疗设备和方法的进展，不少新的物理治疗技术已用于肿瘤的治疗。理疗的特点是无痛苦、收效快、不良反应少、疗效持久等。微波是一种高频电磁波，当微波作用机体组织时，引起组织细胞中水分子、偶极分子和离子的高频震荡。当微波能量低时，产热低，微波理疗具有促进水肿吸收，消炎止痛，增强局部血液循环，提高局部免疫力等特点。微波理疗是使微波辐射作用于机体组织，热效应具有使机体组织血管扩张，血流加快，组织细胞膜通透性增高，组织营养代谢增强，促进组织再生等作用，并且具有解痉、止痛、消炎的作用，低功率微波辐射作用下，炎性反应病灶至炎症介质含量降低，使血管通透性降低，从而抑制炎性反应发展。微波的穿透力强，能穿透衣物、敷料、皮肤进入组织深层，能在床边使用，所以不需要揭开敷料，这种治疗操作简单、安全，患者无较大痛苦，易于接受，所以有明显的疗效。选用微波理疗的理由：微波热疗可以治疗肿瘤，主要利用它的热效应和非热效应起作用。微波穿透力强，能穿透衣物敷料进入组织深层，能床边使用，故无须解开敷料，便于癌性伤口敷料包扎的卧床患者使用。

四、评价指标

1. 伤口面积

伤口面积缩小为好转；伤口面积不变为无变化；伤口面积增大为恶化。

2. 伤口症状

主要包括渗液量、气味等级、伤口疼痛等级。按 Mulder 渗液量分级法、Grocott 伤口气味评分法、VAS 疼痛评分分别对伤口渗液量、气味、疼痛进行评估。

3. 伤口出血情况

根据伤口敷料颜色及换药时出血量判断。

五、案例分析（1）

患者，男性，62 岁，主因声嘶 1 年，加重伴咽痛 1 个月。经诊断为双侧声带中分化鳞癌。于 10 月 23 日在全身麻醉下行喉全切＋颈部淋巴清扫＋气管切开术。术后 3 日，患者切口皮肤肿胀，渗出，皮层脱落，医师请伤口门诊协助换药。

（一）评估

1. 全身评估

患者身高 171 cm，体重 56 kg，BMI 19.31 kg/m²，T 37.8 ℃，P 88 次/分，R 22 次/分，BP 119/87 mmHg。化验结果：白细胞计数 18.22×10^9/L，红细胞计数 3.48×10^{12}/L，血红蛋白 124g/L，嗜中性粒细胞百分比 94.6%，总蛋白 59g/L，白蛋白 34.9g/L，葡萄糖 6.02 mmol/L，钾 3.7 mmol/L。痰培养：星群链球菌（＋＋），目前患者状态：身体功能处于低下状态。心理方面：焦虑、坐卧不安。

2. 影响伤口不愈合的因素

（1）术后气管插管，而下颌愈合不良形成了瘘管，因手术对气道黏膜刺激导致术后从插管处和瘘管处涌出大量痰液，下颌内的痰液直接从瘘口流出，污染创面。

（2）创面微环境污染影响愈合。

（3）创面及周围组织肿胀。

（4）确定伤口表面细菌培养，对症治疗。

（5）营养差。

（6）生物膜的形成。

（7）患者依从性差。

（8）恶性肿瘤。

（9）多个创面。

3. 创面首次评估（图 12－0－1）

（1）伤口大小及深度共两处：①瘘管，可探及喉部，面积 1.5 cm × 1.5 cm；② 15 cm × 9.7 cm，深度 1 cm。

（2）位置：下颌部，气管插管周围 10 点至 5 点。

（3）皮肤周围红肿明显（＋＋），颈部粗大。

（4）颈围：44.7 cm。

（5）创面渗液，痰液和渗出液混合。

（6）渗出量：大量。

（7）创面肉芽状态：肉芽呈粉色（水肿）。

（8）气味：腥臭味。

（9）温度：由于不容易包扎，患者换药前后应确保保暖。

（10）疼痛：换药前 4 分、换药中 7 分、换药后 4 分。

（11）浸渍：不能有效管理渗液和痰液。

（12）关节活动度：颈部活动度高，指导患者日常训练。

（13）血管评估：颈部血运相对丰富。

（14）伤口边缘：边缘不整齐。

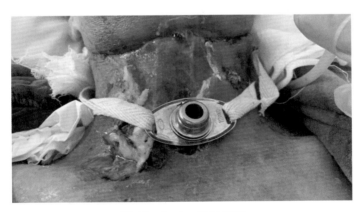

图 12－0－1　患者创面

（二）处理方法

1. 目标

管理渗液，促进创面愈合；出血护理，水肿护理；疼痛护理；瘘口愈合；保护气管插管周围皮肤护理；异味护理。

2. 护理过程

（1）第 1 天

评估：患者创面为术后不愈合，并存在扩大趋势。创面共两处。①下颌部存在瘘口，有大量痰液溢出，并存在腥臭味道，污染创面。②气管插管周围 10 点～5 点位置，创面由于 1 点上方的瘘口漏出痰液，以及插管处大量痰液，创面污染严重。患者更换敷料疼痛难忍，提前和医师沟通服用止疼药。换药时保证手法轻柔。使用接触面为硅酮类贴面的敷料，减轻疼痛，减少出血（图 12-0-2）。

处理方案：瘘口与创面进行分离，将气管切开进行保护。频次：每日更换 1～2 次（更换频率以渗出液为评定标准，可减少异味）。使用敷料：瘘管处给予盐水纱条引流，分离创面，利于渗液管理；创面给予湿性保护，硅酮泡沫敷料覆盖创面；给予患者调整颈部系带，并给予 MLD。

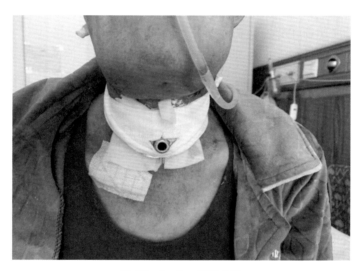

图 12-0-2　处理方法

（2）第 2 天

评估：打开敷料，创面渗出量较前明显减少，进一步给予分离瘘口和创面，并给予负压吸引治疗。

处理方案：为防止负压漏气，使用防漏贴环，将瘘口和气管插管处分别固定（提醒：注意气管插管固定扣的下方使用防止压伤的敷料，图片中固定在上方有器械性压疮的危险，不推荐），将医用负压泡沫敷料进行剪裁，其大小略大于创缘约 0.2 cm，以保证给予负压发生泡沫回缩时，不会露出创面。负压值为 0.1kPa，使用墙壁吸引加压流量表调控微负压（图 12-0-3）。

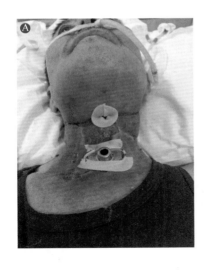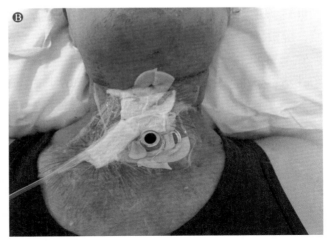

图 12-0-3　负压处理

（3）第3天

评估：患者出现发热，38.3 ℃，给患者更换处理方式。急查血常规：白细胞计数 $20.69 \times 10^9/L$，红细胞计数 $3.66 \times 10^{12}/L$，血小板计数 $259 \times 10^9/L$，嗜中性粒细胞计数 $19.18 \times 10^9/L$，考虑患者上呼吸道感染，给予连花清瘟胶囊口服，后患者体温降至 37.3 ℃（图 12-0-4）。

处理方案：打开敷料，创面新鲜，患者主诉不愿意继续使用墙壁负压，行动受限制。更换敷料，使用生理盐水湿敷，并包扎，继续观察。更换频次：1 次/日。

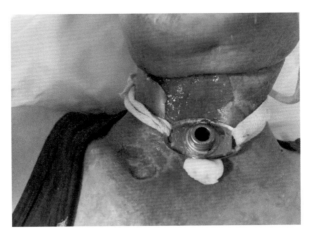

图 12-0-4　发热时伤口处理

（4）第7天

评估：创面肉芽增生速度较快速，瘘口渗出减少。

处理方案：根据创面情况，机械清除创面表面高起的肉芽，选择使用乳酸依沙吖啶，湿敷创面。频次每日 1 次。使用 MLD 手法，每日 1 次。测量颈围：42 cm。

（5）第 11 天

评估：瘘口愈合，创面呈粉红色，患者及其家属满意（图 12-0-5）。

处理方案：继续乳酸依沙吖啶湿敷。

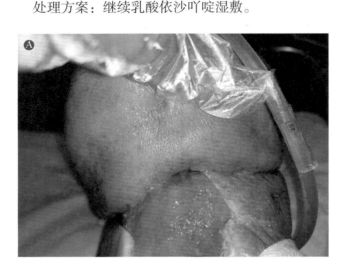 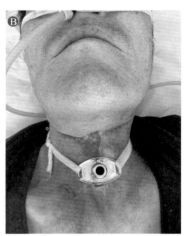

图 12-0-5　瘘口愈合

（6）第 28 天

患者出院，创面面积 2 cm × 4 cm，100% 的粉红色组织。指导家属返程后，每日湿敷 1 次，1 周可复查。

（三）治疗效果评定

通过评估患者基本情况，给予患者换药治疗结合 MLD 治疗。加速患者创面的循环，提高患者身心疗愈，加速下颌肿胀的消退，利于瘘口的愈合（图 12-0-6）。

创面愈合过程中，我们梳理了与淋巴水肿相关的知识。MLD 作用：与其他仪器相结合可改善创伤近端和创伤区域本身的淋巴管活性，从而减少水肿。随后扩散距离的减少会改善局部氧合和营养，从而加速伤口成分的排出和消除。消肿会减少组织压力，从而降低与炎症相关的疼痛。癌性伤口，我们需要真正评估患者目前首要的问题、潜在问题等。如是否有禁忌证等。

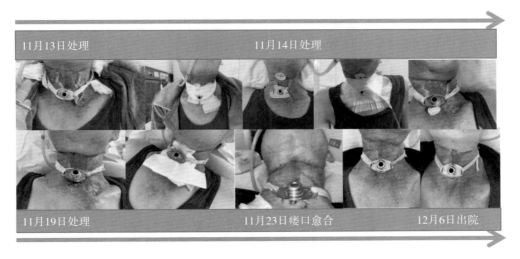

图 12-0-6　创面愈合过程

六、案例分析（2）

患者，女性，63 岁，宫颈癌术后，放、化疗 3 年余，右腹股沟淋巴结肿大溃疡 1 年余。2009 年患者自述无明显诱感白带异常增多，无阴道流血、腹痛症状。经检查确诊为宫颈癌，行维持性放疗、后装、化疗。2021 年出现右腹股沟淋巴结肿大，破溃，放疗30 次后，肿块缩小，但创面难愈合。2021 年 10 月肿块再次进行性扩大、流脓，门诊行抗感染换药治疗，2022 年 1 月 6 日患者要求化疗收入肿瘤科住院治疗。

（一）评估

1. 全身评估

T 36.5℃，P 80 次 / 分，R 19 次 / 分，BP 110/70mmHg，神志清楚。右下肢腿围较左下肢粗。右腹股沟见 2 个皮肤溃疡创面，中度癌痛 NRS 评分 4 分。

2. 专科检查

（1）伤口评估。右腹股沟见 2 个创面，从上至下：①伤口面积 6.4cm × 3.0cm × 2.6cm，组织呈菜花状，颜色为 100% 灰色，9 至 6 点方向可见 2.6cm 深的潜行，大量褐色渗液，腐臭味，创面下方组织发硬，轻度触痛，面积 2.5cm × 5.5cm，周围皮肤色素沉着；②伤口面积 1.4cm × 0.6cm × 2cm，4 点方向可见 2cm 深的窦道与潜行相通（图 12-0-7）。

（2）右下肢淋巴水肿评估：皮肤褶皱增厚，凹陷性水肿明显，Stemmer 征阳性，分期为 2 期（图 12-0-8）。用测量板和卷尺进行双下肢各点周径测量（图 12-0-9 ～ 12-0-11），双下肢测量值对比见表 12-0-1。

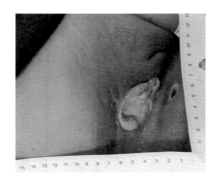

图 12-0-7　右腹股沟伤口评估

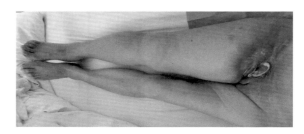

图 12-0-8　右下肢淋巴水肿评估

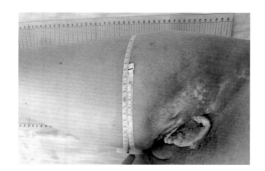

图 12-0-9　右大腿 63cm 处的周径

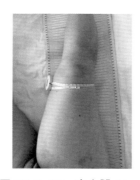 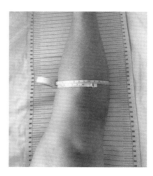

图 12-0-10　右大腿 44cm 处的周径　图 12-0-11 右小腿 28cm 处的周径

表 12-0-1 双下肢各点周径测量值对比

测量位置 /cm	日期	健肢（左侧）cm	患肢（右侧）cm	患肢增粗 cm
踝上 /9	2022.01.18	19	21.5	+2.5
小腿 /28	2022.01.18	27.5	31.5	+4
大腿 /44	2022.01.18	30.5	40	+9.5
大腿 /63	2022.01.18	43	58	+15

3. 辅助检查

（1）实验室检查：白细胞细胞计数 15.89×10^9/L ↑，中性粒细胞绝对值 11.79×10^9/L ↑，白蛋白 34.8 g/L ↓，血红蛋白 93 g/L ↓，尿酸 489 umol/L ↑，降钙素原 0.097 ng/mL ↑，白介素 57.04 pg/mL ↑，超敏 C 反应蛋白 50.9 g/L ↑，恶性肿瘤特异性生长因子 95.4 u/mL ↑，糖类抗原 CA125 104.6 u/mL ↑，人附睾蛋白 4204.3 u/mL ↑。伤口分泌物细菌培养结果：大肠埃希氏菌感染。

（2）CT 及 B 超检查：宫颈癌及肺部、左右腹股沟淋巴结转移，右腹股沟淋巴结肿大、破溃、感染。

诊断：①宫颈癌；②左右腹股沟淋巴结转移，肺部、右髂骨转移（待排查）；③右腹股沟淋巴结转移伴皮肤破溃、流脓；④宫颈癌放、化疗进展；⑤恶性肿瘤维持性化疗及靶向治疗；⑥右腹股沟中度癌痛 NRS 评分 4 分；⑦右下肢 2 期慢性淋巴水肿；⑧轻度肺动脉高压，二尖瓣、三尖瓣轻度关闭不全。

（二）处理方法

1. 全身综合治疗

（1）抗癌化疗联合靶向治疗；选用贝伐珠单抗 800mg+ 紫杉醇 200mg+ 顺铂 110mg，分 3 天治疗。

（2）抗感染治疗：根据药敏使用头孢西丁钠 1.0g 静脉滴注，2 次 / 日。

2. 局部治疗

伤口处理与淋巴水肿 CDT 治疗。

（1）评估：同专科检查中的伤口和淋巴水肿评估。

（2）伤口及淋巴水肿诊断：癌性创面合并右下肢 2 期慢性淋巴水肿。

（3）处理步骤：包括以下 5 个步骤。

第一步：碘伏消毒伤口周围皮肤，清洗腹股沟创面，干纱布填塞潜行、窦道及覆盖创面，防止 CDT 治疗时渗液流出污染床单（图 12-0-12）。

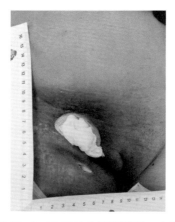

图 12-0-12 干纱布填塞潜行、窦道

第二步：行右下肢淋巴水肿 CDT 治疗。首先，皮肤护理→从右足趾到右腹股沟进行皮肤清洁、待干，之后用赛肤润涂擦，保持皮肤滋润（图 12-0-13）。其次，行手法引流→轻抚锁骨上窝及胸骨旁、右肋缘、腋窝、背部淋巴结，再行右大腿前后、内侧向外侧按压引流，逐步排空前端淤积的淋巴液；后顺序按压引流腘窝、膝关节、小腿前后、内外侧、踝部、足部的淋巴液（图 12-0-14）。

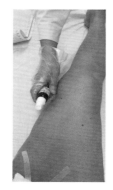

图 12-0-13 皮肤护理

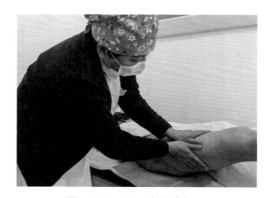

图 12-0-14 手法引流

第三步：手法引流后创面换药。首先，用碘伏再次消毒创面周围皮肤，0.9% 的生理盐水冲洗干净创面，纱布蘸干。然后，用中成药玉肤膏＋纱条填塞潜行和窦道（图 12-0-15），腐化菜花状黄褐色组织并除臭。当组织呈黄色腐肉时即予清除，既可防止创面出血，又去除和抑制癌性组织的快速生长（图 12-0-16）。最后，纱布包敷，胶布固定，每天换药一次。根据坏死组织清除情况，使用吸收渗液的亲水纤维银或藻酸盐促进肉芽生长，促进创面愈合（图 12-0-17）。

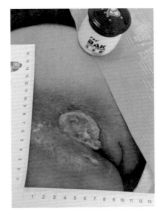

图 12-0-15　玉肤膏 + 纱条填塞

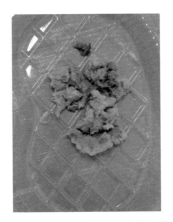

图 12-0-16　清除菜花状黄色腐肉

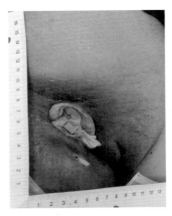

图 12-0-17　亲水纤维银或藻酸盐吸收渗液

第四步：换药后，再低延展压力绷带包扎，衬垫 +8 字低延展压力绷带从足部至大腿包扎，保持和增强消肿效果（图 12-0-18）。

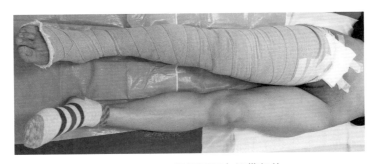

图 12-0-18　低延展压力绷带包扎

第五步：指导患者并掌握足、踝、膝关节、肢体功能锻炼和家庭自我照护方法，让患者观看录制的下肢功能锻炼视频。

3. 健康教育

让患者观看和讲解录制的下肢功能锻炼视频，指导患者按视频的方法进行足、踝、膝关节功能锻炼，随治疗的好转，让患者和家属掌握自我缠绷带和居家照护的方法。定期复查 CT 和 B 超，了解癌症转移和治疗维持状况。

4. 随访

坚持每天门诊换药和根据病情变化调整右下肢间断或不间断地手法引流、低延展压力绷带包扎治疗。

（三）治疗效果评定

右腹股沟伤口感染得到有效控制，创面逐步缩小，右下肢慢性淋巴水肿减轻（图12-0-19）；双下肢各点周径测量值对比见表 12-0-2。

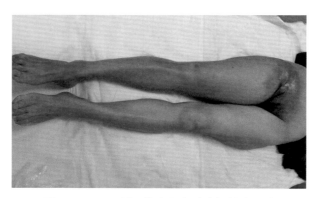

图 12-0-19　创面缩小和水肿减轻的右下肢

表 12-0-2　双下肢各点周径测量值对比

测量位置 / cm	日期	健肢（左侧）cm	患肢（右侧）cm	患肢增粗 cm
踝上 / 9	2022.01.18	19	19	0（↓ 2.5）
小腿 / 28	2022.01.18	27.5	28	+0.5（↓ 3.5）
大腿 / 44	2022.01.18	30.5	33	+2.5（↓ 7.0）
大腿 / 65	2022.01.18	43	47.5	+4.5（↓ 10.5）

总结：

（1）针对性的全身综合治疗至关重要：首先，化疗联合靶向抗癌治疗，抑制癌细胞的生长与转移速度；其次，抗感染、镇痛，有效改善患者的症状和不适。

（2）采用独特的中西医结合局部创面治疗：运用活血化瘀的中成药"玉肤膏"，腐化癌变组织，使其失活；同时，膏药持有的芳香，可去除癌变组织的恶臭味。随着腐化癌性组织的清除，优化选用湿性敷料，如吸收渗液的亲水纤维银或藻酸盐达到加快创面的愈合。

（3）规范的右下肢淋巴水肿 CDT 治疗：皮肤护理、手法引流、低延展压力绷带包扎、肢体功能锻炼和居家自我照护，五个消肿疗法步骤环环相扣，实施后第三天患者可不坐轮椅，步行就诊，快速改善患者行走困难的问题。

（4）个性化心理疏导：根据患者独居特点，倾听和引导患者多宣泄，讲生活轶事、笑话，让患者始终保持愉悦、乐观的心境，积极配合抗击癌症，延迟复发，提高生存质量。

（杨颖　王光扬）

参考文献

［1］约阿希姆·楚特，史蒂夫·诺顿.淋巴水肿管理［M］.4 版.张路，宋坪，高铸烨，等译.北京：北京科学技术出版社，2020.

［2］梅会融，肖迎春，张凤芳，等.人文关怀护理在晚期乳腺癌并发癌性伤口患者中的应用［J］.齐鲁护理杂志，2021，27（5）：37－39.

［3］何其英，汤亚箐，刘晓艳.改良负压治疗技术及微信随访在居家慢性伤口延续护理中的应用［J］.护理学杂志，2018，33（12）：79－80.

［4］刘艳，范湘鸿，王艳.癌性伤口护理方法及效果的 Meta 分析［J］.中华护理杂志，2020，55（1）：55－61.

［5］李金兰.徒手淋巴引流联合功能锻炼在乳腺癌患者术后的应用［J］.当代护士，2021，28（9）：123－126.

［6］左红群，江锦芳，兰园淞，等.一次性脉冲冲洗集污组件在恶性肿瘤患者癌性伤口冲洗的应用［J］.中华肿瘤防治杂志，2018，25（S2）：297－298.

［7］董珊，蒋琪霞，汤雨佳，等.给氧负压伤口治疗改善伤口微环境对组织增殖活性及血管化的影响［J］.医学研究生学报，2020，33（4）：408－412.

［8］DANA M HUTCHISON，AMIR A HAKIMI，AVIN WIJAYAWEERA.Electrochemical treatment of ex vivo human abdominal skin and potential use in scar management：a pilot study［J］.Scars Burn Heal，2021，4：1－8.

［9］VILLELA – CASTRO D L，WOO K. Polyhexanide versus metron – idazole for odor management in malignant（Fungating）wounds：a double – blinded，randomized，clinical trial ［J］. J Wound Ostomy Continence Nurs，2018：1 – 6.

［10］KELECHI，TERESA J，PRENTICE，et al. Palliative care in the man – agement of pain，odor，and exudate in chronic wounds at the end of life：a cohort study ［J］. J Hosp Palliat Nurs，2017，19（01）：17 – 25.

［11］KATHLEEN FINLAYSON B N，ALEXANDRA L. Topical opioids and antimicrobials for the management of pain，infection，and in – fection – related odors in malignant wounds：a systematic review ［J］. Oncol Nurs Forum，2017，44（5）：626 – 632.

（杨颖）

第十三章

瘢痕与水肿

一、概述

伤口愈合是当外力或自身因素导致组织完整性受损，机体即时启动的一系列复杂、连续、有序的生理过程。瘢痕是当皮肤受到破坏，伤口愈合启动即开始的反应，也是伤口过度愈合的最终结果。瘢痕作为一种病理性改变，通常出现在如烧伤、创伤或复杂手术，甚至一些微不足道的皮肤损伤（抓伤、粉刺、痤疮等）所形成的并发症。

在发达国家估计有 1 亿人因外科手术、烧伤和外伤而产生瘢痕。其中 2500 万人来自外伤，约有 1100 万人有蟹足肿的问题，91% 的术后患者有改善切口愈合质量的愿望，15% 的患者不满意切口愈合或认为瘢痕影响美观。

二、病理生理

（一）伤口愈合与瘢痕形成

瘢痕愈合是纤维组织生成和胶原蛋白沉积，而非组织再生。是相对无血管和无细胞的胶原团块，在一定程度上恢复组织的拉伸强度和功能。当伤口边缘不整、污染、组织缺损和二期愈合均可能导致明显的瘢痕。

伤口通过收缩和表皮细胞再生促进愈合和恢复韧性，瘢痕组织是伤口修复性愈合过程的延伸。只有伤口快速愈合，在伤口愈合的再生和修复之间达到一个平衡，才能形成瘢痕的最小化。

伤口愈合是机体对组织损伤产生的细胞反应，涉及角质细胞、成纤维细胞、内皮细胞、巨噬细胞和血小板激活。伤口愈合过程分为四个阶段：止血期、炎症期、增殖/修复期、成熟/重塑期。当组织完整性遭到破坏、出血，受损部位血小板迅速凝集，激活凝血因子，产生纤维蛋白原形成纤维蛋白，与细胞外基质成分及纤维连接蛋白连接，形成稳定的凝块，从而封闭受损的血管。同时，伤口边缘的表皮细胞失去与上皮细胞及其基底膜的接触，触发细胞迁移的信号，与相邻的基底表皮细胞进行分裂。随着纤维蛋白原凝块的分解受损，细胞激活补体系统；一些分解产物、纤维连接蛋白和白细胞的溶酶体及细胞因子（生长因子、白细胞介素、肿瘤坏死因子、干扰素等）的趋化作用，导致嗜中性粒细胞、巨噬细胞、肌成纤维细胞和成纤维细胞的大量涌入至受损部位，损伤区域血管扩张、血管通透性代偿性增加，并通过吞噬作用杀灭细菌和碎片。这时伤口愈合进入下一阶段：炎症启动。临床上表现为红斑、肿胀和热，常伴有疼痛。

伤口修复通过细胞的协调活动和细胞间通信，以及巨噬细胞吞噬促进愈合向增殖阶段过渡。细胞因子和生长因子与靶细胞上的受体结合并刺激该细胞移动、分裂和产生更多的细胞。在新生血管形成后，伤口边缘角细胞和成纤维细胞活化。在对 TGF-β1 的反应中，成纤维细胞分化成肌成纤维细胞收缩伤口，并帮助重塑细胞外基质（ECM）。ECM 通过整合蛋白的受体与细胞相互作用，在伤口愈合中发挥积极作用。例如，血小板活化、上皮细胞迁移和成纤维细胞运动。因此，当伤口部位的新生血管形成，进而开始胶原沉积、肉芽组织形成、伤口收缩和上皮化。上皮细胞开始增殖并在伤口表面迁移以关闭伤口。当上表皮化完成之后，真皮肉芽组织重塑形成瘢痕，该替代组织会适应生物力学需要。

伤口修复愈合过程涉及胶原蛋白的重塑和重组。成纤维细胞由局部的间质细胞转化而来，通常在组织损伤 24 小时内在伤口中出现，到第 10 日开始占据主导。它们能连接血凝块里的纤维蛋白基质增殖，并生成构成基质的糖蛋白和黏多糖。成纤维细胞也合成胶原蛋白，胶原蛋白是身体的主要结构蛋白，占真皮干重的 70%～80%。胶原蛋白在损伤后第 2 日开始生成，此时的胶原蛋白是一种缺乏强度的无固定形状的凝胶。在受损第 5 日胶原蛋白生成达到最大值，并且持续至少 6 周。生成的胶原蛋白基质可刺激血管生成，肉芽组织是胶原蛋白生成和毛细血管生长联合作用的结果。胶原蛋白分为 19 种类型，其中存在皮肤、肌腱和骨骼 90% 的主要为 I 型胶原蛋白。成纤维细胞在初期产生无序的 III 型胶原蛋白，后期逐渐被 I 型胶原蛋白有序地取代（图 13-0-1）。正常皮肤 I 型胶原蛋白和 III 型胶原蛋白的比例为 4:1。此外，有些成纤维细胞产生收缩蛋白，称为肌成纤维细胞，它们具备平滑肌细胞的特征，且有收缩能力，将伤口边缘牵拉到一起。随着时间的推移，纤维交联并沿着张力线排列，以增加伤口的抗拉强度。新生肉芽拉伸强度不会超过受伤前的 70%～80%。随着修复形成瘢痕，肌成纤维细胞通过细胞凋亡而消失。

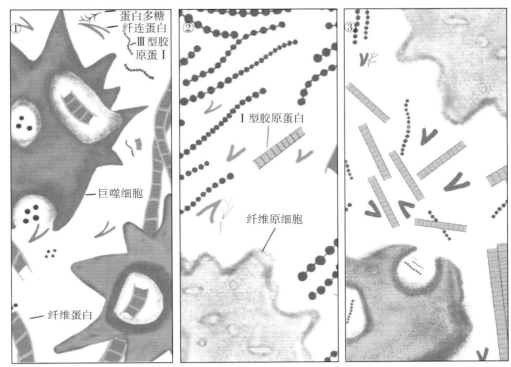

A. 当新的细胞外基质沉积在伤口部位时，最初的纤维蛋白凝块被细胞外蛋白水解酶和吞噬作用所溶解。
B. 在去除纤维蛋白的同时，还沉积了由蛋白多糖、糖蛋白和Ⅲ型胶原蛋白形成的临时基质。
C. 修复反应的最后阶段。最终，在细胞外和细胞内消化的联合作用下，
临时基质被去除，而富含Ⅰ型胶原蛋白的最终基质被沉积下来。

图 13-0-1　伤口愈合修复阶段

　　在急性上皮化阶段，薄层瘢痕组织形成并随时间的推移而增厚。最初的瘢痕组织是深粉红色的。无论正常皮肤色素沉着与否，这种情况都会变成亮粉色。最初始的胶原蛋白以不规则排列的Ⅲ型胶原蛋白为主，随着重塑的进行逐渐被纵向排列整齐的Ⅰ型胶原蛋白取代。这个重塑过程可能需要长达两年的时间，因此愈合初期的伤口容易出现再次破损。在慢性伤口上皮化阶段，瘢痕组织可能是肥厚的，甚至表现为瘢痕疙瘩或过度角化等病理性的改变。在瘢痕过度增生或未成熟瘢痕中，Ⅲ型胶原蛋白可高达33%。

（二）水肿与瘢痕形成

　　水肿被定义为由组织间隙的液体增多聚集导致的局部体积扩大引起的可触及肿胀。局部水肿可由多种疾病引起，包括反复感染、热烧伤和慢性静脉功能不全（CVI），如深静脉血栓形成或静脉瘀滞及过敏反应等。当毛细血管动力学发生改变，毛细血管压升高或毛细血管通透性增加可导致毛细血管超滤，同时淋巴回流不能负荷过多的滤过液会导致水肿发展。当淋巴系统不足以承担过量的毛细血管渗透时，即高输出性淋巴系

统功能衰竭。高输出性淋巴系统功能慢性衰竭的情况下，可出现水肿和淋巴水肿的混合形式。

由于伤口愈合机制错综复杂且有重叠，伤口延期不愈通常不是单一的因素导致。但当局部组织缺血和神经病变在止血阶段和炎症阶段损害趋化性时，组织坏死和感染改变炎症平衡并争夺氧气，伤口不稳定因素会破坏肌成纤维细胞活性、胶原沉积和交联。炎症期血管活性物质可使组织液和细胞成分聚积，内皮细胞的变化可使细胞和组织液从循环系统迁移到组织间隙中，在临床上表现为水肿或肿胀。皮肤作为免疫系统的一个器官，可以释放出强大的信号化学物质，如组胺，从而激活免疫系统的其他成分，也会导致皮肤在有外来物质存在的情况下变红和肿胀。水肿是组织愈合的必然反应，但过度水肿不能及时控制及改善，会导致持续的细胞和组织损伤。

任何长时间降低皮肤血流量的因素都可能会影响皮肤血流灌注造成缺血性损伤。血流灌注不足会影响伤口愈合的成熟/重塑阶段，也可能影响 ECM 排列及Ⅲ型胶原蛋白重塑，导致Ⅲ型胶原蛋白无法顺利被Ⅰ型胶原蛋白所取代。同时水肿导致局部创面呈现病理性纤维化改变，肌成纤维细胞会持续存在，通过增加基质合成导致纤维化，造成伤口收缩。如果组织损伤长时间未能控制，急性炎症有转为慢性炎症的可能，而纤维增生和瘢痕组织增生是慢性炎症的特征。过度纤维化形成瘢痕会影响正常的器官功能，如导致皮肤瘢痕疙瘩。

缺氧是可能导致病理性瘢痕形成的因素之一。由于内皮细胞肿胀和内皮细胞密度的增加，瘢痕中闭塞或部分闭塞的微血管数量增加，导致组织缺氧。而萎缩性瘢痕早期有真皮水肿伴血管周围渗出，出现弹力蛋白溶解和肥大细胞缺乏，胶原蛋白束中出现明显的成纤维细胞和微纤丝减少，因此早期病变通常呈现"皮肤红斑"。

热损伤患者增生性瘢痕发生率高于手术、创伤，烧伤后增生性瘢痕发病率为32%～94%。热能作用于皮肤，导致周围组织损伤及细胞死亡。热损伤破坏的毛细血管导致体液和小分子蛋白质随细胞迁移进入细胞外间隙，使周围组织迅速发生水肿。周围组织的充血，相关体液的迁移影响循环再灌注，当复苏进行血容量补充时有继发性水肿的可能。同时淤血水肿区域的蔓延、缺氧引发细胞凋亡坏死，导致坏死区域增大。因此，限制坏死区域将对瘢痕预后有直接的影响。

三、瘢痕的分型及临床表现

瘢痕分级时应参考一些特定参数，包括瘢痕的颜色、大小、厚度、质地、高低形态、症状严重程度（如疼痛、瘙痒）、患者的舒适感，以及有无焦虑、抑郁等心理问题等。应用已开发的各种测定工具，如温哥华瘢痕评定量表（vancouver scar scale，VSS）、曼彻斯特瘢痕评定量表（matching assessment of photographs and scars，MAPS）、斯托尼布鲁克瘢痕评估量表（stony brook scar evaluation scale，SBSES）、视觉模拟评分表（visual analog scale，VAS）以及患者和观察者瘢痕评估量表（patient observer scar assessment scale，POSAS）。瘢痕成熟的平均时间是 9 ～ 12 个月，为平整且基本无症状。未满 1 年的瘢痕归为未成熟瘢痕，可随着时间进展而变成熟。成熟瘢痕的组织学特征为：增厚的胶原蛋白束和成纤维细胞的走行与表皮平行排列，真皮下血管通常垂直于表皮。早期瘢痕中有较多的炎性细胞，一般在一个月后恢复正常；瘢痕皮肤内血管在受伤后 1 ～ 3 个月密度增加。随着瘢痕不断成熟，真皮内血管数量逐渐减少但管径增大。颜色逐渐与周围皮肤颜色近似，表面不见扩张的毛细血管，厚度变薄，质地变软，不适症状消失。未成熟瘢痕局部颜色红，表面可见扩张的毛细血管，厚度可达数毫米到数厘米，表面粗糙，质地较硬，无弹性，存在明显不适，可有畸形出现。根据组织形态特点瘢痕又可分为普通瘢痕、萎缩性瘢痕和病理性瘢痕三种常见类型。病理性瘢痕包括增生性瘢痕和瘢痕疙瘩。

普通瘢痕：由皮肤损伤引起，可短时间愈合。伤口愈合的炎症过程及纤维增生期短。表现为扁平或轻度突起，无痛，颜色与周围皮肤接近。线状瘢痕为扁平且狭窄。随着时间推移可消退，融合在周围组织中。

萎缩性瘢痕：发生于真皮和皮下组织出现缺失或完整性受损时，如腹部妊娠纹。见于怀孕或创伤、肥胖，没有表皮损伤。或伴有严重创伤或炎症的凹陷性瘢痕，如痤疮和水痘。

增生性瘢痕：通常发生于伤口边界内，与长期炎症阶段有关。瘢痕隆起、变宽，伴有疼痛、瘙痒，呈典型的红斑、紫罗兰色、色素沉着的外观，可逐渐变成正常的颜色，通常见于伤口上皮化 23 天，可持续 15 个月。部分增生性瘢痕可能在受伤后的 2 年才能稳定。

瘢痕疙瘩：又称蟹足肿，因瘢痕疙瘩（keloid）一词来源于蟹足肿（cheloid）。临床特征是瘢痕扩展到伤口的原始边界外，往往隆起伴色素沉着、瘙痒和疼痛。瘢痕疙瘩可在损伤后一年后开始发展，萎缩可能性小。与增生性瘢痕相比，组织学上是混乱的胶原纤维排列，胶原交联不齐导致不稳定性瘢痕；胶原纤维较厚，Ⅲ 型胶原、硫酸软骨素和黏多糖密度较高。瘢痕疙瘩中肥大细胞增多，组胺产生增多并伴瘙痒。

有研究表明，伤口愈合后水分通过瘢痕组织蒸发的速度较快，可能需要一年以上的时间才能恢复到创伤前的水平。因此，防止干燥也有助于对抗瘢痕所带来的瘙痒，瘙痒可能导致新愈合的区域再次受伤。

四、治疗原则

瘢痕严重的程度受以下有关因素影响：①个体瘢痕易感性；②创面的严重程度和类型；③治疗的干预措施；④愈合过程中的并发症。纤维化是所有人体组织的修复机制，但当组织损伤超过再生愈合的程度，过度纤维化致瘢痕形成。因此，控制愈合过程，促进伤口愈合，避免过多或异常的 ECM 沉积及其对相关功能的影响是优化瘢痕治疗的目标。

（一）伤口治疗

1. 评估

在评估的过程中，任何皮肤损伤的患者都应进行全面评估并尽早进行规范化的评估与治疗，以防并发症的发生和伤口恶化。这个评估内容包括收集有关皮肤损伤的原因、受伤时间、地点、部位、类型或瘢痕形成的相关信息、存在的时间长短。评估应包括临床病史、体征和症状、自身疾病的危险因素的存在，以及考虑有无长期服用的药物、既往的手术史和伤口史，收集影响伤口愈合的风险和病因因素。

2. 治疗

（1）清洁/清创：清除碎片和坏死或无痛组织。清洁是伤口护理的重要组成部分，是感染预防和治疗的关键部分，需要加强重视的部分。伤口清洁应清除：①伤口床上的污物；②碎屑；③异物；④感染伤口内的微生物；⑤表皮脱落；⑥残留的敷料；⑦过量的渗出物和结痂；⑧伤口边缘和周围皮肤的过度角化。一方面，应以无细胞毒性清洁液进行冲洗，以减少细菌在伤口的计数，并促进良好的愈合。应尽可能温和地进行清洁，以免损伤表皮的下层（负责再生和愈合）。另一方面，在被严重污染或受感染的伤口中，应积极、彻底和尽可能频繁地进行清洗，以消除生物膜。当生物膜对冲洗没有反应时，建议手术清创打破生物膜诱导的感染的恶性循环。

（2）感染控制、识别和治疗感染：如伤口无临床感染迹象，应避免常规使用局部或全身抗生素。当伤口有感染的临床症状，或由于伤口出现生物膜导致恶化或缺乏愈合征象时，通过组织活检或细菌培养等技术检查确定细菌生物负荷。治疗深层组织感染、蜂窝织炎、菌血症或败血症。

（3）根据伤口护理原则和伤口愈合的不同阶段选择敷料。根据伤口及周围皮肤的特点、渗出情况、是否存在细菌生物膜、患者的需求，以及敷料的特性选择合适的敷料。

（4）伤口或瘢痕溃疡/瘢痕水肿的管理：①评估患者水肿程度、伤口和周围皮肤状况、患者的活动能力等情况，选择治疗方法。②抬高患肢、增加关节活动促进静脉及淋巴回流。③通过手法引流开通伤口周围侧支循环，增强液体的回流，改善局部的液体聚集，以达到减轻水肿的目的。减少受损区域局部粘连瘀滞，软化瘢痕组织纤维化的状态。④应用肌内效贴贴扎术于伤口周围/瘢痕正常皮肤区域，以促进局部血液与淋巴循环，缓解疼痛；加速代谢产物及病损炎症物质转运，缓解局部炎症反应，减轻肿胀。⑤压力治疗。根据对患者的评估选择压力治疗的类型和程度。合适的压力绷带或压力衣可通过压力辅助改善炎症和微血管增生，减少毛细血管过滤，增加淋巴回流。须严格注意压力大小，根据伤口部位制定压力梯度和敷料更换的频率。需特别注意瘢痕处伤口与周围压力的调整。⑥创面药物治疗：生长因子、以干细胞为基础的疗法促进皮肤再生和抗纤维化特性药物用于优化创面愈合。

（二）瘢痕的康复管理

1. 采取预防性皮肤护理措施

瘢痕按摩可以放松紧绷的肌肉和功能性挛缩。由于按摩有放射效应（传入外周神经的刺激，有肌肉松弛、疼痛减轻和整体舒适感）和机械效用（改善静脉淋巴回流和肌纤维之间的运动）的作用。瘢痕按摩可以改善疼痛、瘙痒和瘢痕的柔韧性，以及缓解患者的焦虑等。但要注意按摩力度必须缓慢、轻柔、轻压力。目前，还没有明确哪些按摩技术推荐使用，何时开始使用及治疗持续时间的指南。

新再生的表皮被毛囊内的黑色素细胞所覆盖。有实验和临床证据表明，紫外线照射于新近愈合的瘢痕会导致黑色素细胞反应增加和色素沉着。防晒是减少瘢痕色素沉着的关键。可通过防护服、防晒霜、生活方式以及行为的改变防晒措施进行预防，直到成熟阶段结束（特别是烧伤需持续时间不少于一年）。

由于瘢痕的上皮附属体（汗腺、皮脂腺）异常或未恢复正常功能之前，应使用润肤/保湿霜或乳液来保持愈合的皮肤湿润，给予舒缓和保护。保持皮肤湿润的方法可能包括护肤霜，含芦荟、凡士林、植物油（椰子油）和硅霜等产品。以喷雾、凝胶或凝胶片形式使用的硅酮治疗，可减少应用瘢痕区域经表皮的水分流失，减轻瘢痕增生并有助于瘢痕成熟。

2. 润肤剂和保湿剂

两者均通过减少表皮的水分流失或将水分带到皮肤表面来保持皮肤水分充足。润肤剂是化学物质的复杂混合物，是专门为使皮肤表层更柔软、更有弹性而设计的产品，通过减少蒸发来增加皮肤的水分。润肤剂是用来软化和平滑皮肤鳞片，帮助皮肤减少粗糙和剥落。它也是隔离剂：对皮肤提供保护物质，防止水分（水）流失。润肤剂包括硅酮（二甲基硅氧烷、环甲基硅氧烷）、植物油（葡萄籽油、芝麻油、霍霍巴油等）、黄油（可可脂、乳木果油）、醇类（硬脂醇、鲸蜡醇）和石油衍生物（凡士林、矿物油）等。保湿剂是用来减少水分流失的物质，尤指润肤露或食品添加剂，是一种吸湿物质，用来保持物体湿润，它与干燥剂相反。保湿剂含有亲水基团分子，通常是羟基。保湿剂通过吸收功能来吸收和保持周围空气中的水分，将水蒸气吸入物体表面下，与水分子结合增加皮肤本身的含水量。保湿剂可以从潮湿的环境中吸收水分，来增强皮肤表面的水分。甘油是一种较典型及有效的水结合剂。其他保湿剂包括糖（葡萄糖、果糖、蔗糖、蜂蜜）、蛋白质、氨基酸、弹性蛋白和胶原蛋白。

3. 压力疗法目前广泛应用治疗增生性瘢痕和瘢痕疙瘩

压力疗法在瘢痕治疗的机制未完全清楚，但有研究认为压力通过减少 α-巨球蛋白促进胶原蛋白分解，通过血管收缩诱导的缺氧导致细胞凋亡，减少瘢痕中的血管和营养灌注，导致无序的 ECM 部分恢复至普通瘢痕水平。可以改善未成熟、红斑性、瘙痒性瘢痕内的炎症环境。

压力疗法建议：压力衣需保持 20～30 mmHg 的压力，每天穿 23 小时，每 2～3 个月更换一次压力衣，持续 12 个月。

肌内效贴贴扎术在瘢痕重塑中后期可应用于瘢痕上（图 13-0-2）。贴布的张力可以通过产生低压力来帮助瘢痕的胶原纤维重塑。有助于软化瘢痕组织，减少粘连和凹陷；使瘢痕变得更加柔软、平整、柔韧，以降低挛缩的风险。但须确保贴扎组织的完整性和皮肤条件，以在使用和去除贴布时不会损伤组织。通常在伤口闭合后的 2～4 周开始应用。

列举：V 型重叠贴扎法（图 13-0-2），减少突起、锯齿状和粘连的瘢痕。将待矫正的瘢痕处肌肉筋膜或皮肤充分拉伸至最大伸展位，将贴布与粘连点呈 45° 的远端选择固定点。使用 25%～50% 的张力朝向瘢痕拉伸贴布进行贴扎。交替方向贴扎贴布，尾端重叠约 0.6 cm（对提起瘢痕非常重要）。反复摩擦贴布表面加强粘贴稳固性。初始应用贴布于瘢痕时要轻柔，逐渐增加到 50% 的张力。贴扎前可结合使用轻柔的手法松解瘢痕。

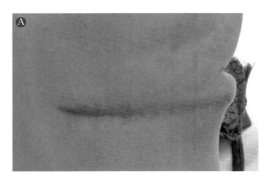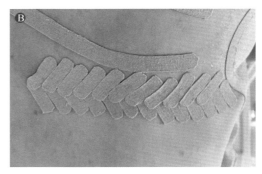

图 13-0-2　肌内效贴贴扎

4. 免疫抑制剂和调节剂

病灶内注射，其中包括类固醇（曲安奈德/TAC），抗肿瘤药物（博来霉素、5-氟尿嘧啶、甲氨蝶呤），钙通道阻滞剂（维拉帕米），干扰素。

5. 其他治疗

手术治疗、激光治疗、超声治疗、冷冻治疗、电磁疗法、放疗、高压氧治疗等。

五、案例分析

患者，男性，65岁，左下肢瘢痕破溃2个月，自行在家换药处理，创面无愈合迹象（图13-0-3）。患者营养状况良好，家庭支持良好，能自己完成伤口换药。

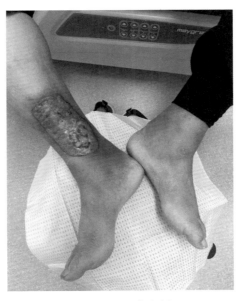

图13-0-3 患者创面

（一）评估

（1）患者既往史、溃疡史和肢体评估，了解疾病的临床症状和体征，了解伤口阶段，明确伤口风险和影响愈合因素。

（2）对患者生活方式和伤口进行评估，制订治疗计划。

（3）根据创面使用敷料。细菌培养（或组织活检），根据结果使用银离子敷料或全身抗生素治疗。

（4）压力治疗前排除禁忌证。了解患者下肢血管检查，以及患者心脏功能检查，排除合并动脉问题。

（二）处理方法

（1）建议患者到血管外科、心血管外科及肾内科看诊，排除禁忌证。

（2）伤口局部给予0.9%的生理盐水（或氧化电位水）清洗，去除伤口的腐肉及周围皮肤的增厚角质层。

（3）保守锐器清除失活组织，细菌培养。

（4）根据患者伤口情况在不同阶段选用合适敷料，使用抗菌敷料 1 周后停用，使用泡沫敷料。

（5）伤口周围给予手法引流及使用肌内效贴促进淋巴回流，降低组织张力和水肿（图 13-0-4）。

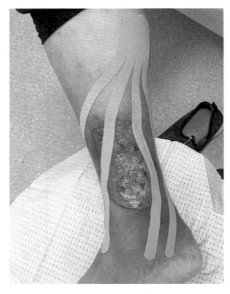

图 13-0-4　肌内效贴贴扎

（6）完善患者血管检查后结合患者活动能力，选择低延展自粘绷带，瘢痕溃疡周围增加减压衬垫（图 13-0-5）。

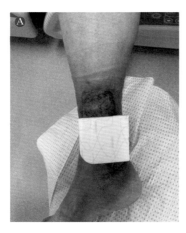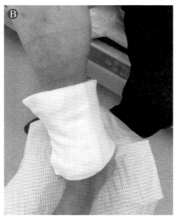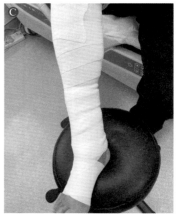

图 13-0-5　低延展自粘绷带包扎

（7）鼓励患者增加蛋白质摄入；每日进行踝泵运动、慢走等功能锻炼。

（三）治疗效果评定

患者创面局部微循环有所改善，患肢水肿消除，创面愈合（图 13-0-6）。

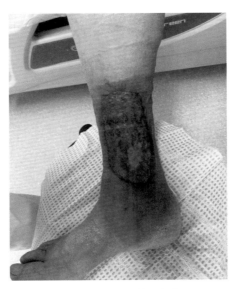

图 13-0-6　创面愈合

参考文献

［1］安德鲁·C·克拉科夫斯基，彼得·R·舒马克.瘢痕全书：瘢痕的形成、缓解、修复、预防和治疗［M］.翟晓梅，译.郑州：河南科技技术出版社，2020.

［2］YOUNG LEE，陈彩汎.疤痕解密：成因、类别与治疗选择［M］.台湾：合记图书出版社.2017（1）：4

［3］Helen M DeJong，Michael Phillips.Patient opinion of scarring is multidimensional：An investigation of the POSAS with confirmatory factor analysis［J］.Burns，2017，43（1）：58-68.

［4］Orsted HL，Keast DH，Forest-Lalande L，et al.Skin：Anatomy，physiology and wound healing.In：Foundations of Best Practice for Skin and Wound Management［M］.A supplement of Wound Care Canada，2017.

［5］David G Armstrong，DPM，MD，PhD Andrew J Meyr，DPM.The basic principle of wound healing：Updated International Clinical Recommendations 2021.

［6］加濑建造，Kim Rock Stockheimer，陈世益，等.Kinesio 肌内效贴治疗淋巴水肿和慢性肿胀［M］.南京：江苏凤凰科学技术出版社，2020.

（潘一衡）

第十四章

压力性损伤与水肿

一、概述

（一）压力性损伤的定义

压力性损伤（pressure injury，PI）是指由压力或压力联合剪切力导致的皮肤和（或）皮下组织的局部损伤，通常位于骨隆突处，但也可能与医疗器械或其他物体相关。

常见的 PI 发生部位包括枕骨、耳郭、肩胛、脊突、肘部、坐骨结节、髋部、膝盖、足跟和骶尾部。PI 会发生于重症、神经损伤、活动障碍、营养不良、姿势不良和（或）使用无法提供适宜减压作用的座位或床的个体中。PI 于各个年龄层均有发生的风险。

（二）PI 与水肿病理生理

PI 的病理生理并未完全明确。关于 PI 的发病机制有多种学说，涉及持续的细胞形变（单个细胞水平）；组织缺血，缺血再灌注损伤（细胞和组织水平）；淋巴液和组织液回流障碍（组织水平）等方面。压力或压力联合剪切力导致皮肤及其软组织细胞的变形、应变和应力，引起力学负荷下血管灌注和淋巴回流的改变，组织耐受性和患者感觉丧失、活动限制程度等因素共同决定了患者发生 PI 所需要的时间，发展严重程度、损伤及水肿的范围大小。PI 是由多种因素共同作用导致的一系列复杂的病理生理发展过程。

压力、摩擦力和剪切力是导致 PI 的外部物理学因素。发生 PI 的首要条件是持续的压力作用，当压力大于毛细血管关闭压 16 ~ 32 mmHg（2.01 ~ 4.40 kPa），受压时间持续 2 小时以上将会造成毛细血管血流减少，引起局部缺血、缺氧，导致组织代谢和微循环障碍。摩擦力作用于皮肤表面，其大小受皮肤潮湿程度影响，可损害皮肤角质层和屏障功能，导致皮肤表皮剥脱，增加受损风险。剪切力会加重垂直压力的危害，导致组织相对移位、扭曲局部区域血管，阻断血供，引起局部血液循环障碍。当压力持续存在，局部缺血、压力缓解后再灌注损伤和皮肤温度升高都有增加组织损伤的风险。

力学负荷导致细胞扭曲，质膜穿孔，细胞结构破坏，细胞形变从而影响细胞内甚至组织内物质传输，导致局部缺氧、营养及血供减少和代谢产物的清除受阻。持续的细胞变形是导致细胞死亡的主要原因，局部细胞凋亡引起的级联反应触发炎症反应，血管通透性增加，血液中血浆渗透至细胞外，随着时间推移，受压部位的免疫细胞增多，参与免疫反应，逐渐累积，细胞外液积聚过多最后形成水肿。局部缺血缺氧损坏淋巴管，持续形变也可阻塞淋巴管，导致淋巴回流障碍，加重水肿的形成。受损、堵塞的淋巴通路阻碍朗格汉斯细胞和 T 细胞的迁移，从而影响机体产生有效的免疫应答。水肿和压力作用会导致细胞畸变和损伤，压迫毛细血管导致其闭合，组织血流被阻断，引起组织缺血，循环障碍影响组织氧气和营养物质的交换，金属蛋白酶和不活跃的巨噬细胞积聚，抑制抗链球菌，高水平炎症破坏生长因子，抑制细胞有丝分裂和 DNA 合成，增加患者罹患 PI 的风险以及阻碍现存 PI 的愈合。

二、临床分期

国际压力性损伤分类系统的 PI 分期见表 14-0-1。

表 14-0-1 压力性损伤分期及临床表现

分期	皮肤及组织表现
1 期/ I 期 指压不褪色的红斑	1.皮肤完整，出现压之不褪色的红斑，通常在骨隆突处 2.局部可能出现硬肿、松软或疼痛，皮肤温度升高或降低 3.肤色较深的患者可能没有明显压红或发白，不易鉴别。肤色较深患者可归为高风险人群
2 期/ II 期 部分皮层组织缺损	1.真皮和部分真皮缺损，可表现为浅表的粉红色创面、完整的或开放/破溃的血清性水疱，周围无坏死组织的溃疡，甚至较干燥 2.此期 PI 应与皮肤撕脱伤、会阴部皮炎、失禁性皮炎、皮肤浸渍及表皮脱落鉴别区分
3 期/ III 期 全层皮肤缺损	1.全层皮肤组织缺损，可见皮下脂肪，但骨骼、肌腱或肌肉尚未暴露。有腐肉但不影响判断组织缺损的深度，可能存在潜行和窦道 2.PI 的深度因解剖位置的差异而各有不同，鼻梁、耳郭、枕骨部和踝部没有皮下组织，这些部位发生III期 PI 可呈浅表状。相反，脂肪多的区域可以发展成非常深的 II 期 PI

分期	皮肤及组织表现
4 期Ⅳ期 全层组织缺损	1. 全层皮肤组织缺损，伴有骨骼、肌腱或肌肉外露。伤口床可部分覆盖腐肉或焦痂，常伴有潜行和窦道 2. 此期 PI 的深度因解剖学位置而不同。鼻梁、耳郭等没有皮下组织的部位发生的 PI 可为浅表型。Ⅳ期 PI 可见或可直接探及暴露的骨骼/肌腱，严重时可导致骨髓炎
不可分期 无法确定实际深度	1. 全层组织缺损，但溃疡完全被创面的腐肉或焦痂所覆盖 2. 须彻底清除坏死组织或焦痂，暴露出创面基底后确定其实际深度和分期 3. 足跟部固定的焦痂（干燥、附着紧密、完整且无红肿或波动性）相当于机体的天然屏障，不应去除
深部组织损伤	1. 在皮肤完整的区域上出现局部紫色或黑紫色且不褪色，或形成充血性水疱，与周围组织相比，该区域可出现疼痛、硬结、糜烂、松软、潮湿、皮肤温度升高或降低 2. 此期 PI 发生于肤色较深的个体时难以鉴别。可在基底部形成水疱，也可不发展成薄的焦痂，即使接受最佳治疗，也可能会迅速发展成深层组织的溃疡
医疗器械相关性 PI（MDRPI）	是诊断或治疗用医疗器械周围或下方发生的皮肤损伤，可分期
黏膜相关性 PI	1. 发生于黏膜，损伤部位有使用医疗器械的历史，不可分期 2. 目前没有公认的黏膜压力性损伤分类系统

新临床指南强调了的发生不仅局限于体表皮肤，也可能发生在黏膜上、黏膜下或黏膜内。MDRPI 和黏膜相关性 PI 是两个特殊的类别，同样需要在临床上引起重视。不可避免 PI，是指医务人员对患者的病情和 PI 风险因素进行了完整评估，根据诊疗目标和治疗/干预策略来制定和执行干预措施，同时持续地对患者需求进行再评估，PI 仍然发生。

三、PI 的风险因素和风险评估

（一）评估时机

（1）患者入院后、手术、有创检查或操作后、出院前，诊疗环境改变（如转科等），患者病情变化时需对患者进行皮肤风险评估。

（2）对于使用医疗器械患者，每日至少 2 次检查医疗器械下方和周围受压的皮肤。

（3）对于 PI 高风险患者，根据临床机构和患者的风险程度，进行持续性评估。

（二）评估患者整体情况

（1）社会支持系统及经济情况。

（2）患者文化程度及宗教信仰。

（3）患者及其家属关于照护的知晓程度及治疗目标的期望。

（4）患者及其照护者关于治疗的配合程度。

（三）评估皮肤损伤的风险因素

（1）某些高危疾病个体，例如危重、脊髓损伤、淋巴水肿、子痫/怀孕、肥胖、与极端年龄相关的（早产儿/高龄）、姑息或终末期治疗者，康复机构和社区老年护理的患者、手术中的患者、转运途中的患者，既往有PI、外科皮瓣移植和（或）烧伤病史。

（2）增加皮肤脆弱性的疾病因素如心脏病、肾病、血流动力学不稳定、外周血管疾病、糖尿病、大范围水肿（躯干、骨盆或下肢水肿）、肝病、癌症晚期、放疗、自身免疫性疾病，生活方式因素如吸烟、药物滥用等可能导致皮肤破损和（或）PI的发生。

（3）使用特殊医疗器械，如石膏固定、夹板或支具、气管切开、无创呼吸机辅助通气等。

（4）使用增加皮肤破溃的药物：抗凝药、抗肿瘤药物、抗血小板聚集药、激素、血管加压素、非甾体抗炎药（NSAIDs）。

（5）活动和移动受限：有较高的剪切力和摩擦力、移动受限、限制活动等患者均存在较高的PI风险。专家意见认为移动和活动受限是PI形成的必要条件。

（6）皮肤和组织状况：新指南增加了皮肤和组织评估这一项。采用超声、血管容积图PPG、激光多普勒血流仪LDF和经皮血氧测量等技术评估皮肤情况，使用皮肤下水分/水肿测量装置作为常规临床皮肤评估的重要辅助方法，并密切观察受检部位的水肿、硬度和疼痛变化。每次皮肤评估时都进行局部疼痛的评估。

皮下组织血管与深筋膜韧带、神经的走向相同，这导致骨突处的皮下组织血管在外源压力作用下更容易变形和闭塞；而皮肤毛细血管在皮肤表面基底部并与其垂直，可以降低垂直压力导致血管闭塞的风险。持续压力作用将阻断血流，导致缺血、缺氧，代谢产物堆积，局部组织发生缺血性改变；压力解除后循环血流突然增加，如果组织、毛细血管及淋巴管功能正常情况下，多余的组织液和代谢产物可以正常排出，不会发生永久性损伤，组织正常表现为明显的红晕，手指轻轻按压3~5秒皮肤由红色变成白色，证明局部微循环正常，称之为苍白性红斑或反应性充血。非苍白性红斑不是正常的生理反应，指压不变白或红斑不改变常伴有微循环障碍，或与水疱、硬结、水肿有关。

（7）循环、灌注和皮肤氧合情况：考虑循环灌注不足、氧合不足对发生PI的影响。尤其注意糖尿病有大血管和微血管病变风险、周围神经病变导致灌注不足和感觉障碍等均有增加发展为 PI 的可能。活动限制或长期卧床患者血液循环减慢。淋巴系统先天发育不良或后天因素（肿瘤、手术和放疗等）引起的回流障碍导致的淋巴水肿，对 PI 的发展和愈合都有很大影响。循环衰竭患者使用血管活性药物容易引起末梢血运灌注不足，氧合作用减弱，皮肤对压力的耐受力下降。循环衰竭患者液体潴留，常伴有轻度或中度蛋白尿，表现为营养不良和身体低垂部位水肿，因为组织间隙液体积聚过多，组织与毛细血管距离增大，营养物质和氧气的运输延长，过量的液体堆积压迫局部毛细血管，导致血流量减少，造成细胞组织营养障碍。水肿导致皮肤弹性和防御能力下降，严重时可引起皮肤纤维断裂。在外力的作用之下，皮肤和组织耐受缺血缺氧的时间缩短，更容易发生组织损伤和 PI，创面愈合延迟。

（8）营养和水分：营养状况会影响个体对压力、摩擦力和剪切力的承受能力。营养会影响胶原蛋白的产生、胶原蛋白的合成和沉积是维持皮肤和组织强度必需的，足够的组织强度可提高机体对力学负荷的承受能力。营养不良是 PI 发生的可逆风险因素，早期识别和治疗非常重要。评估患者有无禁食、禁水，食欲不佳，进食或咀嚼困难，体重偏轻或下降过快等情况存在。感染、发热、烧伤等蛋白质长期摄入不足或消耗过多的患者，因胶体渗透压下降，组织液积聚过多引起组织水肿，增加皮肤的脆弱性，导致个体 PI 风险增加。脱水引起血液循环效率降低，伤口局部的氧和微量元素的供应减少，细菌脱水或死亡，影响 PI 伤口愈合。脱水也会导致皮肤的弹性减小，更容易受到破坏。

（9）潮湿：有研究显示，43% 的危急重症患者存在失禁相关性皮炎（IAD）。IAD 造成的皮肤损伤会使得患者发生骶尾部 PI 的风险增加，甚至可能同时存在。评估患者有无大便和（或）小便失禁，出汗过多，伤口大量渗液导致皮肤浸渍等。伤口渗出液中的蛋白酶通过酶促反应损伤正常皮肤，尿液和粪便中的酶类分解产生氨，汗腺分泌乳酸和尿素等代谢产物至皮肤表面，在持续过度潮湿环境中，皮肤及结缔组织浸软，组织抵抗力和耐受性下降，皮肤的 pH 改变，皮肤角质层和屏障功能受损，增加 PI 的发生。

（四）评估 PI 伤口及水肿情况

进行完整的伤口评估并记录。评估 PI 所处的位置、伤口床形状及面积大小，损伤程度及基底组织颜色，组织类型及比例大小，渗液量及颜色、有无异味或感染，有无窦道或潜行，有无疼痛，创面边缘及周围皮肤情况。

评估患者水肿程度，如全身或局部有无水肿，患者主观感受有无疼痛、疲劳、患肢沉重感，双侧肢体体积相差程度，患肢抬高后可否减轻肿胀，皮肤是凹陷性还是非凹陷性水肿，评估受压部位、伤口及周围皮肤水肿情况和皮肤温度，用手背感觉或红外线测温仪测量受压部位与周围未受压部位有无温度差异，轻轻按压受压部位有无紧绷，肿胀，皮纹消失等张力增加的表现，有无淋巴漏等情况。

（五）确定 PI 的分期

（1）PI 分期只适合 PI，不适用于伤口分期。

（2）黏膜 PI 不可分期。

（3）PI 分期不可逆，3 期的 PI 愈合过程不能记录为 2 期或 1 期。

（4）不可分期 PI 在清除黑痂或腐肉后，视伤口床具体情况再分期。

四、PI 预防性护理

PI 的管理关键在于预防，预防性护理的重点是以患者为中心的护理，早期识别高风险 PI 和水肿患者，治疗现存/潜在的风险因子。PI 预防性护理的主要组成包括皮肤护理，体位管理，支撑面管理，预防性使用敷料，营养支持管理，疼痛管理。

（一）皮肤护理

1. 保持皮肤清洁和湿润

（1）定期清洁皮肤表面污垢、油脂和其他有害物质，尤其注意皮肤褶皱处的清洁。使用温水和不含香料的清洁剂清洁皮肤，并及时擦干。

（2）清洁皮肤的频率应该个性化。太过频繁的清洁会损伤皮肤的屏障功能，从而引起皮肤干燥。

（3）避免使用碱性肥皂或有刺激性的清洁剂。

（4）使用润肤剂给干燥皮肤补水以减少皮肤损伤的风险。干燥皮肤是压力性损伤发生的显著独立风险因素。

2. 管理 MASD

（1）长期暴露于大小便，潮湿和持续化学物质刺激，会引起皮肤角质层的机械特性改变，温度改变，从而引起局部微环境的改变，可导致皮肤炎症、剥脱、糜烂等。

（2）如有大小便污染尽快清洁皮肤，制订失禁管理计划。

（3）使用皮肤屏障产品（如氧化锌、凡士林），高吸湿排汗和失禁产品以保护皮肤。

3. 避免按摩或用力揉搓作为治疗 PI 的方法

这些操作可能会加重受损的血管或脆弱的皮肤。

（二）体位管理（压力再分布）

（1）体位改变的频率取决于个体健康状况，皮肤状况，组织耐受程度，个体移动活动能力，个体舒适与疼痛，以及整体治疗目标的评估结果。

（2）改变体位以减少压力在身体高风险区域的持续时间和大小，尽量避免已经发红的区域、PI或深部损伤区域继续受压。

（3）病情允许且个体可承受的情况下，尽可能保持床头水平位，30°倾斜侧卧位或俯卧位交替进行体位改变，避免长时间90°侧卧位或半坐卧位。

（4）床上坐位时，避免床头过高，导致压力和剪切力施加集中于骶尾部，摇高床尾15°~30°可减少个体下滑。双下肢水肿患者用枕头抬高双下肢，减轻水肿。如果患者可以自行改变体位，每15分钟改变体位。如果不能，至少每小时协助其改变体位。

（5）足跟管理：①使用枕头、足跟悬浮器等抬高足跟，确保足跟完全抬离床面或支撑面；②抬高足跟时，避免膝关节过伸；双膝关节之间给予衬垫防止相互摩擦；③不可用热水袋、输液袋或卷起来的毛巾毯子来悬浮足跟。

（6）予患者及其家属健康教育。

（三）支撑面管理

支撑面是使压力再分布的设备或器械。常见的各种坐垫、床垫（气垫床、静态床垫等）、床罩、床垫替代物、整合式床系统等。支撑面材料包括但不仅限于气体、液体、泡沫和凝胶等。

（1）根据患者的病情、需求、活动移动能力、体型体重、PI程度和风险选择适宜的支撑面。

（2）使用低摩擦系数的床上用品，保持床单位的整洁，尽可能减少床单皱褶。

（3）使用适宜的支撑面：翻身枕、坐垫、靠枕。避免使用泳圈状中空的器械给予患者减压。

（4）出现以下情况，需要适当考虑更换支撑面：①采取了防治措施，高风险患者或现存PI有进一步加重的可能；②同时存在2个及以上更多的PI；③患者不舒适；④现有支撑面出现触底变形等情况；⑤患者行皮瓣移植手术之后。

（四）预防性使用敷料

（1）预防性使用敷料的同时应继续采用其他预防性措施防止PI的发生。

（2）预防性敷料使用时参考以下几点：①使用敷料的利与弊；②敷料是否方便粘贴和揭除；③是否方便观察重点皮肤区域；④预防性敷料应同时具备管理湿度和微环境的能力；⑤皮肤–敷料接触面的摩擦系数；⑥个体的过敏史，舒适度及喜好；⑦经济效益。

（3）指南推荐使用泡沫敷料或水胶体降低骨突处和器械相关性损伤的风险。

（五）营养管理

由于营养不良是 PI 发生的可逆风险因素，早期识别营养高风险患者和及时干预治疗非常重要。

（1）每个医疗机构均应有营养筛查策略，规定使用经验证可靠的营养筛查工具和筛查频率，评估 PI 风险患者的营养状况。

（2）PI 患者因为有创面热量消耗大，对于营养的需求高于正常人。最佳实践指南建议有营养和 PI 风险的个体接受营养师咨询或 MDT，建立营养计划。在身体耐受为前提，建议以蛋白质和维生素、微量元素和精氨酸促进创面愈合。

（3）关注患者排便及肠蠕动情况，注意有无消化不良或吸收不良性腹胀腹泻，遵医嘱检查患者血红蛋白、血清白蛋白等生化结果，防止蛋白质摄入不足或丢失过多、营养不良导致低蛋白血症引起水肿。如患者营养增加/丢失与预期不相符，请营养科会诊并更改营养计划，如考虑肠内营养或肠外营养。

（六）疼痛管理

（1）评估患者疼痛部位、性质、程度及规律性，制订个性化疼痛管理方案。

（2）使用经过验证的可靠并适合患者的疼痛评估工具，并在疼痛管理过程中全程使用。

（3）专家意见定期使用止痛药来控制 PI 的疼痛。

（4）建议使用非药品疼痛管理方法作为 PI 治疗的一部分，如应用湿性愈合原则来缓解换药时 PI 的疼痛。

（七）关于 PI 的预防亦可参考标准压力性损伤预防方案（SPIPP）

（1）教育和入职管理：争取高级管理人员支持，进行患者、照护者教育，每月评估结果。

- 争取管理层对 PI 预防的参与和支持
- 找出临床团队中的伤口优秀者来指导 SPIPP（如 CWS、CWOCN、QI 经理、住院医师、PT、营养师）
- 完成 Connect to know 上"关于预防的观点"的课程，90% 的员工完成相关内容
- PI 预防培训
- 进行关于 PI 预防的患者和照护者教育
- 在衡量质量系统中记录结果
- 建议：将质量改进项目的结果在适当会议中进行汇报

（2）风险评估（Branden）：入院时、再入院时、病情变化时。

- 每日/每班进行再次评估
- 评估和管理局部疼痛

（3）使用结构化的皮肤评估和记录全身检查结果，入院 8 小时内完成，后续定期进行。

- 评估骨突部位和医疗器械下/周围
- 仔细评估颜色变化，深肤色的患者需要特别关注，包括触诊
- 确保皮肤清洁、干燥
- 评估湿度，必要时使用粪便和尿失禁管理器械
- 清洁后使用润肤剂和屏障霜（敷料下不要使用）
- 使用单片透气的失禁垫

（4）体位变换和移动：一般建议。

- 翻身和体位变换采用个体化的时刻表
- 采用斜卧位 30°，确保骶尾部减压
- 使用体位辅助来再分布压力/剪切力，尽可能减少摩擦，维持理想体位，保护易感骨突部位，即使是在平卧位时，考虑可提供积极的空气交换的器械
- 当将患者转移至椅子或轮椅时，使用减压坐垫

（5）降低压力、摩擦力和剪切力。

- 通过有效使用体位变换器来减轻压力
- 基于患者风险，选择适宜的支撑面
- 在高危部位（骶尾、足跟、其他）使用软聚硅酮 5 层泡沫敷料
- 确保足跟完全离开床面
- 当小腿无法抬高床面时，在足跟处使用软聚硅酮泡沫敷料
- 对于长期无法移动的患者，使用足跟减压器械
- 如适宜，在医疗器械下使用软聚硅酮泡沫敷料

（6）营养：咨询营养师，制订营养改善计划。

五、治疗原则

伴有水肿的 PI 治疗必须以证据为依据和遵循伤口床准备原则（参考 WBP 指南），此外包含积极治疗原发疾病和适宜的压力管理策略。

（一）疼痛治疗

新指南强调需对压力性损伤患者进行全面的疼痛评估，除使用疼痛评估工具外还需关注患者的肢体语言，在为患者翻身时尽量轻柔，伤口处可采用湿性愈合原则以减轻疼痛感。新指南建议使用非药物治疗作为减轻压力性损伤疼痛的首要方法，包括与患者交谈、冥想法和音乐疗法等，或定期使用镇痛药，必要时考虑使用阿片类药物控制疼痛。

（二）PI 合并水肿的治疗及康复计划

通过与医师、物理治疗师共同评估患者基础疾病，生活自理能力，吞咽、认知功能，肌力等，制订个性化康复计划。治疗及康复计划主要涵盖治疗原发疾病，消肿治疗，生物物理治疗，局部伤口治疗，外科手术治疗，健康教育和功能锻炼。

1. 积极治疗原发疾病

心源性水肿患者遵医嘱强心利尿，限制液体入量。心功能不全患者谨慎选择压力治疗，肾功能异常患者慎用肾毒性药物。根据患者心肺功能和肠道功能情况制订营养计划，视患者情况遵医嘱静脉输入脂肪乳、氨基酸、人血白蛋白等支持治疗，监测血清白蛋白、血红蛋白和患者水肿程度变化。

2. 非手术治疗

综合消肿治疗，肌内效贴贴扎技术，生物物理治疗等。

（1）综合消肿治疗（complete decongestion therapy，CDT），通过 MLD，压力治疗，皮肤（伤口）护理，功能锻炼和家庭管理，提高浅表淋巴结和淋巴管的运输能力，减少局部组织液聚积，达到软化部分纤维化组织和消肿的目的。

• MLD 通过开通新的淋巴通路，增加淋巴管的收缩频率，刺激免疫应答，促进淋巴液的生成和静脉回流，从而达到软化纤维组织，舒缓止痛和消肿的效果。在慢性伤口中消除软组织和组织间隙多余的液体，将组织中堆积的病毒、细胞碎片等代谢产物移除，改善伤口的微循环，促进肉芽组织生成。

适应证：淋巴水肿、各种外伤引起的局部水肿、术后局部水肿、部分慢性炎症和安宁治疗等。禁忌证：急性感染、心源性水肿、肾功能衰竭、急性深静脉血栓、腹主动脉瘤、未经治疗的恶性肿瘤等。如有高血压、支气管哮喘、过敏和过度疲劳患者请谨慎使用。

• 压力治疗：常见的压力治疗材料有绷带、压力衣、弹力袜等。通过提供组织合理所需的工作压和静息压，增加组织、血管和淋巴管的压力，提高肌肉和关节在活动中的泵送能力，改善静脉和淋巴回流，减少 PI 周围淤积的淋巴液和代谢产物，降低血管阻力，促进血管新生，增加毛细血管利用率，局部微循环血流量改善，软化纤维化的组织和瘢痕，达到消肿和促进 PI 愈合的目的。

压力治疗的适应证：淋巴水肿、慢性静脉性疾病、静脉性溃疡和血栓预防。禁忌证：急性感染、心源性水肿、肾衰竭、急性深静脉栓塞、动脉疾病。

（2）肌内效贴贴扎技术：通过呼吸和有节律的运动，肌内效贴贴布提起皮肤，对锚定纤维产生刺激，促进初级淋巴管开放，在PI周围开放浅表淋巴途径，提供方向性的牵引力，促进淋巴液的生成和运输，减少PI周围组织液的积聚，从而达到改善微循环的作用，激活运动和神经系统，改善关节活动度和功能，刺激和辅助PI伤口愈合。

（3）生物物理治疗：对于PI患者应用生物物理治疗，应该充分评估患者有无禁忌证，在经过培训有资质的专业技术人员的指导和监督下进行。常见的物理治疗有超声波、电磁波（EMS）和机械能等。

超声波是一种通过不同频率的机械振动来评估和治疗软组织损伤，加快细胞膜间隙运动，机械能转换为热能，影响细胞结构变化和功能变化，酶活性增强，促进一系列生化反应和物理学反应，从而达到促进细胞水平愈合的声能疗法，可以改善局部组织微血管和末梢神经功能和营养状况，增加膜的通透性，促进渗出物吸收和代谢排出，缓解炎症反应，减轻或消除水肿，还可降低神经兴奋性，减慢神经传导达到止痛镇痛的作用。有枕骨或颅骨区域附近的PI、有假体或电子植入装置（如心脏起搏器）附近、孕妇腹部或背部、恶性肿瘤区域不建议使用超声疗法。

EMS治疗包括常见的电刺激（electrical stimulation，ES）、光疗（如激光、红外线、紫外线等）、电磁场、脉冲射频能量等。电刺激诱导表皮干细胞的迁移，促进多种细胞增殖，阴阳电极刺激细胞分化，增加生长因子和抗炎细胞因子的合成，从而促进血管生长，改善创面的血流量和组织氧合，减少周围水肿，以达到促进创面愈合的作用。高频电场不利于细菌生长，可达到抑菌作用。但是目前没有治疗PI的最佳电刺激参数和最优电流方案。小剂量紫外线可以刺激DNA合成和细胞分裂，促进上皮细胞爬行和肉芽组织生长，加速伤口愈合。磁疗可以增强组织通透性和血液循环，促进代谢产物排出，减轻组织水肿和酸中毒症状，促进伤口愈合的同时可减少成纤维细胞的聚集和分化，防止瘢痕增生。

常见机械能有伤口负压治疗，氧疗（局部伤口氧疗、高压氧疗）和动能等。伤口负压治疗是通过负压形成一个密闭环境，去除多余的渗液、减少细菌负荷和组织水肿，刺激血管床小动脉扩张，增加血流，促进细胞增生和肉芽组织生长，从而达到促进创面修复的目的。机械刺激有序挤压组织及细胞间隙，促进细胞代谢和改善微循环，促进淋巴液流动，抑制皮肤纤维化，达到有效减轻水肿的目的。动能疗法常见有脉冲式冲洗、振动疗法和涡流治疗，而脉冲式冲洗较后两者更常用于PI患者治疗。

生物治疗是通过使用如动物材料、植物材料、人体细胞、人造合成材料或复合材料等来促进伤口愈合，大多数生物敷料主要成分是胶原蛋白。还有富血小板血浆（PRP）、成纤维细胞生长因子等各种生长因子调节细胞增殖和分化达到促进伤口愈合的目的。

（三）局部伤口治疗

（1）需要鉴别 PI 和其他伤口类型。

（2）始终使用同一压力性损伤分类系统来评估 PI 的分期和组织缺损程度，不可使用压力性损伤分类系统来评估黏膜压力性损伤或其他伤口损伤程度。

（3）对医务人员进行 PI 相关知识培训，保证评估和治疗前后的一致性。

（4）局部伤口治疗与伤口床准备的 TIME 原则一致，而最近更新的 TIMERS 原则包括：组织管理；控制炎症和感染；湿度平衡；伤口床边缘；修复和再生；社会及个人因素。

（四）伤口预防和管理快速参考指南（表 14-0-3）

表 14-0-3 伤口预防和管理快速参考指南

步骤	推荐	证据等级
1. 评估和（或）再次评估	（1）选择并使用经过验证的患者评估工具 （2）识别可能影响皮肤完整性和伤口愈合的风险和病因因素 ① 患者：身体、情感和生活方式 ② 环境：社会经济、护理环境、自我管理的潜力 ③ 系统：卫生保健支持和沟通 （3）完成伤口评估，如果适用	Ia-4 级 Ia-4 级 Ia-4 级
2. 建立目标	（1）为预防、愈合、不愈合和无法愈合的伤口设定目标 （2）根据伤口的预防或愈合性确定目标 （3）确定生活质量和症状控制目标	Ia-4 级
3. 建立团队	（1）确定适合的卫生保健专业人员和服务提供者 （2）鼓励患者及其家属和护理人员参与治疗团队 （3）确保对组织和系统的支持	4 级 4 级 4 级
4. 建立并实施治疗计划	（1）确定并实施循证计划，以纠正影响皮肤完整性的原因或辅助因素，包括患者的需求（身体、情感和社会）、伤口（如果适用）和环境/系统方面的挑战 （2）优化局部伤口环境通过 ① 清洁 ② 清创 ③ 管理细菌平衡 ④ 管理湿度平衡 （3）选择适当的敷料和/（或）高级疗法 （4）让团队确保实施护理计划的一致性	4 级 Ia-4 级 Ia-4 级 Ia-4 级
5. 评价结果	（1）确定这些结果是否达到了护理的目标 （2）如果目标部分达到或未达到，则重新评估患者、伤口、环境和系统 （3）确保可持续性，以支持预防措施，降低复发风险	4 级 Ib-4 级 4 级

（五）手术治疗

当传统及局部伤口治疗效果不佳，手术治疗就成为另一种治疗选择。在某种特殊情况下，如有类似骨髓炎、蜂窝织炎或败血症发生时，复杂的窦道、瘘管保守清创效果不佳时，PI创面大且无法通过保守治疗闭合时，手术治疗成了首要选择。常见的手术治疗有清创、直接缝合、皮瓣移植（肌皮瓣、筋膜皮瓣等）、负压封闭治疗等。手术清创、负压封闭治疗联合皮瓣移植（或修复）是治疗PI常见的外科治疗方式。手术治疗适应证需要参考以下因素：患者病情，是否能耐受手术；权衡手术和非手术治疗的利与弊；存在复杂的窦道、潜行或瘘管保守清创难以清除干净，创面较大保守治疗不易关闭等情况。

（六）健康教育

预防大于治疗，通过PI预防性护理如皮肤护理，体位管理，支撑面管理，预防性使用敷料，营养支持管理，疼痛管理方面对患者及其照顾者居家护理进行知识宣教，知晓预防的重要性，掌握护理的要点，防止PI加重或再复发。

（七）功能锻炼

通过患者主动或被动功能锻炼，增强肌力预防废用综合征，促进下肢静脉及淋巴回流，预防或减轻水肿。长期卧床患者除通过侧卧、翻滚等体位管理来完成压力再分布之外，还应评估和鼓励患者充分利用其余功能完好的肢体参与体位管理和减压。指导患者锻炼双上肢功能和肌力，如长时间坐在椅子或轮椅的患者，鼓励定期减压，如双上臂支撑身体离开座位，向前或侧一边压力重心转移，或使用辅助设备站立等。低位截瘫患者制订离床活动计划，从床上坐起－床边扶坐－椅子/轮椅扶坐－助行器扶站－使用KAFO（长腿支具）或RGO（截瘫患者站立行走支具）辅助站立行走。

六、案例分析

患者，男性，68岁，T 39.0 ℃，R 30次/分，P 109次/分，SpO_2 93%，BP 99/48 mmHg，身高160 cm，体重80 kg，体重指数31.25 kg/m^2。气喘，端坐呼吸，双下肢水肿（+），Braden评分15分，NRS评分3分，以"慢性阻塞性肺疾病急性发作，呼吸衰竭，肺部感染"诊断收入。家属签署DNR，拒绝转ICU治疗。带入骶尾部压力性损伤（图14-0-1），10 cm×18 cm，100%黑痂覆盖，按压黑痂有波动感，有大量黄色渗液伴有明显异味。入院后遵医嘱予吸氧、心电监护，使用气垫床，限制入量1000 mL，哌拉西林钠他唑巴坦钠抗感染，雾化吸入化痰平喘，强心利尿等治疗。

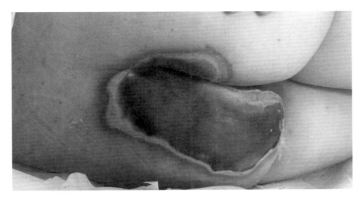

图 14-0-1　患者压力性损伤

（一）评估

1. 病史询问及查体

详细了解患者的病史：包括既往史、现病史、手术史及过敏史；评估患者心功能及肾功能，目前治疗方案及用药情况；了解患者各项检验检查指标有无异常，血清白蛋白 29g/L（正常值为 35～55g/L），血红蛋白 108g/L，白细胞计数 15.5×10^9/L［成人正常值：$(4.0～10.0) \times 10^9$/L］。

2. 根据创面情况选择合适的伤口敷料

伤口敷料可以用作压力性损伤的预防和治疗，应根据压力性损伤的分期和渗出液的量选择治疗性的伤口敷料。

（二）处理方法

1. 整体护理

积极治疗原发病，遵医嘱给予患者吸氧，利尿平喘，控制感染，遵医嘱限制入量，记 24 小时出入量。遵医嘱行双下肢彩超或 CTA 排除有无血管性疾病或淋巴水肿等。确保患者肾功能、心功能可承受补充蛋白质。跟进患者各项检验检查结果，低蛋白血症鼓励患者进食优质蛋白，尽早行伤口分泌物培养，指导后期伤口换药和选择敷料。

2. 皮肤护理

检查患者全身皮肤，尤其是患者端坐呼吸，注意骶尾部、双下肢水肿部位及足跟等骨突处皮肤情况。根据患者 Braden 和病情变化及时识别患者 PI 的风险。保持床单位的整洁，床上翻身时避免拖、拉、拽。落实基础护理，每日擦浴，创面邻近会阴部，保持会阴部干洁，及时清除大小便，防止大小便浸渍或污染创面。做好皮肤的湿度管理，避免使用肥皂等碱性清洗液，涂抹润肤油或霜预防皮肤干燥。

3. 减压和体位管理

做好充分告之及解释工作，取得患者及其家属同意后予患者上气垫床或静态床垫。患者端坐呼吸，先摇高床尾 30°，再摇高床头，防止身体下滑，减少摩擦力和剪切力，骶尾部和坐骨结节是重点受压部位，尽可能减少骶尾部受压时间。建议患者 2 小时甚至更短的时间内改变体位，持续端坐时至少 15 分钟变换一次体位改变受力点。侧卧时，避免 90° 导致坐骨大转子直接受压，建议 30° 侧卧位，后背垫翻身枕。卧床时用软枕抬高双下肢 30° 减轻水肿，慎用弹力绷带等压力治疗，以免增加心脏负担。

4. 疼痛管理

（1）定期对患者的疼痛进行评估和再评估。

（2）协调诊疗活动与服用止痛药时间，在伤口换药前确保止痛药有足够的起效时间。按时或按需服用止痛药，医师及药剂师评估患者的镇痛效果及反应。

（3）予患者及其家属进行疼痛管理的健康教育。

5. 创面管理

（1）MDT 团队治疗，请骨科及伤口小组会诊。患者及其家属拒绝手术，同意伤口小组保守清创。

（2）待患者病情稳定，感染控制及创面与正常皮肤分界明显，取得患者及其家属的同意后，给予 0.9% 生理盐水清洗，创面黑痂上划 "#" 后行细菌培养，涂抹水凝胶敷料自溶性清创，外层敷料渗湿及时更换。

（3）做好渗液管理，动态评估渗液的颜色、性质、气味和量。渗液量大时停用水凝胶，选择脂质水胶体硫酸银敷料填塞引流。每次换药时彻底清除失活组织，做好创面周围皮肤护理。

（4）若创面存在窦道、潜行，每次换药时要探查，尽量做到彻底清创，充分引流。有骨暴露必要时行 MRI 排除骨髓炎。当窦道、瘘管复杂且深不见底，保守清创难以清除干净，及时转介外科手术清创。

（5）视创面不同阶段、不同情况使用适宜的伤口敷料，湿性愈合，做好创面的渗液管理。经过 5 次换药后，患者创面组织 90% 为红色肉芽组织，10% 为黄色组织，伤口分泌物培养阴性。与患者及其家属解释沟通后，取得同意并签同意书，给予患者行创面负压治疗（图 14-0-2）。负压治疗可移除伤口周围过多的渗液，减轻组织水肿，促进血流和氧气供应，改善微循环，促进血管新生和肉芽组织生长，最终达到促进伤口愈合的目的。负压治疗在移除伤口多余的渗液同时，也维持伤口床整个组织、细胞在一个适宜的湿润环境生长。

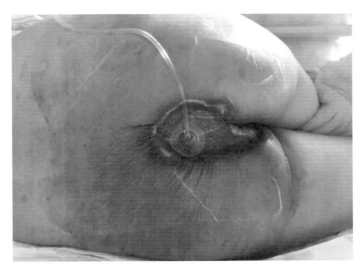

图 14-0-2　创面负压治疗

6. 风险干预和健康教育

根据患者病情及风险评分情况动态评估患者风险干预结果。做好健康教育，鼓励患者配合治疗。

（三）治疗效果评价

患者生命体征稳定，感染控制，双下肢水肿消退予以出院。以下是患者出院时创面图片（图 14-0-3），创面 100% 为红色肉芽组织，疼痛减轻，渗液减少，出院后继续慢性伤口门诊换药。

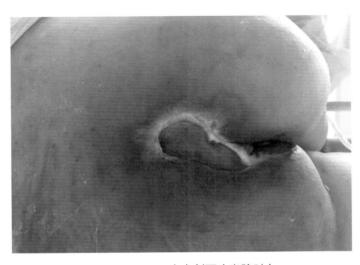

图 14-0-3　患者创面（出院时）

参考文献

［1］European Pressure Ulcer Advisory Panel，National Pressure Injury Advisory Panel，Pan Pacific Pressure Injury Alliance.Prevention and treatment of pressure ulcers／injuries：clinical practice guideline［S］.EPUAP／NPIAP／PPPIA：2019.

［2］王泠，胡爱玲.压力性损伤临床防治国际指南2019［M］.北京：人民卫生出版社，2021.

［3］陈丽娟.2019版《压疮/压力性损伤的预防和治疗：临床实践指南》解读［J］.护理学杂志，2020，35（13）：41-43，51.

［4］Canadian Association of Wound Care. Best Practice Recommendations For The Prevention and Management of Pressure Injuries[S]. *Wound Care Canada*, 2017.

［5］BC Provincial inter professional Skin & Wound Committee in collaboration with Occupational TheraPIts.Prevention of Pressure Injury in Adults & Children[D]. PhysiotheraPIts and Wound Clinicians. 2018.

［6］The Standardized Pressure Injury Prevention Protocol for improving nursing compliance with best practice guidelines［J］. *J Clin Nurs.* 2019；28：367-371.

［7］Atkin L，Bucko Z，Conde Montero E，et al.Implementing TIMERS：the race against hard-to-heal wounds［J］. J Wound Care，2019，28（3 Suppl 3）：S1-S49.

（张巧君）

第十五章

创伤与水肿

一、概述

创伤指机械性致伤因素作用于人体，导致皮肤、黏膜和（或）体内器官组织及结构完整性损害，同时可能相继出现一系列功能障碍，是临床最常见的一种损伤。创伤伤口有手术切口、烧伤日常损伤及感染性伤口等多种。临床上，治疗创伤的根本目的是治愈原发病、加速伤口愈合。而如何处理各种创伤性伤口，一直是医护人员研究的热点问题之一。创伤性损伤作为世界上最相关但最被忽视的健康问题之一，平均每天约有 1.6 万人死于创伤，造成的经济损失占全球疾病负担的 16%，约 90% 的创伤发生在中等以下收入国家，跌倒是最常见的非致命性创伤，半数以上为四肢创伤。我国每年因创伤就医者约 6200 万人次，因创伤产生的直接医疗费用达 650 亿元人民币。由此可见，创伤是一个发生率高、耗费多的全球性健康问题，而预防和控制感染是创伤性伤口处理的一大挑战。

急性炎症反应是对所有损伤细胞的因子产生的应答反应的生理结果，是引起水肿最常见的原因之一，尤其是各种病理因素所引起的急性炎症，常以毛细血管的通透性增高为主要表现，并因此而产生明显的局部组织水肿。损伤区域炎症的目的是隔离、破坏和消除这些因子（伴坏死组织），对于皮肤，急性炎症反应通常为自限性过程，结局是恢复正常，但是如果出现过度的炎症反应，那么机体的自身正常组织就会被破坏。同时，组织中蛋白质浓度增加（因为淋巴管被破坏不能带走组织间隙中的蛋白质）会引起毛细血管内液体的进出发生改变（如创伤、烧伤、炎症感染），因此当出现大面积急性创伤时，伤口渗出量非常大，伤口渗出较多淋巴液而影响伤口收缩和闭合。

创伤分类：临床上根据创伤原因可将创伤性伤口分为物理性创伤伤口（如机械力、声波、射线、热力烧伤等因素所致）、化学性创伤伤口（如酸、碱、农药、毒气、药物等所致）和生物性创伤伤口（如动植物毒素）。由于创伤性伤口中常有的组织碎片、污秽物、毛发和坏死组织可导致炎性反应加剧和延长、水肿表现加重，甚至继发感染而延迟伤口修复。

二、创伤后炎症性水肿的病理生理

创伤后各种炎症因子均可使局部产生不同程度的组织水肿，水肿的形成主要和局部的毛细血管的通透性增高、组织胶体渗透压增高和微循环瘀滞等因素有关。

1. 毛细血管通透性增加

急性炎症时毛细血管的通透性显著增高，使血浆蛋白和血浆液大量渗入组织间隙。急性炎症时毛细血管通透性的变化包括两个时相，即速发型通透性反应和延迟型通透性反应。

第一时相：速发型反应是急性炎症开始后的即刻发生，主要是微静脉的通透性增高，这一过程持续的时间较短，一般不超过 30 分钟，这一时相血管通透性增高，可能是损伤发生后，肥大细胞立即开始脱颗粒。组胺从颗粒中释放（随后可由嗜碱性粒细胞和血小板释放），与组织胺类炎症介质释放有关，可以被组织胺拮抗剂所抑制。

第二时相：又称延迟型血管通透性反应。紧接着上一时相出现，一般在半小时以后发生，4 小时达到高峰。特点是毛细血管壁和微静脉通透性的增高程度更为显著，持续时间较长，且不受被组胺拮抗剂抑制，这可能是由组胺以外的其他炎症介质因子，如由血小板释放的血清素、中性粒细胞和巨噬细胞释放的溶菌体酶，激肽、淋巴细胞和血小板合成的前列腺素，以及白细胞介素 1，肿瘤坏死因子 α 和其他等释放的结果。

除了激活疼痛受体，即引起疼痛效应，组胺还有另一个效应，即导致热和红：诱使显著的血管扩张。这导致显著的充血，致使全部的毛细血管均发生超滤，淋巴液负荷大大增加。

组胺的作用也可被由肝脏产生的炎症介质激肽加强，它可以扩张血管、增加毛细血管和毛细血管后微静脉的通透性及刺激疼痛感受器。

急性炎症时毛细血管壁通透性增高的机制可能是在炎症介质的作用下，使毛细血管壁的这些通道活动增强或通道的数量增多，或形成了新的转运通道。白细胞向血流的边缘移动（边集），并在血管内壁上滚动，突然粘附在内皮细胞上（粘附）。然后它们挤过内皮间连接的空隙进入间质（迁移）。内皮细胞活化后收缩，使得连接变得更宽。结果就是，对蛋白的通透性增高。这些蛋白的负荷也增加了淋巴液的负荷。

由炎症反应引起的微血管壁结构损伤和转运功能的改变导致血管通透性增强，这是炎症水肿形成的基础。

2. 炎症区域的组织渗透压增高

急性炎症时，炎症区域的组织分解加强，氧耗量增多，糖、脂肪和蛋白质氧化不全，乳酸、酮体脂肪酸、氨基酸等产物堆积。局部组织缺氧和酸中毒，促使盐类离解，同时组织分解加强和炎症细胞的破坏分解释放出较多的 K^+ 和 PO_4^{-3}，这些电解质离子增多，组织分解的中间产物堆积，大分子物质分解成小分子物质，导致创伤后炎症区域组织渗透压明显增高。

同时，由于炎症区域毛细血管通透性明显增高，使大分子的血浆蛋白可以通过毛细血管壁渗入组织间隙；炎症损伤和组织水肿使淋巴系统引流减慢，导致组织间液中的蛋白质浓度升高，加上组织分解产生的大分子物质聚集在组织间隙，使组织间隙的胶体渗透压增高，同时炎症组织的理化性质发生改变，蛋白质胶体的分散度和吸水能力明显增强。炎症反应的症状——水肿，意味着创伤后炎症部位淋巴管的功能不足，淋巴负荷也增加了。因此，淋巴管转运能力仍然完好时，需要考虑动力不足，以及伴安全阀功能不足的混合原因，尤其是对于淋巴形成减少或淋巴转运减少或两者均减少的情况。我们应该考虑后者的可能性，如果细胞外水肿和细胞内水肿都存在时，后者可导致细胞死亡。如果炎性渗出是淋巴管的动力不足引起的，那么这对应的就是"快速交换池"（液体迅速变化的水池）。渗出液持续通过淋巴管深处。致炎物质和细胞进入血液，此外还有从静脉角进入血液的淋巴液。它们随后到达炎症区域，加重炎症反应的程度。有研究指出，如果胸导管是空的，炎症性水肿的严重程度可以显著降低，因为淋巴液不能进入血液循环。这些因素均导致水肿的形成。

3. 局部血液循环障碍

在致病因子和炎症介质的作用下，炎症区的小动脉和毛细血管先发生痉挛，而后出现小动脉和毛细血管扩张，使毛细血管内的静水压增高，促使液体外渗。小血管扩张是舒血管神经的反射性兴奋，乙酰胆碱的释放、组织损伤产生的 K^+、组胺及腺嘌呤核苷酸的作用以及酸性代谢产物直接刺激的结果。随后出现小静脉扩张、富蛋白液从血液循环中大量流失，增加了血细胞的数量及血流的黏滞度，血流速度减慢，由于毛细血管通透性增加，血浆外渗引起血液浓缩，组织水肿压迫小静脉导致血液回流障碍，静脉压增高，加重了液体外渗和组织水肿。

因此，炎症性水肿是多种因素共同作用的结果，包括毛细血管通透性增高，组织胶体渗透压和晶体渗透压升高及局部血液循环障碍、血液瘀滞等。

最后，当发生创伤后，免疫系统识别，炎症因子释放，肥大细胞响应，血管扩张，炎症细胞趋化，炎症反应加剧（或收敛）。同时血管扩张血流量增加，血管渗出增加，更多细胞趋化，引起组织水肿，如果患者合并有糖尿病、营养不良、肿瘤等，那么就会使炎症水肿反应延长，从而导致慢性水肿及伤口感染的发生。

三、治疗原则

创面愈合的类型主要取决于损伤的程度和创面局部有无感染等，基于临床的需要根据创面的不同特点，创面愈合的类型可分为 3 类：一期愈合、延迟一期愈合、二期愈合。

（一）创面愈合的类型

1. 一期愈合

一期愈合为最简单的创面愈合方式。见于组织缺损少、创缘整齐、无感染和异物，且组织层能严密对合的创面。由于创面血凝块少，局部炎性反应较弱，细胞损伤也较轻，因此在受伤后创面两侧表皮基底细胞即发生反应性分裂与增殖，并向创面中心移行。同时，表皮基底细胞的增生刺激肉芽组织的生成，并迅速填满创面，一般在伤后 5～6 天新的胶原纤维可形成，即可拆线，但创面完全愈合则需要 2～3 周。这类伤口愈合的特点是：愈合过程中肉芽组织形成较少，完全愈合后仅留下一条线状瘢痕，而且不会导致明显的功能障碍。

2. 延迟一期愈合

延迟一期愈合是因伤口被污染/感染，或有异物，需要彻底地清创，由于创面组织丢失量不多，经过 3～5 天的创面局部处理，该创面仍然可以一期愈合。特点与创面一期愈合相似，只是时间延长了 3～5 天。

3. 二期愈合

二期愈合是由于创面过大，或伴有感染、坏死组织较多，新生的基底细胞不能迅速覆盖创面，需要由肉芽组织填补的愈合形式。这种愈合类型的特点是：①表皮再生的时间延迟，原因是创面局部感染或坏死组织的阻碍，因此只有当感染被控制以及坏死组织被彻底清除，表皮细胞才能开始分裂增殖，启动创面的愈合过程。②肉芽组织形成多，创面愈合后遗留的瘢痕较大，有时还会伴有正常功能的丧失。③愈合时间长，而且过程反复。

烧伤是一类比较特殊的创伤，其愈合方式属于二期愈合。由于皮肤组织受高温作用，淋巴管损坏，蛋白质变性，常在伤口创面形成一层厚的黑痂，因此也被称为痂下愈合。尽管干痂不利于细胞生长，但对创面有一定的保护作用；然而当痂下渗出液较多，或已经有感染时，则黑痂就会成为渗出物引流的障碍，加重创面感染，故常需要切痂，以暴露创面。痂下愈合的特点与二期愈合相似。

（二）治疗原则

1. 评估

应包括局部伤口评估、水肿评估、全身评估和心理状况评估。

（1）局部伤口评估：受伤史，了解受伤时间、地点、部位、受伤类型；评估伤口部位皮肤温度和水肿情况（用手背感觉或红外线测温仪测量受压部位皮肤与周围未受伤部位皮肤有无温度差异，轻按伤口周围部位与周围未受伤部位皮肤判断有无紧绷、肿胀、皮纹消失等张力性增加表现）；评估有无合并危及生命的损伤，如有无大出血或活动性出血、有无闭合性内脏器官损伤和颅脑损伤迹象、有无心搏骤停、呼吸困难，既往采取过何种急救措施，分析伤口特点，及时采取伤口治疗措施（表15-0-1）。①伤口大小、深度、形状等，常可提示致伤原因和损伤类型。如切割伤：这些伤口是尖锐物（如手术刀和刀具）造成的可控、干净的伤口。它们是线性的，具有规则边缘，可能是表浅或是深部的。擦伤：摩擦刮掉皮肤表面组织引起的浅表皮肤损伤。撕裂伤：通常是由单纯的摩擦力或摩擦力和剪切力一同作用导致。其结果是将真皮层和表皮层分开，或是真皮层和表皮层同时与皮下组织分开。②创面污染情况：清洁伤口适宜做一期缝合；污染重的伤口，如穿刺伤和爆炸伤，则需彻底清创后做延期缝合。③创面的性状、创面组织有捻发音、肌肉呈粉红色、有异味，预示有厌氧菌感染；创面呈黄色奶油状、无臭的脓液为葡萄球菌感染；有暗红色稀薄脓液、无臭味为链球菌感染；有灰白色黏稠无臭的脓液并有假膜覆盖者为大肠埃希菌感染；有绿色脓液及臭味者为铜绿假单胞菌感染。

表 15-0-1　伤口检查

检查创伤伤口时的重要因素		
解剖位置	受伤时间	描述创伤边缘
伤口类型	伤口方向	污染类型
穿透性损伤	可能的深部组织损伤	涉及的组织
可能的异物	伤口形状	能量（力量）大小
软组织损伤	伤口大小	受伤模式

（2）全身评估：①生命体征是否平稳。②有无血容量不足的表现，如口渴、面色苍白、发绀或全身感染的征象；寒战、高热或体温不升；皮肤发凉或湿冷、尿量减少，烦躁不安、神志淡漠、谵妄或意识障碍，以及脉搏和血压是否稳定。③有无全身感染的征象，如发热或寒战、体温不升。④疼痛及心理评估。

2. 辅助检查

血常规和血细胞比容是否升高或降低，尿比重是升高还是降低，生化检查是否见血浆蛋白质和电解质水平异常，X 线平片、CT 检查显示创面内是否有异物，伤口分泌物培养及药物敏感试验可明确致病菌。

（三）伤口治疗

1. 抗感染

有开放性伤口者，在伤后 12 小时内遵医嘱注射破伤风抗毒素，可起到预防破伤风的作用。对伤口严重污染的患者合理应用抗菌药物。

2. 伤口换药

伤口换药是处理伤口的基本措施。对于清洁伤口，换药的目的是对伤口施以检查和消毒；对于感染伤口是清除分泌物、异物或坏死组织，保持引流通畅、控制伤口感染，促进伤口肉芽生长和伤口愈合。

（1）清洁创面：先用碘伏消毒或用乳酸林格液清洗伤口，消毒时沿着创面的边缘由里向外擦。伤口内如有异物，要慎重处理，大而易取的，可取出；深而小不易取出的不要勉强取，以免把细菌带入伤口或增加出血。创面浅表消毒后覆盖无菌敷料，可用绷带包扎。

（2）常规创面处理：开放性伤口常有污染，应行清创术，目的是将污染伤口变成清洁伤口，为组织愈合创造良好条件。清创时间越早越好，伤后 6 ~ 8 小时清创一般都可达到一期愈合。清创步骤是：①先用无菌生理盐水纱布覆盖伤口，用无菌刷和无菌肥皂液清洗周围皮肤。②去除覆盖的纱布，取出明显可见的异物、血块及脱落的组织碎片，用生理盐水反复冲洗。③常规消毒铺巾。④沿原伤口切除边缘皮肤 1 ~ 2 cm，必要时可扩大伤口，但肢体部位应沿纵轴切开，经关节的切口应做 "S" 形切开。⑤由浅至深，切除失活的组织，清除血肿、凝血块和异物，对损伤的肌腱和神经可酌情进行修复或仅用周围组织掩盖。⑥彻底止血。⑦再次用生理盐水反复冲洗伤腔，污染重者可用 3% 过氧化氢溶液清洗后再以生理盐水冲洗。⑧彻底清创后，伤后时间短和污染轻的伤口可予以缝合，但缝合不宜过密、过紧，以伤口边缘对合为度。缝合后消毒皮肤，外加包扎，必要时固定制动。如果伤口污染较重或处理时机已超过伤后 8 ~ 12 小时，但尚未发生明显的感染，皮肤的缝线暂不结扎，伤口内留置油纱布条引流。24 ~ 48 小时后伤口仍无明显感染者，可将缝线结扎使创缘对合。如果伤口已感染，则取下缝线按感染伤口处理。

（3）感染创面处理：观察伤口，健康肉芽组织色泽新鲜呈粉红色、较坚实、表面呈细颗粒状、触之易出血，可用生理盐水冲洗，水胶体类敷料覆盖，同时伤口边缘皮肤有新生，伤口可逐渐收缩。如肉芽有水肿，可用高渗盐水湿敷或美盐覆盖。如肉芽生长过快，超过伤口平面而阻碍周围上皮生长，可用 10% 的硝酸银溶液棉签涂肉芽面或予以剪平后用泡沫类敷料。结合患者伤口的评估及伤口情况对其伤口进行个性化的处理，不同的创面应选择不同的敷料，如果敷料选择不当，非但对伤口愈合不利，还会引起诸多并发症。在伤口敷料的选择和应用上，要了解这样一个原则：没有哪种敷料能适用于所有的伤口，在伤口愈合的不同阶段需要不同的敷料。

在处理较大的创伤创面时，必须进行详细检查，不能只顾创面而忽略内在损伤，及时转诊。例如：①血管损伤，动脉出血、没有脉搏或受伤部位远端灌流不佳；②神经损伤的症状，失去知觉、刺痛或受伤部位远端失去运动功能；③面部伤口，需要良好的美容修复，尤其是跨越嘴唇边缘、鼻子或耳朵的撕裂伤；④手掌受伤，任何感染的症状；⑤异物：清洁之后仍留在伤口中，包括任何玻璃造成的受伤；⑥复杂伤口，边缘不规则、缝隙很大，或大面积坏死、深部结构（如骨骼）损伤。

（四）创伤水肿治疗

充分评估患者的病史、水肿程度、伤口和周围皮肤情况、患者的活动能力等因素，选择合适的水肿治疗方法。

1. 持续冷敷方法

相关研究显示，应用早期冷敷能够降低患者损伤部位的温度，促进毛细血管收缩，从而降低患者的炎症反应，发挥消肿的作用。尤其对于烧伤患者，冷疗不仅可以减少创面余热对尚有活力的组织继续损伤，而且可以降低创面的组织代谢，使局部血管收缩，渗出减少，从而减轻创面水肿程度，并有良好的止痛作用。故在烧伤的现场急救中均十分强调冷疗的重要性。

常用方法是在消毒换药后覆盖双层无菌纱布，将不漏水保鲜袋包裹冷湿毛巾覆盖其上，固定，持续 12 小时。目前有制式的冷疗敷料，如水凝胶片冷疗敷料，这种敷料涂有一种含 93% 水分的特殊凝胶，用于创伤创面后因水分蒸发而使创面很快冷却，冷却效果可以持续 8 小时，它为伤区提供恒定、合适的温度，使用前无须预冷，随时可用。头面部等特殊部位可以使用冰水或冷水湿敷。进行冷疗时，应注意患者保暖和防冻问题。

2. 肌内效贴技术研究与应用

（1）肌内效贴技术或肌内效贴（布）贴扎技术（简称肌内效贴），是 19 世纪 70 年代由日本整脊治疗师加濑建造博士（Dr. Kenzo Kase）用的一种非侵入性治疗技术。肌内效贴产生的皱褶能提起局部皮肤，可以有效增加皮下间隙，促进局部血液与淋巴循环，减少导致疼痛的刺激物质。减少受损区域局部粘连瘀滞，改善局部毛细血管及组织液流动状态，加速代谢产物及病损炎症物质转运，缓解局部炎症反应、减少肿胀。

在使用之前，要充分评估和了解局部淋巴管和淋巴结的完整性，伤口周围皮肤的脆弱性，并明确局部的引流区域，再结合运用正确的贴扎操作技术，能够对静脉、淋巴系统起作用而达到促进有效循环的作用。可以辅助伤口愈合的全过程，在不影响受伤部位的情况下促进再生过程和减轻影响伤口愈合的水肿状况。

（2）肌内效贴的禁忌证和注意事项。到目前为止尚未发现肌内效贴的绝对禁忌证，其相对禁忌证如下：①不能避开的开放性伤口；②贴扎部位毛发过多（可能改变胶面性质影响效果，撕除时伤及皮肤等）；③没有愈合的瘢痕；④皮肤相应疾病，如急性神经性皮肤炎或银屑病等；⑤贴扎前已有张力性水疱发生趋势；⑥对贴布材质（丙烯酸等）过敏。

此外，在使用之前应询问患者是否正在使用抗凝剂或有无其他凝血功能障碍。肌内效贴拉起皮肤的作用可能会引起小出血点，若凝血功能不足可造成局部瘀斑或皮肤破损进一步加重等。

3. MLD

徒手淋巴引流手法操作时需要轻柔、舒缓地进行，因为淋巴系统和血管一样在皮下浅层，不需要很大的力气，只是稍施加压力。MLD技术施加在局部区域的压力为20～40 mmHg即可，这样既能使患者感觉不到疼痛及不适，也能保护治疗师及康复护士避免手部疲劳受伤。在手法操作时，通过手法操作的顺序，患者可自觉肿胀的肢体组织液的流动向肢体近端，并且在治疗结束后患者能明显感觉到肢体较治疗前舒服，肢体也较前灵活。有效的康复护理对下肢创伤术后肢体肿胀的恢复十分重要，注重对下肢创伤后肢体肿胀的护理，可促进患者下肢功能的恢复，能够有效提高患者的生活质量。徒手淋巴引流治疗有疗效显著、操作方便简单、治疗无不良反应等特点，在康复护理及治疗上，这种治疗方法便于掌握，临床上操作起来也很简便，对于创伤术后引起的淋巴水肿，能够有效改善淋巴循环，促进组织液回流，减轻肢体肿胀的不适症状，因此徒手淋巴引流手法是一种治疗创伤后水肿有效的康复护理技术。

4. 压力治疗

合适的压力绷带或压力衣可通过实施压力辅助液体回流，在手法引流后使用可预防液体再聚集，特别是下肢创伤水肿时，但使用压力治疗后水肿降低过快时要考虑心脏负荷。使用压力治疗要注意禁忌证：严重周围动脉闭塞，严重周围神经病变，充血性心力衰竭，伤口在炎症阶段或感染阶段，化脓性静脉炎，股青肿都是严格禁用压力治疗的，还要考虑一些慎用压力治疗的因素：如渗出性皮炎、对材料不耐受、肢体感觉异常、周围神经病变、原发性慢性多关节炎，以及患者的理解和依从性等，还要针对不同患者有针对性地制订伤口部位的压力梯度和敷料更换频率的个体化方案。

（五）健康教育

（1）宣教安全知识，加强安全防范意识。一旦发生创伤，无论是闭合性损伤还是开放性损伤均应及时就医，开放性损伤时尽早接受清创术并遵医嘱注射破伤风抗毒素。

（2）给予高热量、高蛋白、高维生素饮食以利伤口组织的修复和再生。

（3）对患肢进行功能锻炼，以主动活动、按摩和理疗为主，防止患肢长时间制动造成的关节僵直、肌肉萎缩等并发症的发生。

（4）根据具体伤情，有针对性地介绍有关创伤的健康知识。

（六）康复计划

创伤损伤程度不同造成的影响也是不同的。严重创伤后的残疾不仅有神经及肢体运动功能障碍，还多伴有精神、语言和认知等多种障碍，对日常生活、学习、工作和社会参与产生不同程度的影响，给患者、社会和家庭造成了沉重的经济和精神负担。因此，应采取有效的康复治疗技术促进创伤患者早日回归社会、家庭。

创伤常用的康复治疗技术有物理治疗（physical therapy，PT）、作业治疗（occupational therapy，OT）、言语治疗（speech therapy）、心理治疗（psychotherapy）、康复工程和中医康复治疗等。同时，康复治疗技术可以由康复护理专科小组形式在医院开展，由具有康复专科护士资质的护士进行康复护理会诊，给予功能障碍的评估及正确的康复护理措施指导，或转介康复治疗师，可促进患者早日康复，回归家庭和社会。

（1）电疗法：①直流电疗法、直流电离子导入疗法。②低频电疗法，神经肌肉电刺激疗法、TENS疗法、功能性电刺激疗法、感应电疗法、电兴奋疗法间动电疗法、超刺激电疗法、脊髓电刺激疗法、超低频电疗法等。③中频电疗法，等幅正弦中频电疗法、正弦调制中频电疗法、脉冲调制中频电疗法、干扰电疗法、音乐电疗法等。④高频电疗法：短波疗法、超短波疗法、分米波疗法、厘米波疗法、毫米波疗法等。⑤光疗法，常用的光疗法有红外线疗法、紫外线疗法和激光疗法。⑥其他，如磁疗法、超声波疗法、石蜡疗法、冷疗法、水疗法、压力疗法和生物反馈技术。

（2）护理配合：①向患者讲明治疗的目的，消除其紧张心理。②协助患者采取舒适体位，充分暴露治疗部位，适当遮挡，保护隐私。③治疗前检查治疗部位皮肤是否清洁完整，感觉是否正常，治疗中随时观察机器的情况，观察患者的反应，询问其感受，有不适及时处理。④明确各种物理因子疗法的注意事项，如电疗法时选择合适的电极、衬垫，高频电疗治疗区域和邻近部位不应有金属物品；光疗法时注意保护患者眼睛，冷疗法时注意保护非治疗区的正常皮肤等。

四、案例分析

患者，男性，25岁，既往体检，经济尚可。于4小时前骑行电动车不慎摔伤，伤致头面部等处，当时无意识障碍，无昏迷，即感头痛、头晕，伤口出血不止，后来急诊科就诊，收入神经外科住院完善相关检查，伤口在伤口门诊处理（图15-0-1）。

临床诊断：头部外伤、面部挫裂伤。

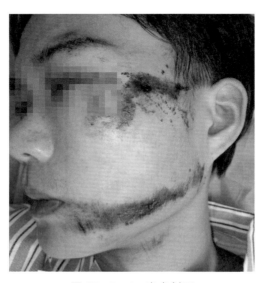

图 15-0-1　患者创面

（一）评估

（1）询问病史，平素体健，否认急慢性病，神志清，精神可，头颅无畸形，双侧瞳孔等圆等大，对光反射存在。辅助检查：头部CT未见明显异常。

（2）局部评估：可见面部皮肤散在破溃，基底瘀血黑痂，眼周瘀青肿胀，嘴角至下颌处肿胀明显伴皮肤破溃，伤口周围皮肤肿胀，疼痛明显，局部皮温升高。疼痛评分为5分。

（二）处理方法

（1）完善检查，予以止血，排除闭合性颅脑损伤，破伤风抗毒素治疗。

（2）伤口及伤口周围给予氧化电位水清洗。

（3）根据伤口状况及肿胀程度，给予水凝胶片外敷，欧尼纱布柔棉宽胶带固定。

（4）根据患者面部肿胀情况，选择肌内效贴进行水肿治疗，观察患者耐受程度，是否有过敏症状。

（5）具体处理方案见图 15-0-2。

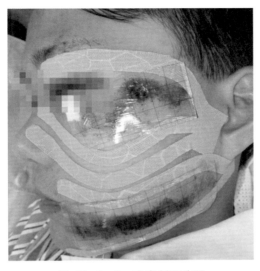

图 15-0-2　患者创面处理

（三）治疗效果评定

通过局部伤口及水肿治疗，患者面部创面愈合良好，瘀青水肿情况缓解，疼痛减轻，加速了创面愈合，面部未有瘢痕（图 15-0-3）。

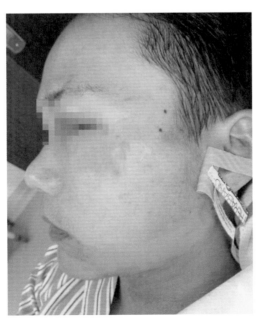

图 15-0-3　患者创面愈合

参考文献

［1］蒋琪霞.创伤性伤口感染处理现况及应对策略［J］.创伤外科杂志，2019，21（6）：401-404.

［2］JIANG Q X. Current situation and countermeasure of traumatic wound infection management［J］. J Trauma Surg，2019，21（6）：401-404.

［3］蒋琪霞.伤口护理实践原则［M］.北京：人民卫生出版社，2017：176-192.

［4］M.福迪，E.福迪.福迪淋巴学［M］.3版.曹烨民，阚华发，黄广合，等译.北京：世界图书出版公司，2018.

［5］宋辉，徐昕.肌内效贴在运动损伤康复及预防中的作用［J］.中国康复理论与实践，2019，25（1）：64-69.

［6］蒋琪霞，徐娟，刘晓晴，等.创伤性伤口患者皮肤清洗现况及原因的多中心横断面研究［J］.创伤外科杂志，2020，22（9）：646-650.

（刘昕）

第十六章

术后切口急性水肿

一、概述

1. 水肿

一般水肿是因组织液产生多于回流而出现的液体积聚。通常在水肿的组织上轻按，会出现暂时的凹陷（凹陷性水肿），水肿可以是暂时的或是永久的，通常纠正原发病因后水肿可得以改善或消散。如果原发病因不能纠正，则可通过抬高受影响的身体部位，穿着弹力袜、服用利尿剂或控制饮食盐分的摄入来治疗水肿。水肿是一个症状而不是疾病。

2. 淋巴水肿

与一般水肿不同，发生淋巴水肿的主要原因是淋巴系统功能不全且不可逆转，即淋巴系统不能从身体相关部位的组织中运送水和蛋白质回流入循环，与一般水肿的低蛋白性肿胀相反，淋巴水肿是一种疾病而不是一个症状，其不能自愈，在回流不充分时会进行性加重。

3. 创伤性水肿

创伤事件（手术、钝器创伤、烧伤）会导致伴有高蛋白水肿的炎症反应。这些软组织中的大多数肿胀是暂时的，并且组织随着时间的推移会恢复正常。但是炎症过程也可能对淋巴系统造成永久性损伤并长期影响淋巴系统循环。

4. 急性伤口

目前没有统一的定义，但普遍认同的是急性伤口是指突然形成且愈合较快的伤口；或在给予妥善处理后没有并发症发生，可在预期时间内愈合的伤口；病理发展符合正常的创伤修复过程，通常为Ⅰ期愈合。急性伤口之所以能以正常、有序的修复顺序愈合，是因为致伤的原因已经消除并且已经创造了最佳的愈合环境，而愈合时间则取决于伤口的大小。

5. 外科伤口

外科伤口是指用手术刀或其他锋利的切割装置切开切口，用缝合线、订书钉、胶带或胶水封闭并紧密贴合皮肤边缘时产生的伤口。根据手术入路的清洁程度主要分为四类：①清洁是指未发生炎症的无感染手术伤口，不进入呼吸道、消化道、生殖道或无感染的泌尿道。②清洁污染是指在受控条件下进入呼吸道、消化道、生殖道或泌尿道的手术伤口，没有异常污染。③污染是指开放的、新鲜的、意外的伤口。此外，在无菌技术下进行的手术（如开放式心脏按压，肠管外露），以及遇到急性非化脓性炎症的切口，包括没有化脓性引流迹象的坏死组织（例如，干性坏疽），都属于这一类。④污染–感染的伤口包括保留失活组织的旧外伤性伤口、有临床感染或内脏穿孔的伤口。

二、影响急性伤口愈合的因素

（一）手术伤口并发症（SWC）

国际外科伤口并发症咨询小组（ISWCAP）经大量研究发现，SWC 是全球手术术后并发症主要原因之一。通过共识，专家小组于国际最佳实践会议中提出早期识别和预防手术伤口并发症的建议，并在会议之后得出了手术伤口并发症的定义：手术伤口并发症是指术后正常的切口愈合过程的中断。其包括手术部位感染（SSI）、手术伤口裂开（SWD）、肉芽过度增生、伤口周围浸渍、瘢痕、医用粘合剂相关皮肤损伤（MARSI）。

1. SSI

SSI 是再次入院的主要原因。根据医院感染防控指南将其定义：如果未放置植入物，在外科手术后 30 天内发生的感染；或如果有植入物置于体内的，则在手术后 1 年内发生的感染。

2. SWD

SWD 是指已闭合的手术伤口边缘的分离。分离可能发生在单个或多个区域，也可能影响部分或全部组织层，裂开的切口不一定存在感染的症状与临床体征。

3. 肉芽过度增生

肉芽组织为胶原基质，在伤口表面表现为红色或粉红色软组织。过度肉芽（也可称为炎性肉芽肿）为肉芽组织过多，其填充伤口床的程度超过了所需的程度，并超出了伤口表面的高度，它通常表现为具有柔软外观的红色易碎、有光泽的组织，高于周围皮肤。过多的肉芽组织会阻止上皮迁移并阻碍伤口愈合。

4. 伤口周围浸渍

大量管理不善的渗出液会对伤口或切口的周围皮肤造成损害，称为伤口周围浸渍。过多的渗出液可能由一系列因素引起，包括感染、水肿和淋巴水肿。

5. 瘢痕

手术后过多的瘢痕组织会持续很长时间，从而降低活动能力、延迟恢复正常生活以及影响患者社会心理健康。

6. MARSI

反复使用和去除粘性敷料和胶带会引起皮肤剥落导致刺激、疼痛及组织破裂，称为MARSI，是一种未被充分认识且可预防的并发症。使用医用粘合剂可能会影响皮肤完整性、引起疼痛、增加感染风险、增加伤口面积并延迟愈合，所有这些都会不必要地降低患者的生活质量。需要加强对 MARSI 的认识和预防教育。

（二）术后伤口延迟愈合的影响因素以及水肿形成的原因

1. 细菌感染

细菌是外科手术伤口并发症发生重要的参与因素之一，感染是伤口愈合过程中最严重的干扰因素，会延长炎症期，影响肉芽组织增殖，当伤口细菌量 > 10^{*4} cfu/mL，便附着于伤口繁殖并形成生物膜。细菌生物膜通过独特的释放机制，表层菌程序式脱落成为浮游细菌，繁殖、迁移，形成新的生物膜，对抗生素耐药，导致局部抗感染失效，伤口久治难愈。Duck 等报道，患者在手术过程中，每小时细菌数可达 35 000 ~ 60 000 cfu/cm^2 降至手术野，在手术后伤口组织内，平均每 2.2 小时细菌数达 100 cfu/cm^2；5.17 小时后细菌数可达 100 000 cfu/cm^2。淋巴管是从细胞外清除细菌的正常通道，淋巴引流失败，细菌在皮肤中积聚，从而导致蜂窝织炎；水肿导致表皮角化过度和裂隙，细菌会通过异常的表皮进入，进一步加深感染。感染会使淋巴管进一步受损，导致复发性继发感染和淋巴管损伤。

2. 脂肪液化

脂肪液化是指手术切口部位脂肪细胞无菌性变性坏死的结果，脂肪细胞破裂后脂滴溢出、聚集，伴有局部无菌性炎症反应，它是手术后切口愈合不良或感染的常见原因之一，与肥胖、手术中高频电刀的应用、糖尿病等有关。其临床表现为：液化多发生在手术后 4 ~ 14 天，更换敷料时或拆线后当日或次日，渗液从切口溢出，多为黄色或淡粉色血性，液体中出现游离的脂肪滴。患者多数无切口疼痛的主诉，切口不红或稍有红肿，按压时切口皮下较多渗液或有波动感。涂片镜检可见大量脂肪滴，少量炎性细胞，无脓细胞。渗液细菌培养结果通常无细菌生长。

3. 营养不良

营养不良会导致抵抗力下降，比常人更容易发生休克以及局部感染甚至全身感染，使伤口愈合延迟，因此在术前要对患者进行全面的体检，评估其营养状况，术前须纠正营养不良。必要时邀请营养科会诊制订个性化营养补充方案，优化患者的营养状况。如果患者体质偏肥胖，则手术的切口比正常体重患者更易导致并发症。

4. 伤口局部受压迫或牵拉

长期卧床或坐轮椅的患者如不能及时调整体位，任何作用于伤口局部的压力、剪切力和摩擦力都会导致皮肤表面和深部血管及肌肉组织受损，延迟伤口愈合。有些特殊伤口需要局部制动，如骨关节处伤口，固定体位对于骨神经、血管、肌腱等的修复很重要，伤口局部过早、过多活动会加重炎症过程中的渗出反应，极易损伤新生肉芽组织，加剧局部组织肿胀而影响愈合。

5. 妊娠期水肿

妊娠期常见高血容量及低蛋白血症。高血容量容易导致毛细血管对蛋白质的通透性增加。此外，妊娠期结缔组织松弛，顺应性增加，组织间液可容纳的水分也随之增加，但组织压力却不按正常比例增加；同时，此时期髂静脉受妊娠子宫的压迫，腹内压升高，淋巴泵功能减退，淋巴管不能通过增加单位时间淋巴流速对淋巴液负荷的增加起反应。因此，滞产患者手术操作困难，使手术时间延长，切口感染率增加，且肿胀的脂肪组织术后不宜吸收，也是影响切口愈合的重要因素。

三、治疗目标

消除水肿和促进伤口愈合。

1. 伤口评估

局部的伤口管理是伤口护理中的一部分，以符合解决伤口原因，确定身体愈合能力，制定总体护理目标为背景，优化伤口愈合环境，辨别术后延迟愈合伤口的征象。如早期较常见出血、局部发热、渗液、性状异常（黏稠、异味）、量增加，非正常疼痛或压痛。晚期较常见水肿/硬节、红斑-局部或播散感染（蜂窝织炎）、脓肿、恶臭、捻发音（由于软组织中有气体，触诊时发现有爆裂感或声音）、裂开。

2. 伤口治疗

（1）清洁液的选择：每次换药时使用无细胞毒性、低过敏性、容易获得的、经济高效且易于使用的清洁剂清洗伤口及伤口周围皮肤；常用的伤口清洁剂包括：无菌生理盐水、液体防腐剂、饮用水、蒸馏水或冷却开水，在选择最合适的溶液时，应了解每种溶液的细胞毒性、浓度和个体伤口的要求，避免在皮肤上使用已知的皮肤刺激物和过敏原。湿疹/皮炎患者可使用外用类固醇药物治疗 1~2 周，以减轻炎症和瘙痒，如治疗无效，应求助皮肤科医师。

（2）清创：如高度怀疑细菌生物膜存在（尽管进行了伤口护理和抗菌治疗，但伤口仍无法愈合的），需要通过清创来去除坏死组织，在清创前，必须对手术部位的血管供应进行彻底评估，不建议对没有足够的血管供应的伤口进行清创。当清创符合患者的情况和治疗目标时，选择合适的清创方式进行。目前，没有一种清创法被证明是最佳的。选择清创术的依据是对伤口状况的评估（如有无感染和坏死组织）、疼痛耐受性和个体情况。使用任何清创方法，均要密切监测伤口的变化情况。

（3）疼痛的管理：考虑表面麻醉剂在清创过程中的使用以缓解疼痛，如利多卡因喷雾和普鲁卡因乳膏。

（4）敷料的选择：根据伤口护理原则选择敷料，伤口周围皮肤的特点、渗出物、患者的需求，如舒适度、成本和应用的便捷性，以及敷料的特性。没有一种敷料可以适用于伤口的各个阶段。每次更换敷料时评估伤口，以确定是否需要修改敷料类型或更换频率。

（5）识别和治疗感染：无临床感染迹象，避免常规使用局部抗生素或全身抗生素。当有感染的临床症状，如伤口恶化或缺乏愈合征象时，可能出现的细菌生物膜，可通过组织活检或细菌定量拭子技术确定细菌生物负荷。及时识别和治疗深层组织感染，蜂窝组织炎/进展性蜂窝组织炎，菌血症或败血症。

3. 伤口护理

（1）手术治疗

外科清创术是去除失活、污染或感染组织的最快方法，可将慢性、非愈合伤口环境转变为急性伤口环境。手术清创必须由受过培训的卫生专业人员（如外科医师）进行，通常在手术室或设备齐全的诊所。对于凝血功能异常或自身身体功能较差的个体，可能会出现因手术等待时间很长而导致伤口愈合延迟。

（2）非手术治疗

• 皮肤护理：对伤口周围皮肤始终保持主动保护状态，需做到湿度控制，若粘胶有可能损伤皮肤，应做到提前保护，如使用液体敷料、水胶体敷料等。伤口敷料更换频次除了满足伤口愈合需要也需考虑周围皮肤耐受程度，避免渗液、粘胶等对周围皮肤带来的过度损害。①清创：清创可分为选择性清创（只清除坏死组织）或非选择性清创（创口部分被一并清除，通常为手术清创选择）。清创根据实际作用机制分为自溶清创，化学清创，机械式清创，保守器械清创，手术清创。②炎症控制：在伤口治疗中，炎症控制主要做到消除或减少致病因素，提供良好伤口愈合环境，运用适当的措施减少细菌负荷量，如局部使用抑菌材料，增加清洗伤口频次，做细菌培养，必要时遵医嘱规律使用全身抗生素治疗。③敷料选择及使用：敷料的选择要基本满足以下条件：可预防并管理感染；能够协助清除坏死组织；维持适当的伤口湿度；控制伤口异味；消除或减轻局部疼痛；保护伤口及伤口周围皮肤。

• MLD：有研究表明，术后早期应用MLD治疗有利于切口的愈合。MLD应用于区域淋巴结和创伤近端的淋巴管，与其他仪器设备相结合可改善创伤近端和创伤区域本身的淋巴管活性，可以促进损伤区域集合淋巴管的再生，从而减少水肿，有助于伤口愈合，避免引发创伤性淋巴水肿。而局部水肿扩散距离的减少会改善伤口周围氧合和营养状况，从而加速伤口渗液的排出和水肿的消除。消肿会减少组织压力，从而降低与炎症相关的疼痛。术后伤口行 MLD，应依据手术部位、范围、类型、患者年龄、既往手术史，有无其他疾病或病变制订治疗计划。在手术部位周围行 MLD，应保留一定的空间，确保手术部位不会产生不必要的牵拉，同时，手术伤口拆线后，方可用指尖谨慎地直接接触瘢痕区。但其中需要注意的是，关于 MLD 在伤口中的应用有利于伤口愈合这一结论，现有的多数研究支持仅限于肢体的伤口；而对于躯干的伤口，特别是胸腹部的伤口，迄今为止尚无更多研究数据支持，近期接受过腹部手术依旧属于 MLD 的禁忌证之一。

• 压力治疗：在现有的病例报道、临床实践及相关研究资料中，压力治疗在肢体的创伤性水肿的应用中数据较为齐全，对于躯干部位的术后创伤性水肿，特别是除乳腺手术外的其他的躯干部位，暂无研究资料支持，仍需进一步临床研究。

• 肌内效贴贴扎术：近年来，治疗水肿（包括淋巴水肿）的技术应用逐步发展，在过去的研究中发现，对于淋巴系统功能正常的患者，由于外伤、手术或过度使用等原因，局部的淋巴系统可能暂时过度扩张。因此，肌内效贴也被推荐用于治疗动力功能不全的病症，如水肿、术后血肿及其他创伤后水肿，其可以通过软组织内循环组织变化影响液体流动并输送淋巴液，帮助促进软组织的放松和改善淋巴流动，从而减轻疼痛和肿胀的程度。但其有效性及确切的作用方式仍处于需要进一步研究的阶段。

四、案例分析

患者，男性，76 岁，因"乙状结肠癌根治术后，回肠造口状态为造口还纳"收入院，无其他不适症状，既往乙状结肠癌病史。住院后完善术前检查，行肠粘连松解＋小肠部分切除＋造口还纳术，术后第三天查体见腹壁切口流出大量黄绿色粪水样液体，诊断为肠瘘"，急诊行剖腹探查＋肠粘连松解＋小肠造瘘术，术中探查有较大切口疝，腹壁肌层张力过大，手术切口难以缝合，因手术区域为污染状态，无法放置补片进行疝修补手术，手术区域为开放状态。术后查体见腹部正中有一 16 cm × 10 cm × 3.5 cm 大小开放伤口，2 点到 4 点方向皮下空腔，可触及造口肠管根部，7 点到 10 点方向潜行，最深 10 cm，100% 红色组织，组织界限不清，内层关腹可吸收缝线暴露。周围皮肤呈现皮肤纹路消失，局部紧绷，视觉上呈现光亮"镜面感"，前一次手术切口缝合区域红肿（图 16-0-1）。

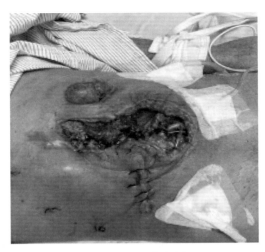

图 16-0-1　患者创面

（一）评估

病史询问和体检：通过详细的病历及手术记录调阅（病史询问，包括既往史、家族史、手术史），必要时了解患者的种族和宗教信仰。了解患者疾病的临床症状和体征，以区分有不同病因和治疗要求的术后伤口的类型，建立适当的治疗计划。

根据伤口情况选择合适的敷料，结合患者伤口的评估及伤口情况对其伤口进行个性化的处理，不同的创面应选择不同的敷料，如果敷料选择不当，非但对伤口愈合不利，还会引起诸多并发症。在伤口敷料的选择和应用上，要了解一个原则：没有哪种敷料能适用于所有的伤口，在伤口愈合的不同阶段需要不同的敷料。

评估患者对疼痛的耐受程度，必要时需局部给予镇痛治疗。仔细询问患者生活习惯、饮食习惯（禁忌）、宗教信仰，结合患者的手术后饮食要求给予患者专业的饮食及日常活动的建议。

（二）处理方法

1. 局部处理

予以 0.5% 的碘伏消毒周围皮肤，再用无菌生理盐水清洗伤口后，对可触及的肠管部分给予脂质水胶体油纱包裹保护，手术切口开放部分底层给予脂质水胶体银离子敷料覆盖，曲缩棉填充，外接负压，负压值调整为 75 mmHg。隔天更换一次。

2. 评价与调整

（1）术后第 8 天，评估伤口周围皮肤仍旧呈现光亮"镜面感"，无皮肤褶皱，第一次手术伤口红肿部分消退，伤口较前缩小，大小约为 14.5 cm × 8.5 cm，2 点到 4 点方向皮下空腔基本闭合，7 点到 10 点方向潜行缩小，最深为 6 cm，100% 红色肉芽组织，部分暴露缝线被肉芽组织包裹覆盖，大量淡红色血性渗液，无味，术中腹腔积液培养结果：大肠埃希菌，大量，伤口部分继续使用负压治疗，肠造口粘贴造口袋（图16-0-2）。

（2）术后15天评估伤口周围组织肿胀情况较前减轻，部分区域可见皮肤褶皱，伤口大小约11.5 cm×8 cm，9点到10点方向潜行最深2 cm，100%红色肉芽组织，大量淡黄色渗液，无味，继续使用负压治疗，造口粘贴造口袋，每隔3日更换一次（图16-0-2）。

（3）术后32天评估伤口周围皮肤褶皱显现，肉芽组织平整，第一次手术伤口愈合，伤口大小约9 cm×4.5 cm，100%红色肉芽组织，中量淡黄色渗液，无味，伤口内层给予脂质水胶体银离子覆盖，外用泡沫敷料覆盖固定，造口粘贴造口袋，每三天更换一次（图16-0-2）。

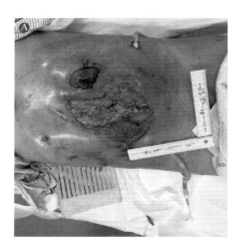
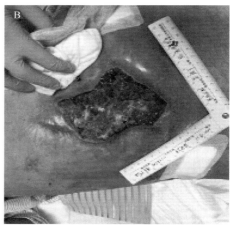
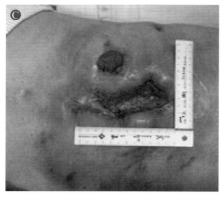

A.术后第8天；B.术后第15天；C.术后32天。

图16-0-2 造口处理

3. 小结

伤口护理欠佳很常见，会导致愈合延迟和资源滥用，从而使患者面临不必要的风险。延迟愈合发生在各种伤口类型，并可能因无法识别恶化和（或）寻求及时建议，从而增加治疗选择不当的可能性。使用伤口评估工具，例如 T、I、M、E、CDST，可用作伤口管理的系统化和结构化方法的一部分，以促进一致的整体伤口管理并消除实践中的差异。伤口管理，控制或治疗伤口愈合的根本原因和障碍是根本，而伤口床准备和敷料选择是伤口管理的重要组成部分，临床护士必须了解用于伤口护理的伤口敷料的具体特性。此患者的伤口属于感染性伤口，先后使用了脂质水胶体银离子敷料，负压治疗和泡沫敷料，32 天时间内使伤口从难以管理到呈有序愈合状态。因患者既往有肿瘤病史，身体属于消耗型，因此合理有效地摄入营养，术后康复活动，合理地使用新型敷料促进伤口愈合是该病例的护理重点。

（三）治疗效果评定

（1）该病例患者肿瘤病史诊断明确，术中培养提示感染明确，治疗过程中需营养科、微生物科、肿瘤科协助诊疗。

（2）患者术中培养，明确细菌感染，遵照微生物科医嘱，每次换药及其他治疗操作，严格落实院感隔离措施，参与治疗医务人员严格落实手卫生等措施，给予患者规律、足量、足疗程的抗生素治疗。

（3）经 MDT 团队治疗，患者创面呈有序愈合状态。

参考文献

［1］杨洁，陈芳，陆燕萍.急性伤口清洗研究新进展［J］.护理研究，2017，31（22）：2705-2706.

［2］DUCK W F.Civilian Wound，their bacterial flora and rate of infection［J］. Surg Forum，2017，24（17）：518.

［3］M.福迪，E.福迪.福迪淋巴学［M］.3 版.曹烨民，阙华发，黄广合，等译.北京：世界图书出版公司，2017.

［4］Jacchim Ernst Zuther. Steve Norton 淋巴水肿管理［M］.4 版.北京科学技术出版社，2020.

［5］A Adeyeye，GS Collaborative. Determining the worldwide epidemiology of surgical site infections after gastrointestinal resection surgery：protocol for a multicentre，international，prospective cohort study（Globalsurgz）［J］. BMJ Open，2017：7e012150.

［6］European Wound Management Association（2019）Surgical site infections.

［7］Global Burden of Disease Study. Global，regional，and national age-sex specific mortality for 264 causes of death，1980-2016［J］. Lancet，2017，390：1151-1210.

［8］Guest J，Fuller GW，Vowden P，et al. Cohort study evaluating pressure ulcer management in clinical practice in the UK following initial presentation in the community：costs and outcomes ［J］. BMJ Open，2018，8（7）：e021769.

［9］Institute for Healthcare Improvement（2019）Evidence-based care bundles.

［10］International Surgical Wound Complications Advisory Panel（2019）.

［11］Joint Commission International（2018）Evidence-based principles and practices for preventing surgical site infections.

［12］Marshall CD，Hu MS，Leavitt T. Cutaneous scarring：Basic science，current treatments and future directions ［J］. Adv Wound Care，2018，7（2）：29-45.

［13］Marie Todd.Assessing and managing patients with leg ulceration and oedema ［J］. Ritish Journal of Nursing，2019，28：1282-1287.

［14］PHELPS S，SMITH W，SMITH T，et al.Using the dehisced surgical wounds aetiology-specific TIME Clinical decision support tool to promote consistent holistic wound management and eliminate variation in practice ［J］. Wounds International 2021，12（4）：38-45.

［15］Dowsett C，Hall Y. TIME to improve patient outcomes：optimising wound care through a clinical decision support tool ［J］. Br J Nurs，2019，28（6）：S17-21.

［16］ROGERS SO JR. Surgical Perspective：Centers for Disease Control and Prevention（2017）Guideline for prevention of surgical site infection. Surg infect（Larchmt）. 2017 May/Jun；18（4）：383-381.

（林毓华）

换药技术评分标准

姓名：　　　　　　　　　考核人员：　　　　　　　　　　考核日期：

项目	总分	技术操作要点	分值	扣分	扣分原因
仪表	3	按医院要求着装	3		
操作前准备	22	评估伤口（全身和局部）	10		
		告知患者：操作目的、配合要点及注意事项	5		
		操作者准备：洗手，戴口罩、帽子	2		
		用物准备：一次性非无菌手套、一次性垫巾、医用黄垃圾袋、一次性换药盘（含两把镊子）、无菌纱布、绷带、胶布、油纱及湿性敷料。消毒液：0.9% 氯化钠棉球、75% 酒精棉球、安尔碘	5		
操作过程中	55	携用物至床旁，核对信息	5		
		无菌换药盘内物品准备	5		
		协助患者舒适卧位	3		
		伤口处铺垫巾	2		
		消毒伤口（按照清洁伤口或污染伤口或感染伤口的方式消毒）	5		
		无菌干纱布蘸干伤口床及周围皮肤	3		
		填塞油纱或湿性敷料	3		
		覆盖二层敷料	2		
		胶布固定	2		
		操作过程中注意与患者的语言沟通	5		
		再次核对信息	2		

续表

项目	总分	技术操作要点	分值	扣分	扣分原因
操作过程中	55	操作完毕后，帮助患者整理衣物	2		
		操作过程中不污染床单位及患者衣物	3		
		操作时各物品使用、处理正确	5		
		职业防护到位	5		
		协助患者取舒适卧位	3		
操作后	15	整理用物按垃圾分类处理用物	8		
		先洗手、后签字	7		
理论提问	5	1. 换药目的			
		2. 不同伤口的消毒方式			
总分	100				

淋巴引流手法技术评分标准

姓名：　　　　　　医院：　　　　　　得分：　　　　　　考核人：

项目	分值	操作要点	考核细节	扣分	扣分原因
环境仪表	2	环境	安静、舒适、整洁、安全		
	2	着装	按医院要求着装		
医患沟通	2	指导配合操作	充分告知并指导患者配合完成治疗		
	2	表情与语言	表情自然，语言亲切流畅、通俗易懂		
	2	爱伤观念	及时询问患者感受、保护隐私		
操作前	5	核对信息	准确核对患者姓名和诊断		
	10	排除禁忌证	问诊加相关检查报告		
	10	评估	皮肤有无破损、皮疹及瘢痕，预估治疗时长		
	10	路线设计	向考官报告路线设计原则		
	5	其他准备	操作者修剪指甲、患者清洁皮肤、根据患者皮肤情况准备相应护肤品或药膏		
操作中	5	腹式呼吸	每一次治疗前、腹部手法中		
	15	疏通淋巴结	锁骨上、腋窝、腹股沟。位置、压力、速度、方向		
	5	跨越分水岭	胸前区正中线、腹部水平分水岭。压力、速度、垂直于分水岭		
	5	轻抚引流	轻柔，牵动皮肤；方向、速度、重复正确		
	5	阻塞流动	目标明确，轻抚引流正确		
	5	重复	每一个部位手法不少于 5 次		

项目	分值	操作要点	考核细节	扣分	扣分原因
操作中	3	沟通	及时询问患者有无不适，注意保暖和遮盖隐私部位		
	3	流畅度	操作流畅、速度合适		
	10	腹部深层引流	顺序、压力、方向、速度。此项为加分项		
操作后	2	医患沟通	询问患者有无不适，交代注意事项，预约下次治疗时间		
	2	整理	协助穿衣、带齐物品、清洁整理		
总分	110				

上肢 MLLB 技术评分标准

姓名：　　　　医院：　　　　得分：　　　　考核人：　　　　考核日期：

项目	分值	操作要点	考核细节	扣分	扣分原因
环境仪表	2	环境	安静、舒适、整洁		
	2	着装	按医院要求着装		
医患沟通	2	引导配合操作	引导患者配合完成治疗		
	2	表情与语言	表情自然，语言亲切流畅、通俗易懂		
操作前	2	核对信息	准确核对患者的信息		
	2	排除禁忌证	询问患者和（或）检查报告或直接表诉		
	2	检查皮肤	是否有红斑、皮疹、压红、压痛等		
	6	材料准备	低弹绷带、管状绷带、棉垫、手指绷带、胶布、剪刀		
操作中	4	皮肤护理	皮肤护理产品的正确涂抹		
	4	包扎取位	患者取坐位或卧位、手部始终被支撑、肘部包扎时弯曲 30°、手掌张开向下		
	5	管状绷带穿戴	长度合适，宽度合适，拇指孔洞大小合适，抚平无褶皱不扭曲，两端反折		
	12	手指绷带包扎	锚定点位置正确，甲床到指根完全覆盖，绷带数量、方向、层数、压力正确		
	6	棉垫包扎	起始位置正确、手部层数最少 4 层、拇指根部包裹充分、手腕包裹充分、肘窝增加厚度、整体塑形均匀		
	8	低弹绷带 – 手部	起始位置正确，虎口 3 圈，手背 2 个 8 字，拇指根部充分覆盖		

项目	分值	操作要点	考核细节	扣分	扣分原因
操作中	4	低弹绷带 - 前臂	8 字包扎，重叠渐宽压力递减		
	6	低弹绷带 - 肘部	8 字位置正确，螺旋完全覆盖肘部，压力梯度正确		
	6	低弹绷带 - 上臂	螺旋包扎，不超过棉垫，多余绷带正确处理		
	6	低弹绷带 - 外层绷带	螺旋包扎，反向包扎，起始于拇指根部		
	4	低弹绷带 - 接头	接头隐藏、固定牢固、衔接处不施加拉力		
	2	整体度	整体 - 压力梯度正确，整洁美观		
	2	操作时间	操作流畅，时间紧凑		
操作完成	2	检查血运	包扎完成活动手部（握拳和松开），指尖颜色温度检查		
	2	检查活动度	拇指指向鼻尖		
	2	检查舒适度	询问患者有无不适		
患者教育	5	居家管理教育	压力不舒适时的处理、绷带松脱的处理、如何配合功能锻炼、日常生活的调整等		
总分	100				

下肢 MLLB 技术评分标准

姓名：　　　　医院：　　　　得分：　　　　考核人：　　　　考核日期：

项目	分值	操作要点	考核细节	扣分	扣分原因
环境仪表	2	环境	安静、舒适、整洁		
	2	着装	按医院要求着装		
医患沟通	2	引导配合操作	引导患者配合完成治疗		
	2	表情与语言	表情自然，语言亲切流畅、通俗易懂		
操作前	2	核对信息	准确核对患者的信息		
	2	排除禁忌证	询问患者和（或）检查报告或直接表诉		
	2	检查皮肤	是否有红斑、皮疹、压红、压痛等		
	2	评估血运	检查足背或胫前、后动脉搏动		
	5	材料准备	低弹绷带、管状绷带、棉垫、手指绷带、胶布		
操作中	4	皮肤护理	皮肤护理产品的正确涂抹		
	4	包扎取位	足部小腿包扎取坐位或卧位、腿部被支撑、膝部大腿包扎取立位，膝关节 30° 弯曲		
	4	管状绷带穿戴	长度合适，宽度合适，抚平无褶皱不扭曲，两端反折		
	10	脚趾绷带包扎	锚定点位置、绷带方向、层数正确，脚趾完全覆盖、小脚趾不包扎		
	8	棉垫包扎	起始位置正确、胫前和踝部包裹充分、腘窝增加厚度、整体塑形均匀		
	8	低弹绷带 – 足部	起始位置正确，跖趾关节处 2~3 圈，足背 2 个 8 字，足跟双十字		

项目	分值	操作要点	考核细节	扣分	扣分原因
操作中	4	低弹绷带－小腿	8字包扎，重叠渐宽压力递减		
	6	低弹绷带－膝部	8字位置正确，螺旋完全覆盖膝部，压力梯度正确		
	6	低弹绷带－大腿	螺旋包扎，不超过棉垫，多余绷带正确处理		
	6	低弹绷带－外层绷带	螺旋包扎，反向包扎，起始踝关节以上		
	4	低弹绷带－接头	接头隐藏、固定牢固、衔接处不施加拉力		
	2	整体度	整体－压力梯度正确，整洁美观		
	2	操作时间	操作流畅，时间紧凑		
操作完成	2	检查血运	包扎完成后脚趾尖颜色温度检查		
	2	检查活动度	患者走动步态是否正常，绷带不划落		
	2	检查舒适度	询问患者有无不适		
患者教育	5	居家管理教育	压力不舒适时的处理、绷带松脱的处理、如何配合功能锻炼、日常生活的调整等		
总分	100				